TRAITÉ

THÉORIQUE ET PRATIQUE

SUR

LES ALTÉRATIONS ORGANIQUES

SIMPLES ET CANCÉREUSES

DE LA MATRICE.

TRAITÉ

THÉORIQUE ET PRATIQUE

SUR

LES ALTÉRATIONS ORGANIQUES

SIMPLES ET CANCÉREUSES

DE LA MATRICE.

PAR F. DUPARCQUE,

Docteur en médecine de la Faculté et ancien interne des hôpitaux et hospices civils de Paris, médecin du Bureau de Bienfaisance du 7e arrondissement, membre résidant de l'Athénée et de la Société de Médecine de Paris, membre correspondant de la Société royale de Médecine de Bordeaux, etc.

OUVRAGE COURONNÉ PAR LA SOCIÉTÉ ROYALE DE MÉDECINE
DE BORDEAUX.

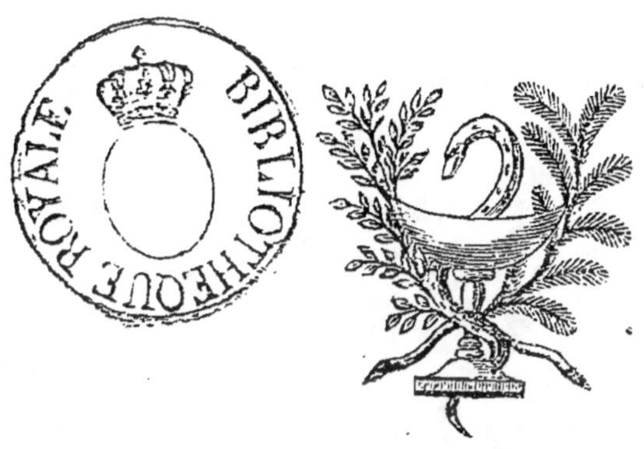

PARIS.

E. CROCHARD, LIBRAIRE,
RUE ET PLACE DE L'ÉCOLE DE MÉDECINE, No 13;

LE NORMANT PÈRE, LIBRAIRE, RUE DE SEINE, No 8.

—

1832.

Chargée du rôle le plus important dans la propagation de l'espèce humaine, la femme semble n'acheter ce privilége que par le nombre et la gravité des maux dont il est la source. C'est, en effet, par l'organe le plus immédiatement destiné à recevoir et à développer le nouvel être, que la femme voit à chaque instant sa santé compromise, son existence même menacée. Car, bien que les affections nombreuses des parties externes de la génération, des ovaires et autres annexes de l'utérus, puissent exercer sur l'économie une influence défavorable et parfois dangereuse, c'est principalement dans ce dernier viscère que s'établissent ou par lui que commencent les plus redoutables maladies des femmes.

Ces maladies ont donc dû attirer spécialement

l'attention des médecins de tous les temps : aussi leur histoire occupe-t-elle une place distincte dans les écrits des grands maîtres, à commencer par ceux du père de la médecine. Mais c'est seulement depuis que l'anatomie pathologique a porté sa lumière dans le chaos des altérations organiques en général, que l'on a des notions plus exactes et des idées plus précises sur la nature, les caractères et les différences de celles qui affectent la matrice. Jusque là, toutes, ou à peu près, étaient confondues sous les dénominations mal déterminées de squirrhe, de cancer, etc., etc. La thérapeutique devait nécessairement se ressentir de l'obscurité qui nous dérobait la connaissance de ces maladies; aussi leur traitement portait-il presque exclusivement le cachet de l'empirisme.

Il faut l'avouer cependant, malgré les travaux des modernes et leurs nombreuses expériences, l'histoire, et surtout le traitement de ces maladies, laissent encore beaucoup à désirer. Il est vrai que l'on s'est moins occupé, dans ces derniers temps, de rechercher le traitement le plus convenable à chacune de ces altérations organiques de l'utérus, que d'essayer à l'envi des traitemens chirurgicaux qui, indistinctement appliqués à la presque universalité des cas, se ressentent par cela même de l'empirisme si justement reproché aux anciens. En outre, une malheureuse expérience prouve de plus en plus que ces opérations, tant prônées, sont rarement couronnées de succès; que souvent elles sont incertaines ou suivies de rechutes; et que, dans quelques cas, elles étaient au moins inutiles ou non indiquées.

La Société de Médecine de Bordeaux a senti combien cet exemple donné par les grands praticiens, était contraire aux progrès de la science des maladies chroniques de l'utérus et à l'intérêt bien entendu de l'humanité : honneur lui soit rendu pour avoir sollicité par la question qu'elle a proposé pour sujet de prix (1), des travaux qui fixassent enfin l'opinion des praticiens sur les différens engorgemens et les ulcé-

____

(1) « Établir les caractères distinctifs des divers engorge-
« mens des ulcérations du col et du corps de l'utérus; exposer
« les meilleures méthodes de traitement qui conviennent à
« chacun d'eux, et préciser les cas qui nécessitent l'extirpation
« des parties malades. »

rations variées de la matrice, sur les moyens thérapeutiques particuliers que réclame chacune de ces affections, et enfin sur la valeur des opérations qu'on leur a opposées !

Je ne me dissimule pas tout ce qu'un sujet de cette importance nécessite de connaissances, et combien il présente de difficultés pour être traité convenablement. Mais ayant médité toutes les observations de maladies chroniques de la matrice publiées jusqu'à ce jour, ayant moi-même eu l'occasion de voir et de suivre un grand nombre de faits y relatifs, j'ai obtenu, de leur examen comparatif, des notions, et déduit des conséquences théoriques et pratiques propres à répondre à la question, et que je crois susceptibles de contribuer à remplir le vide que présente encore l'histoire des affections de l'utérus.

Je fonde l'espoir d'avoir atteint ce but sur le suffrage unanime que LA SOCIÉTÉ ROYALE DE MÉDECINE DE BORDEAUX a accordé à ce travail, d'après le rapport favorable fait par la commission qu'elle avait nommée, et composée de MM. Doumeing, Brulutour père, Guérin, Gintrac et Bonnet.

Extrait du Rapport (1).

. . . .

On aurait tort de se figurer qu'il ne reste plus rien à dire sur les maladies symptomatiques ou idiopathiques de l'utérus ; et, pour ne parler que de ces dernières, on ne saurait se dissimuler que si leur diagnostic est mieux connu, leurs causes, leur nature, leur traitement présentent encore beaucoup de doutes et d'obscurité. Vous l'avez senti comme nous, Messieurs : c'est dans cette pensée que vous avez cru devoir appeler l'attention des praticiens sur les engorgemens et les ulcérations du col et du corps de la matrice. Le choix d'une pareille question témoigne de votre discernement et de votre désir constant de satisfaire aux besoins de la science. Il vous eût été difficile d'en proposer une qui offrît plus d'intérêt, et qui fût plus susceptible d'exciter l'émulation des gens de l'art. Aussi, malgré les circonstances graves qui préoccupent les esprits, et nous arrachent aux travaux paisibles du cabinet, s'est-il trouvé des hommes qui ont répondu à votre appel. Vous devez même vous féliciter d'autant plus d'avoir établi ce concours, que son but nous paraît avoir été atteint.

. . . .

. . . .

Les détails dans lesquels nous venons d'entrer ne vous donneraient pas, Messieurs, une idée entièrement exacte de cet ouvrage, si nous n'appelions de nouveau votre at-

(1) *Journal de Médecine pratique*, ou *Recueil des Travaux de la Société royale de Médecine de Bordeaux.* Août 1831.

tention sur quelques uns de ses points principaux. Et d'abord nous vous ferons remarquer que l'article qui traite des engorgemens utérins est sans contredit ce qui a été publié de mieux pensé et de plus complet sur cette matière. L'auteur ne se montre pas seulement habile à expliquer les causes et le mode de développement des altérations organiques de la matrice, il nous apprend encore à les guérir. Personne, avant lui, n'avait considéré le traitement de ces états morbides d'une manière plus rationnelle et plus philosophique. Les moyens curatifs qu'il conseille d'administrer sont sans doute pour la plupart connus et usités depuis long-temps, mais il apprécie avec une rare supériorité de talent leurs propriétés, l'époque à laquelle il convient de les prescrire, le temps qu'on doit en continuer l'emploi. Une chose surtout qui nous paraît neuve, et qu'il n'est pas inutile de noter, c'est l'explication qu'il donne du genre de modification que les sédatifs et les stupéfians produisent sur l'économie : ces médicamens, selon lui, n'exercent pas une action spéciale, mais ramènent l'innervation exagérée du tissu malade à son état naturel, condition nécessaire pour que ce tissu, en perdant sa faculté sécrétoire anormale, récupère sa faculté absorbante physiologique. Il est vrai qu'on serait en droit de demander si c'est bien ainsi qu'agissent les remèdes qui nous occupent, et s'il est certain qu'en diminuant la vitalité exaltée d'une partie on lui fera recouvrer la faculté absorbante. Mais il ne faut pas se figurer non plus qu'une pareille proposition ait été avancée à la légère : elle repose, nous pouvons l'assurer, sur des faits très-curieux, qui, s'ils ne la confirment pas pleinement, lui prêtent un très-haut degré de vraisemblance.

Cet article, nous le répétons, est ce qui a été publié de mieux pensé et de plus complet sur les engorgemens uté-rins. Toutefois on ne saurait se dissimuler qu'il laisse à désirer sur quelques points : on y pose en principe, par exemple, que les engorgemens de la matrice ne dé-pendent pas toujours d'une phlegmasie, mais on ne nous enseigne pas à distinguer les cas où ce fait a lieu de ceux où la maladie provient d'une véritable inflammation. Nous regrettons également d'y rencontrer presqu'à chaque page les mots *phlegmasie rouge* et *phlegmasie blanche*. Ces expressions, quoi qu'on en dise, sont impropres et n'offrent aucun avantage sur celles dont on s'est servi jus-qu'à présent.

Le chapitre intitulé *Cancer confirmé* offre beaucoup d'intérêt, et nous n'y trouverions rien à relever, n'étaient les nombreuses espèces d'affections cancéreuses que notre confrère a cru devoir reconnaître. Ces variétés, Messieurs, pouvant être le résultat d'une même et unique altération, nous ne voyons pas l'utilité qu'il y a de les établir. Quel-ques unes d'ailleurs sont évidemment surabondantes, et en supposant qu'il fût essentiel de diviser le cancer en espèces, on serait nécessairement obligé de rejeter celles dont il s'agit ici.

L'amputation du col de la matrice et l'extirpation de la totalité de cet organe sont depuis quelques années l'objet d'une vive controverse. Les partisans de ces opérations les regardent comme l'une des acquisitions les plus pré-cieuses de la chirurgie moderne, leurs détracteurs peut-être en exagèrent les dangers et l'inutilité. Dans cet état de choses, il était à désirer qu'un homme impartial, dé-gagé de prévention, descendît dans l'arène et essayât de mettre un terme à une lutte louable sans doute dans son but, mais qui malheureusement n'est pas restée étrangère à des considérations personnelles et d'intérêt privé. Notre confrère, Messieurs, n'a pas reculé devant une tâche si difficile, et il a d'autant plus de droits à notre reconnaissance et à nos éloges, qu'il nous paraît l'avoir fait avec bonheur.

Nous nous sommes efforcés, Messieurs, de vous faire connaître le plan de cet ouvrage, l'esprit dans lequel il est conçu, l'ordre et l'importance des matières qu'on y traite. Nous ajouterons maintenant qu'il se recommande par des aperçus ingénieux, des explications neuves, et surtout une grande sagesse de discussion. L'auteur n'est pas un de ces écrivains qui bâtissent sur des hypothèses et se perdent dans les conjectures. Doué d'un tact exquis et logicien sévère, il n'avance généralement rien qui ne soit entouré de preuves. Et remarquez que ce n'est pas par la voie seule du raisonnement qu'il procède ; la plupart de ses opinions reposent sur des faits nombreux et qui lui appartiennent (1). Peu de médecins ont tant vu d'altérations organiques de l'utérus. Aussi en parle-t-il non sur la foi d'autrui, mais en homme qui a beaucoup et parfaitement observé. Examinez la théorie des causes et du mode de développement des engorgemens de la matrice, les règles de traitement pour ces états morbides, le jugement porté sur les avantages et les inconvéniens de l'amputation du col et de l'extirpation de l'utérus ; examinez, disons-nous, les points principaux de son manuscrit, et vous verrez que, sans négliger de mettre à profit

(1) Sur soixante-cinq observations qu'il a consignées dans son Mémoire, les deux tiers au moins lui sont propres.

les travaux de ses devanciers ou de ses contemporains, c'est presque toujours sa propre expérience et une pratique éclairée qui lui servent de guide.

En résumé, Messieurs, l'ouvrage dont nous venons de vous entretenir est sous tous les rapports digne de vos suffrages. La question que vous avez mise au concours s'y trouve résolue, autant du moins qu'il était possible qu'elle le fût dans l'état actuel de la science. Il y a donc lieu de décerner à son auteur la totalité du prix, et c'est ce que votre commission a l'honneur de vous proposer.

Extrait du Programme lu à la séance publique annuelle du samedi 3 septembre 1831 (1).

. . . .

La Société a reçu en réponse trois Mémoires.

Le Mémoire enregistré sous le N° 3, portant pour épigraphe cette phrase extraite du Mémoire, *le plus grand nombre des cancers de l'utérus pourraient être prévenus, si l'on combattait à temps et convenablement les engorgemens et les ulcérations simples qui en sont l'origine la plus commune,* est divisé en deux parties. Dans la première, on expose des considérations générales sur les altérations organiques de la matrice. La seconde partie renferme une histoire exacte et complète, d'après l'état de nos connaissances, des engorgemens et des ulcérations du col et du corps de l'utérus. L'auteur en décrit les espèces en praticien expérimenté : s'il se livre quelquefois à des explications théoriques, il les appuie du témoignage des

(1) *Journal de Médecine pratique,* ou *Recueil des Travaux de la Société royale de Médecine de Bordeaux.* Sept. 1831.

faits; s'il a su étayer par des observations remarquables et curieuses la description des engorgemens qu'il appelle *sanguins*, il s'est montré non moins habile dans celle des engorgemens appelés *durs*, et les observations que renferme ce chapitre doivent surtout fixer l'attention des praticiens. En suivant ce guide, on sera sur la voie la plus sûre pour discerner les altérations de tissu simples et susceptibles de guérison d'avec ces dégénérescences cancéreuses presque toujours mortelles; il importe surtout de confirmer les heureux succès des médications qui lui ont si bien réussi. L'auteur n'a pas montré moins de savoir et une noble indépendance dans la discussion des cas qui nécessitent l'extirpation des parties malades. Il a démontré que ces opérations ne doivent être faites que rarement, et que la plus grande circonspection est imposée aux chirurgiens dans ces circonstances, où ils peuvent, par des médications aussi efficaces que sûres, préserver les malades de ces opérations toujours dangereuses, si elles ne deviennent funestes. Ce travail est rédigé avec soin; le style en est simple et clair; les faits qui y sont consignés sont nombreux et appartiennent en grande partie à la pratique de l'auteur. Il serait difficile de lui adresser aucun reproche essentiel. Si quelques négligences dans les détails pourraient être relevées, elles sont rachetées par des qualités si supérieures dans l'ensemble, que la Compagnie, très-satisfaite, décerne la totalité du prix, consistant en une médaille d'or de la valeur de 300 francs, à son auteur, M. le docteur Duparcque, médecin à Paris, membre correspondant de la Société.

J'ai essayé de faire disparaître de cet ouvrage les fautes que la Commission y a signalées ; j'ai donné plus de développement à quelques unes des propositions qu'il renferme ; de nouvelles considérations échappées à la première rédaction le rendent plus complet ; enfin j'ai étayé par quelques nouveaux faits les opinions théoriques et pratiques que j'ai émises. Je n'ai pas la prétention d'offrir au public un traité parfait, mais j'aime à penser qu'il ne sera pas sans utilité pour le nosographe, et que les praticiens pourront y puiser quelques lumières propres à les diriger dans le diagnostic et le traitement des maladies chroniques de la matrice.

Je divise ce travail en deux parties.

Dans la première, 1° j'examine rapidement l'origine et les causes déterminantes et prédisposantes des altérations chroniques de la matrice, considérées d'une manière générale.

2° Je cherche à établir l'étiologie, le mode de production et de développement de ces altérations, et leur degré respectif de curabilité.

3° J'indique par quels moyens on peut recon-

naître leur existence matérielle. De là trois chapitres.

La seconde partie est consacrée à l'histoire
particulière des altérations organiques chroniques de la matrice, que je divise en altérations
sous forme d'*engorgement*, qui comprennent les
exubérances et les *engorgemens proprement dits*;
en *ulcérations*.

Je fais un dernier chapitre des *affections cancéreuses.*

Chacune de ces divisions, formant un chapitre, sera elle-même subdivisée en autant d'articles qu'il y a d'espèces d'altérations particulières. Ainsi, aux engorgemens proprement dits,
appartiennent l'*hypertrophie*, l'*œdème*, l'*engorgement sanguin*, qui peut revêtir les formes de
congestion simple, de *congestion avec hémorrhagie*,
et de *phlegmasie aiguë ou chronique*; sous la dénomination d'*engorgement dur*, nous comprenons
principalement les *métrites chroniques*, l'*induration*
et le *squirrhe*; l'engorgement par *altération cérébriforme*; celui par *altération mélanique*, et enfin
les *tubercules*.

J'admets trois espèces d'ulcérations de la

matrice : les *ulcères simples ou benins*, les *ulcères chancreux ou rongeans*, et les *ulcères carcinomateux*.

Comme les précédentes altérations élémentaires, les altérations profondes que l'on a coutume de ranger sous la dénomination collective de *cancer de la matrice*, se présentent sous les mêmes formes : 1° d'*hypersarcoces*, qui sont ou essentielles, le CANCER MURAL ; ou *secondaires* les EXCROISSANCES CARCINOMATEUSES, et le FONGUS HÉMATODE.

2° De *tumeurs* ou *engorgemens*, savoir : la *cartilagification* ou l'*ossification*, le *cancer squirrheux* proprement dit, ou *squirrhe avancé simple ou compliqué d'altération cérébriforme ou mélanique;* le *cancer sanguin ou mou.*

3° D'ulcérations : l'*ulcère rongeant ou chancreux*, l'*ulcère cancéreux*, et le *squirrhe ulcéré.*

J'ai consacré un dernier chapitre à l'exposé et à l'appréciation du traitement chirurgical des affections cancéreuses de l'utérus en général.

⸺⊷⊶⸺

TRAITÉ

SUR

LES ALTÉRATIONS ORGANIQUES

SIMPLES ET CANCÉREUSES

DE LA MATRICE.

PREMIÈRE PARTIE.

CHAPITRE PREMIER.

Origine et causes des affections organiques de l'utérus.

LA matrice n'est guère susceptible d'être affectée de maladies, soit aiguës, soit chroniques, avant la puberté. Jusque là, cet organe est privé de l'activité vitale qui, dans les autres parties, suffit pour y développer spontanément des lésions variées, ou les met dans les conditions qui les disposent à être affectées de maladies sous l'influence de causes déterminantes.

Isolé, pour ainsi dire, du reste de l'organisation, et n'ayant qu'une faible influence sur les différens appareils organiques, l'utérus lui-même est rarement affecté d'une manière sympathique durant les premières années de la vie. Se trouvant par sa position anatomique à l'abri de l'action mécanique, physique ou chimique des corps extérieurs, il n'est pas non plus exposé aux maladies accidentelles; aussi, les exemples de maladies et surtout d'altérations organiques de la matrice dans l'enfance sont-ils extrêmement rares.

Mais l'époque de la puberté arrive et s'annonce par un développement plus rapide de toute l'économie, une activité plus grande de toutes les fonctions; la vie entière semble s'animer d'un nouveau feu. Les organes de la génération subissent les effets de ce mouvement général, ou, pour mieux dire, c'est alors seulement que leur existence paraît commencer.

La matrice sort donc de l'état d'inertie dans lequel elle était comme ensevelie, pour jouer dorénavant un rôle important. Son tissu devient perméable, extensible, érectile même. La circulation s'y fait plus active : la sensibilité s'y développe; elle devient et le centre et le point de départ d'irradiations sympathiques, qui lui soumettent tous les actes de l'économie, et ceux-ci, à leur tour, exercent des influences non moins importantes sur les fonctions propres de cet organe.

De cet échange réciproque d'influences résultent, chez la femme devenue pubère, de nouveaux phénomènes physiologiques et pathologiques, des maladies générales et locales spéciales au sexe, ou des formes particulières des affections qui lui sont communes avec l'homme.

Et pour ne parler que de celles de ces maladies qui affectent l'utérus, nous observerons que ce viscère peut être le siége de tous les genres de lésions vitales et d'altérations organiques que l'on voit dans tous les autres organes de l'économie : cette disposition tient à la composition anatomique de la matrice. On y trouve du système séreux, dont une portion lui sert d'enveloppe extérieure ; du système muqueux, qui, quoi qu'on ait dit, tapisse sa cavité ; une trame cellulo-fibreuse ; un système vasculaire susceptible d'un grand développement des vaisseaux lymphatiques ; des nerfs du double appareil cérébro-rachidien et ganglionnaire ; et enfin un tissu propre de nature fibro-musculaire. L'utérus peut donc présenter toutes les maladies dont sont susceptibles d'être spécialement affectés chacun de ces tissus, et propres à chacun de ces systèmes organiques.

Dans les premiers temps de la puberté, la matrice n'est pas toujours suffisamment disposée à ouvrir ses pores à l'évacuation du sang que porte dans son tissu le mouvement ou *molimen* menstruel. Il en résulte un état pléthorique ou congestif local, qui donne lieu aux phénomènes suivans : sentiment de pesanteur dans le bas-ventre, douleurs plus ou moins violentes, qui ont reçu les noms de coliques utérines, de ténesmes utérins ; alternatives de frissons et de chaleurs, céphalalgie, étouffemens, quelquefois accès hystériques.

Ce mouvement fluxionnaire sans résultat se dissipe spontanément après quelques jours ou quelques heures de durée; il reparaît, avec les mêmes caractères, aux époques menstruelles suivantes, jusqu'à ce que les bouches exhalantes, devenues plus perméables, offrent une voie facile de dégorgement.

Chez quelques filles cependant, cette disposition organique persévère indéfiniment : l'engorgement congestif de l'utérus ne disparaît plus complètement après chaque époque, qui, au contraire, l'augmente. Les accidens locaux et généraux acquièrent un haut degré d'intensité, et la médecine est appelée à prévenir les suites dangereuses de cet état pathologique.

L'engorgement de l'utérus peut, dans ce cas, revêtir les formes de simple congestion, de phlegmasie aiguë et surtout chronique, laquelle passe successivement ou simultanément par tous les degrés de suppuration, d'état cartilagineux et osseux. Maintenu dans certaines limites, cet engorgement devient, après un certain nombre d'années, le foyer d'altérations plus profondes, qui constituent le cancer.

PREMIÈRE OBSERVATION.

Mademoiselle L*** présente, dès l'âge de quinze ans, le développement extérieur qui caractérise l'entrée en puberté. Les phénomènes qui préludent d'ordinaire à l'apparition des règles se manifestent, pendant quelques mois, à des époques irrégulières, mais sans écoulement de sang. Chaque fois, des douleurs de reins et de bas-ventre, une leucorrhée modérée, de la courbature, un malaise général, la retiennent au lit pendant deux ou trois jours. Plus tard, ces phénomènes affectent une marche périodique très-régulière, et deviennent de plus en plus intenses et d'une plus longue durée. A la neuvième époque, l'engorgement prend le caractère de métrite aiguë : douleurs hypogastriques et sacro-lombaires très-violentes, tension de l'abdomen, vomissemens spontanés, délire, fièvre, etc. Ces accidens cèdent à un traitement antiphlogistique prompt et actif.

Les époques menstruelles suivantes reviennent avec le même appareil de symptômes, tantôt plus, tantôt moins violens ; des phénomènes nerveux s'y joignent sous forme de suffocations, de palpitations, de convulsions, et parfois de catalepsie.

Des traitemens rationnels et empiriques furent successivement, alternativement et simultanément mis en usage, mais sans succès. Les émissions sanguines, pratiquées au début des accidens, ont toujours été, de tous les moyens employés, celui qui a le plus efficacement prévenu leur recrudescence.

On pensa enfin que le mariage pourrait être avantageux ; il eut lieu à l'âge de vingt ans : loin d'en être diminués, les phénomènes pathologiques sévirent avec plus de violence.

Cette dame avait vingt-trois ans lorsque je fus appelé pour calmer les accidens auxquels elle était alors en proie : c'était au commencement de juillet 1829. Elle était levée, mais ne pouvait se redresser à cause des douleurs qu'elle ressentait dans le bas-ventre, et qui se prolongeaient dans les reins, les aines, les fesses et la partie antérieure des cuisses ; elle se plaignait d'étouffemens, de céphalalgie ; le pouls battait cent dix fois par minute ; il était dur et concentré ; le teint général était frais et la figure animée. Le toucher me fit reconnaître le col de l'utérus court, épais, et s'élargissant en se confondant avec le corps de l'organe, que je pouvais sentir à travers la paroi vaginale en promenant le doigt autour du col ; il me parut développé comme à deux mois de grossesse ; son orifice était entr'ouvert et rempli par une matière visqueuse. Je pus saisir le fond de l'organe en appliquant la main gauche audessus des pubis, et refoulant la paroi abdominale vers le bassin ; il était régulièrement sphéroïdal et à peu près du volume d'un œuf d'oie. Cet examen ne put se faire sans augmenter les douleurs : un accès d'hystérie en fut le résultat. (*Saignée d'une demilivre, répétée le soir ; cataplasmes, bains.*) Je voulus essayer ce que produirait un traitement antiphlogistique et résolutif prolongé et rigoureux ; mais la malade s'y refusa ; l'insuccès de tout ce qu'elle avait pu faire l'ayant persuadée que son état pouvait être seulement pallié et non guéri.

La malade avait été admise à l'Hôtel-Dieu, puis à la Charité, et là on s'était assuré, par l'introduction d'un stylet qui avait pénétré jusque dans la cavité utérine, que l'aménorrhée et les accidens consécutifs n'étaient pas occasionés par une imperforation; la même exploration me fournit les mêmes résultats.

Cette observation offre une persévérance bien remarquable dans le *molimen* menstruel, quoique l'organe ne fût pas disposé au dégorgement ordinaire; il en résulte des congestions qui amènent à la longue une augmentation permanente du volume de l'utérus. Il serait difficile de dire s'il y avait hypertrophie de l'organe, ou si l'engorgement était dû à un état pléthorique, ou le résultat d'une inflammation chronique. La conservation de la santé générale, au milieu d'accidens successifs plus ou moins violens, pourrait militer en faveur de la première de ces suppositions : quoi qu'il en soit, ce fait nous a paru mériter de trouver ici sa place.

Dans ce cas, l'engorgement s'est développé spontanément, ou par suite d'une disposition particulière dans l'organisation de l'utérus, qui rendait son tissu non pas imperméable, mais inapte à l'excrétion sanguine, qui forme la crise naturelle du *molimen* menstruel.

Une excitation trop forte, ou trop précoce, ou trop souvent répétée des organes génitaux, les commotions de la matrice par un coup, par une chute sur les fesses, les genoux ou les pieds, l'usage de substances auxquelles on a reconnu la propriété de provoquer la congestion utérine, toutes les causes qui provoquent une congestion non en rapport avec la faculté exhalante de la matrice, peuvent donner lieu au développement d'engorgemens quelquefois aigus, le plus souvent chroniques, de cet organe.

DEUXIÈME OBSERVATION.

Adèle B***, âgée de dix-huit ans, d'une constitution robuste, et très-bien menstruée, se laisse cheoir dans un escalier en portant un baquet rempli d'eau froide. Elle était au premier jour de ses règles, qui d'ordinaire coulaient très-abondamment pendant quatre à cinq jours : la frayeur, la commotion produite par la chute, l'impression de l'eau froide dont elle est inondée, arrêtent brusquement l'écoulement menstruel; elle éprouve presque à l'instant même des douleurs sourdes dans le bas-ventre, des horripilations, des étouffemens. La malade néanmoins continue ses occupations habituelles de domestique; mais dans la journée elle est souvent obligée de s'asseoir, parce que les douleurs du bas-ventre et des reins deviennent plus violentes. Les seins augmentent de volume et de consistance; il survient des dégoûts et des appétits capricieux, comme chez les femmes enceintes. Aux trois époques menstruelles suivantes, Adèle B*** est forcée par les douleurs, alors très-violentes, de garder le lit. Les seins pour lors s'affaissent, le corps maigrit, l'appétit se perd complètement; la malade éprouve dans le bas-ventre et le bassin un sentiment insupportable de tension et de pesanteur, principalement quand elle est restée debout quelques instans, ou qu'elle a fait quelques pas.

La quatrième époque menstruelle approchait. Je pratiquai une saignée de quatre poilettes, et prescrivis un bain à 29 degrés. Le lendemain, écoulement d'un sang liquide et noir par la vulve, qui paraît comme exprimé de la matrice et ne s'écoule qu'à la suite de ténesmes utérins : ces menstrues incomplètes durèrent quatre jours. Les douleurs avaient pris une telle intensité, que la malade ne pouvait se tenir sur son séant ni se retourner sans pousser des cris aigus : céphalalgie, fièvre, sensibilité extrême de l'hypogastre, constipation. J'avais ordonné vingt-cinq sangsues; elles ne furent pas appliquées; seulement on avait tenu le bas-ventre couvert de fomentations émollientes. Du mieux s'étant manifesté pendant la nuit, le ventre étant un peu plus souple et moins douloureux, je me bornai à faire continuer les fomentations et le repos. Trois bains furent pris de suite, et tout rentra dans l'ordre. A l'époque suivante, les règles coulèrent d'elles-mêmes et abondamment, et depuis elles n'ont pas offert d'anomalie.

Lorsque la peau est frappée par le froid, que des boissons à la glace sont ingérées, il en résulte, chez les femmes, comme effet sympathique, une sorte de constriction spasmodique des bouches exhalantes de l'utérus. Il en est de même des émotions morales, des frissons des fièvres intermittentes, etc.; ces causes agissent-elles à l'approche des règles, ou seulement au début du mouvement menstruel, elles ont pour résultat non seulement de prévenir le flux, mais encore d'empêcher la congestion qui le précède; il y a donc seulement alors aménorrhée sans affection utérine. Mais quand le *molimen* menstruel est en pleine activité, à la suspension du flux se joignent des phénomènes locaux qui indiquent un état pathologique de l'utérus : c'est ce qui est arrivé chez le sujet de l'observation précédente. Il est bien essentiel de reconnaître que, dans ce cas, l'aménorrhée n'est pas la maladie, mais un effet, un symptôme, et quelquefois une conséquence de la lésion de la matrice. Les médicamens dits emménagogues, pris dans la classe des stimulans et qui ont pour effet de provoquer ou d'augmenter la congestion utérine, ne peuvent être alors que très-nuisibles ; les saignées, les émolliens, les bains, sont les meilleurs moyens pour dissiper la congestion oū rendre l'utérus à son état naturel, et par conséquent le disposer à reprendre ses fonctions habituelles.

TROISIÈME OBSERVATION.

Madame G***, âgée de vingt-huit ans, mariée depuis trois, n'a pas encore été mère; depuis son mariage, elle est devenue sujette à de fréquens maux de reins.

3o mars 1826. — Accès de fièvre débutant par un frisson violent et prolongé.

31. —Apyrexie. Le soir, céphalalgie, courbature, augmentation des douleurs de reins, légère leucor-rhée, tous symptômes accoutumés de la prochaine irruption des règles chez cette dame.

1er avril. — Le sang paraît au point du jour, mais en moindre quantité encore qu'aux époques précé-dentes.

2 avril. — Frissons violens suivis des deux stades de l'accès fébrile; l'écoulement menstruel est sus-pendu.

3 et 4. — Apyrexie. — Le 5 au matin, le linge est légèrement taché. (*Sulfate de quinine, 24 grains.*)

Les accès suivans n'ont pas lieu, mais la malade se plaint d'un sentiment insolite de pesanteur sur le siége, de douleurs sourdes dans le bas-ventre, d'en-gourdissemens et de faiblesse dans les extrémités pelviennes.

Le lendemain du jour où devait paraître le cin-quième accès, qui a manqué, on suspend brusque-ment l'usage du sulfate de quinine.

26 avril. — Retour des accès fébriles en quarte.

29. — Accès.

2 mai. — Accès.

3. — Augmentation des douleurs hypogastriques et sacrées, tension du bas-ventre, écoulement, en pe-

tite quantité, d'un sang séreux. On revient au *sel de quinine*, qui est continué pendant près d'un mois à doses progressivement décroissantes.

La fièvre ne reparaît plus. — Mais la malade ne reprend pas ses forces ; un sentiment vague de gêne, de douleur et de pesanteur dans les reins, l'oblige à changer de position à tout instant. Les approches conjugales sont accompagnées de douleurs fortes ou aiguës, et suivies de plusieurs jours d'un malaise inexprimable. Le linge se trouve taché, à des époques plus ou moins rapprochées, par une sérosité roussâtre ; à l'époque des menstrues, cet écoulement est un peu plus prolongé. Madame G*** perd sa fraîcheur ; elle maigrit beaucoup, est tourmentée par des gastralgies et des indigestions fréquentes.

Attribuant son état maladif au défaut de ses règles, la malade avait fait usage de remèdes variés, conseillés par des herboristes et des commères ; lasse enfin de souffrir, elle demanda mes soins (20 avril 1827). Il y avait alors un an, environ, que les premiers accès de la fièvre quarte avaient paru, et de cette époque dataient les symptômes du côté du bassin. Je trouvai l'utérus très-bas, son col épais, dur, mais également engorgé. Le corps lui-même de la matrice me parut sensiblement plus volumineux qu'il ne devait être : *trois saignées* furent pratiquées à quelques jours d'intervalle, la première, de 16 onces, les deux autres, de 8 à 10 onces chacune. (*Cataplasmes émolliens, bains tous les deux jours ; position horizontale ; lait coupé avec l'eau d'orge, et bouillon de poulet pour toute nourriture.*) Les douleurs furent calmées, l'utérus reprit sa position normale, mais l'engorgement resta à peu près le même. Cependant les symptômes n'augmentèrent pas à l'époque menstruelle (4 mai), et le sang parut alors avec un peu plus d'abondance et de continuité. *Deux saignées* sont encore pratiquées dans la première quinzaine de ce mois. Néanmoins, et malgré l'observation très-rigoureuse des autres moyens thérapeutiques et hygiéniques, l'utérus ne diminue que lentement de volume : c'est alors que j'essayai les frictions avec la pommade stibiée, mais faites de manière à ce que le médicament agît par absorption. (*Voy.* les Obs. 53, 55 et 57.) Une demi-once de tartre stibié est employée sous cette forme; vers la fin de mai le col de l'utérus était diminué de moitié, plus allongé, et présentait une certaine souplesse. L'écoulement menstruel a lieu assez abondamment le 31 mai, devançant ainsi de quelques jours l'époque ordinaire, et n'est ni précédé, ni accompagné de symptômes douloureux comme aux époques précédentes.

Saignée de 8 *à* 10 *onces* le 15 juin. La malade se tient, une partie de la journée, sur une chaise longue, fait de temps en temps quelques pas dans la chambre, et prend des alimens solides. Les bains, les cataplasmes sont continués; les règles viennent facilement le 2 juillet, et depuis elles n'ont été que très-peu dérangées. Il est vrai que cette dame, et son mari, effrayés des suites que pouvait avoir une affection de ce genre, se sont soumis avec docilité, et pendant long-temps encore, aux privations que j'avais imposées comme indispensables pour prévenir toute récidive.

On peut voir, dans le tome quatrième de la *Nouvelle Bibliothèque médicale*, année 1829, p. 20, un fait non moins remarquable de métrite avec engorgement considérable de tout l'organe, due aux frissons d'une fièvre intermittente survenue après l'accouchement.

QUATRIÈME OBSERVATION.

Une jeune et belle Israélite, âgée de quinze ans, était réglée depuis quelques mois; chaque fois, des douleurs violentes dans le bas-ventre préludaient au flux sanguin, et disparaissaient dès qu'il était établi. L'écoulement durait de cinq à six jours avec assez d'abondance. Les mêmes phénomènes existaient le 12 avril 1824, lorsque Sarah W*** fut frappée d'épouvante par un bruit éclatant qui fit subitement explosion dans une chambre voisine de celle où elle se trouvait pour lors seule : un froid glacial s'empare de tout son corps, et bientôt est suivi d'un tremblement violent. Les douleurs hypogastriques deviennent très-intenses, puis se calment graduellement, sans que les menstrues paraissent. Les douleurs redoublent de violence à l'époque suivante, du 8 au 12 mai ; elles se calment encore, mais moins complètement que la première fois ; la suppression des règles persévère. La jeune Sarah, d'une timidité excessive et d'une pudeur extrême, dissimule ses souffrances ; mais son amaigrissement, l'altération de son teint et de ses traits, la perte de l'appétit, l'impossibilité de se tenir debout sans être fortement courbée en avant, des vomissemens spontanés inquiètent enfin le père, qui fait appeler le docteur Godechaux. La malade s'oppose à ce qu'il s'approche de son lit, et ce n'est qu'avec beaucoup de peine qu'il obtient la déclaration des antécédens. Il apprend aussi qu'il n'y a pas eu de selles depuis une quinzaine de jours, ce qui, selon la malade, n'est pas étonnant, vu le peu de nourriture qu'elle prenait, et qu'encore elle rendait par le vomissement. Elle se laisse à peine tâter le pouls, et s'alarme tellement, que le médecin ne peut employer d'autre exploration. Il prescrit dix sangsues aux cuisses, des lavemens laxatifs que la malade refuse de prendre, et que l'on remplace par des potions et des pilules laxatives et purgatives. L'estomac rejette et médicamens et boissons. L'état de la malade devenant alarmant, le médecin, qui ne pouvait même pas obtenir la permission de palper l'abdomen, me fait part de son embarras, et me prie de voir la malade avec lui. C'était le 31 août. Prévenu que j'étais de la pudique susceptibilité de la jeune fille, je profitai du trouble dans lequel la jette ma présence inattendue pour explorer l'abdomen qui paraissait bien évidemment le siége de la maladie. Je sentis d'abord derrière les pubis, et dans la région hypogastrique, une tumeur un peu inclinée vers la fosse iliaque droite, dessinant, par sa position, sa forme et son volume, un utérus développé à peu près comme au troisième mois et demi de la grossesse. Cette tumeur était très-dure, et sa compression, même fort légère, paraissait être douloureuse. Dans la région iliaque gauche existait une autre tumeur oblongue, comme mamelonnée et plongeant dans le bassin. Ma première idée fut que la jeune fille était enceinte ; et l'opposition qu'elle avait mise à se laisser examiner était bien de nature à confirmer cette opinion. Pour éclairer mes soupçons, et connaître au juste d'où provenaient ces deux tumeurs abdominales, je voulus procéder au toucher sans désemparer, de peur que, revenue de son émotion, la malade ne s'y refusât. Les obstacles organiques que je rencontrai de prime abord ne me permirent pas de continuer le toucher par la vulve ; je dirigeai aussitôt le doigt vers l'anus : là, un nouvel obstacle l'empêcha de pénétrer au delà du sphincter ; il fut arrêté par une masse sphérique, dure, couverte de mucosités, formée par une agglomération de matières stercorales. Pouls fréquent et dur, pommettes colorées, peau sèche et brûlante, bouche sèche, langue d'un rouge uniformément foncé. (*Saignée au bras, d'une livre ; extraction des matières stercorales avec le manche d'une cuiller.*)

La malade, que nous menaçâmes d'une mort prochaine si elle ne se prêtait à l'emploi des moyens nécessaires à sa guérison, fut dès lors très-docile.

Le nettoiement du rectum dura une partie de la journée; le soir, on administra une once d'huile de ricin, qui provoqua, au bout de deux heures, des coliques et l'évacuation d'une grande quantité de matières, d'abord solides comme celles que l'on avait déjà extraites, puis délayées et liquides.

1er septembre. — Abdomen souple. — La tumeur iliaque gauche n'existe plus; la tumeur hypogastrique a conservé le même volume, et paraît plus exactement placée sur la ligne médiane, et plonge dans le bassin. La malade avait abondamment uriné quelques instans avant notre arrivée. En exerçant simultanément le toucher avec le doigt indicateur de la main droite introduit dans le rectum, pour lors libre, et la main gauche appliquée sur l'hypogastre, je me convainquis que la tumeur était bien évidemment formée par l'utérus développé. Y avait-il grossesse? Le rapport du volume de la matrice avec le temps depuis lequel il y avait eu suppression des menstrues, pouvait le faire soupçonner; mais ce soupçon se trouvait détruit et par l'état dans lequel je trouvai les parties extérieures de la génération, et par les assurances positives du père de la jeune personne.

Comme les menstrues avaient déjà eu lieu, on ne pouvait supposer une rétention du sang par occlusion du museau de tanche. Je pensai donc que cette augmentation de volume de l'utérus était occasionée par l'engorgement du tissu de l'organe, et consistait probablement en une phlegmasie qui d'abord chronique, était devenue aiguë. Les douleurs que la malade éprouvait, la sensibilité du viscère à la pression, etc., appuyaient ce diagnostic. En conséquence, une *nouvelle saignée* de 12 onces est pratiquée. Le lendemain on applique 20 *sangsues sur l'hypogastre*, que l'on tient constamment recouvert de *cataplasmes émolliens; boissons laxatives, bains.*

Je ne revis mademoiselle Sarah que le 5 septembre. La tumeur hypogastrique, moins volumineuse, dépassait à peine les pubis; il n'y avait plus ni fièvre, ni nausées. Les douleurs du sacrum et de l'hypogastre avaient beaucoup diminué. *Douze nouvelles sangsues, continuation des autres moyens. Lait coupé et bouillons légers* accordés au désir de la malade. Le 15, la tumeur se perd et peut à peine être sentie en refoulant les parois abdominales vers le bassin. Le soir, quelques douleurs de reins se manifestent, et dans la nuit un peu de sang humecte la vulve. Je cesse de voir la malade, et son médecin, qui me tient au courant de sa position, m'apprend à la fin du mois que ses forces revenaient, qu'elle se levait, et n'éprouvait plus rien de particulier dans le bas-ventre. Le 10 octobre suivant, les règles vinrent avec leur ancienne abondance, et, depuis, la santé, complètement rétablie, n'a jamais été altérée.

On pourrait s'étonner du volume que peut prendre l'utérus chez les jeunes filles, vu la tenacité de son tissu ; et cependant il existe des exemples que ce volume a été quelquefois porté à un degré extraordinaire. Tel est le fait recueilli à la Nouvelle-Angleterre par le docteur Serval, et consigné dans le cahier d'août 1815, du *Medical and physical journal.*

CINQUIÈME OBSERVATION.

Une demoiselle de vingt ans, d'une petite stature, jouissait d'une bonne santé, malgré sa constitution délicate. Ses règles cessèrent tout à coup, l'abdomen et les seins devinrent graduellement de plus en plus volumineux ; on soupçonna une grossesse. Cette demoiselle mourut dix-huit mois après la cessation des règles.

A l'ouverture du cadavre, l'utérus occupait, par son volume, la presque totalité de la cavité abdominale ; il adhérait au péritoine dans plusieurs points, et refoulait les intestins vers la colonne vertébrale. Sa surface était inégale ; les ovaires se trouvaient confondus dans cette masse ; l'utérus pesait trente-deux livres et demie ; la cavité naturelle contenait plusieurs livres d'un fluide gommeux, foncé en couleur. Il existait une autre cavité remplie d'un liquide séreux et purulent ; débarrassée de ces fluides, la matrice pesait encore vingt-deux livres ; son tissu était blanc, ferme, sans élasticité, et offrait quelques points cartilagineux et osseux.

Avant que la femme pubère ait cohabité avec l'homme, les engorgemens chroniques de la matrice, présentent presque toujours les caractères de congestion ou de phlegmasie.

Le coït, excitant naturel des organes de la génération, peut par son abus, son usage à de certaines époques, occasioner des engorgemens analogues, ou les entretenir quand ils existaient déjà. Ces engorgemens, qui souvent ne produisent pour tout phénomène appréciable, que le trouble de la menstruation, sont une cause très-fréquente de stérilité.

Nous avons vu des femmes désespérées de n'avoir point d'enfans, ce que l'on attribuait à la perturbation de la menstruation, considérée comme essentielle, devenir mères après quelques mois d'une abstinence complète du coït, l'usage d'un régime doux et de quelques moyens antiphlogistiques. Si des voyages, soit aux eaux, soit dans des lieux consacrés par des préjugés religieux, ont rendu fécondes des femmes jusques-là stériles, ne doit-on pas, du moins dans certains cas, attribuer ces résultats heureux, moins à l'usage des eaux et aux pratiques de dévotion, qu'au repos spécial dans lequel les organes génitaux sont restés pendant ces voyages, à l'équilibre que le changement d'air, les distractions, etc. ont rétabli entre toutes les fonctions de l'économie, à la diversion que ces circonstances ont opérée sur la concentration anormale de la vie dans l'organe utérien, qui, ayant ainsi récupéré son état organique naturel, a recouvré en même temps ses facultés physiologiques.

Lorsque l'aménorrhée ou la dysménorrhée dépendent de l'engorgement de l'utérus, ainsi que cela a lieu plus souvent qu'on ne le pense, le mariage loin d'être efficace pour rétablir les fonctions de ce viscère, ne fait au contraire qu'augmenter leur dérangement, en entretenant, par l'excitation coïtale, la cause qui le produit.

N'est-ce point aussi parce que l'hystérie est parfois le résultat d'une altération de l'utérus, et non de la dysménorrhée coïncidente, due elle-même à l'altération utérine, que le mariage exaspère cet état nerveux souvent secondaire, au lieu d'y mettre un terme? N'est-ce pas parce que l'on méconnaît le point de départ, la cause de ces effets hystériques et de ces troubles de la menstruation, que les traitemens dirigés contre ces phénomènes, regardés comme essentiels, sont sans effets, s'ils ne les aggravent pas? En effet, les emménagogues, pris dans la classe des excitans, les antispasmodiques, fournis pour la plupart par les stimulans diffusibles, ne peuvent qu'augmenter l'état congestif ou phlegmasique de l'utérus, et par conséquent en exaspérer les effets.

Entre plusieurs faits, dont j'ai recueilli l'histoire, le suivant m'a paru mériter d'être rapporté.

SIXIÈME OBSERVATION.

Sophie S***, d'un tempérament nerveux, contrariée dans ses premières inclinations, et souvent par cela même exposée à des scènes désagréables de la part de sa famille, éprouve à la suite d'une de ces querelles, une suspension subite de ses règles; celles-ci paraissent à peine aux époques suivantes, et sont accompagnées de douleurs de bas-ventre provoquant parfois des accès hystériques. Plus tard ces accès se reproduisent pour la plus légère cause; je suis appelé pendant un de ces accès, beaucoup plus violent que les précédens, et dont la prolongation inspirait les plus vives inquiétudes. J'appris que c'était l'époque des règles, et que la jeune fille venait d'éprouver une grande contrariété; elle était âgée de dix-sept ans et demi, réglée depuis l'âge de quinze ans, et avait éprouvé son premier dérangement menstruel il y avait sept ou huit mois. Je la trouvai à mon arrivée sans connaissance, et d'une immobilité paralytique, interrompue par des soubresauts généraux fréquens; les lèvres sont colorées, les paupières clauses et tremblotantes, les pupilles contractées, les conjonctives injectées. (*Douze sangsues à la vulve, cataplasmes sinapisés aux pieds.*) L'accès cesse à mesure que le sang coule; de nouveaux accès reviennent à des intervalles variés, la dysménorrhée continue; il s'établit une leucorrhée d'abord périodique comme les règles, et correspondant aux mêmes époques, puis sans interruption.

D'après le conseil de quelques médecins, et le

mieu même, on maria cette jeune personne, à un jeune homme de son choix, en 1818; la première nuit, elle éprouve des douleurs qui lui font redouter de nouvelles approches; la seconde nuit, accès hystérique très-violent; les règles manquent à l'époque où elles étaient attendues, et comme la jeune femme avait des nausées, de l'inappétence et des vomissemens, on soupçonna qu'elle était enceinte.

J'avais acquis toute la confiance de cette dame, par les soins que je lui avais déjà donnés plusieurs fois, et surtout parce que mon opinion avait été d'un grand poids, pour engager sa famille à la marier selon ses goûts; elle me fit donc appeler pour la diriger dans sa prétendue grossesse, et me confier son accouchement. Elle se croyait alors enceinte de quatre mois; cependant elle avait considérablement maigri, ce qui donnait à son ventre, météorisé, encore plus de relief; les seins s'étaient affaissés. En explorant l'hypogastre, je sentis derrière les pubis, une tumeur sphéroïdale, dure et douloureuse, dont la compression faisait éprouver à la malade de la pesanteur et de la douleur dans le bas des reins. Le toucher me convainquit que cette tumeur était formée par la matrice, mais développée seulement comme à deux mois et demi ou trois mois de grossesse; son col était long d'un demi-pouce, du volume d'une grosse noix, et très-dur. Je demandai quelque temps avant de me prononcer, et je fis au préalable une saignée de quatre poilettes. Quinze jours après, les choses étant dans le même état, je soupçonnai une métrite; je répétai la saignée et prescrivis un régime doux et léger, des bains de siége tièdes et prolongés, l'abstinence complète du coït. Les vomissemens s'arrêtèrent, les douleurs hypogastriques et sacrées cessèrent aussi en partie; un peu de sang parut à la vulve, et aux époques suivantes les règles coulèrent comme avant le mariage : l'appétit revint, les forces se rétablirent, et la malade reprit de l'embonpoint. L'hiver se passa assez bien. Au printemps, le mari fut obligé de s'absenter pour terminer des affaires de famille, et veiller à la liquidation d'un héritage. Pendant ce temps, la jeune dame fut chez une de ses tantes, à la campagne aux environs de Paris, et là, se mit à l'usage exclusif du laitage et des légumes frais. Les accès d'hystérie se suspendirent, les règles redevinrent plus abondantes, et peu à près la réunion des époux, qui se fit en août, une véritable grossesse eut lieu ; mais à cinq mois et demi avortement. Dix mois après nouvelle grossesse et nouvel avortement avant l'expiration des six mois. Enfin, au mois de mars 1823, nouvel avortement, encore à trois mois de grossesse; l'utérus reste gonflé, dur et douloureux, mais la malade, tout entière aux soins que réclame l'état de son mari, parvenu au troisième degré d'une phthisie pulmonaire, se néglige elle-même.

Devenue veuve, et continuant de souffrir, elle se soumet pendant quatre mois à un traitement que je lui prescris, et qui est celui-ci : *saignée tous les mois, repos, régime léger, frictions à la partie interne des cuisses, avec une pommade de calomélas*. Les règles viennent facilement et abondamment, la santé se consolide, et dans la crainte de voir les mêmes accidens se renouveler, Mme *** refuse de nouveaux liens.

Le célibat forcé, en privant les organes génitaux d'un stimulant nécessaire, peut jeter l'utérus dans une sorte d'état d'inertie, qui lui ôte la force de se débarrasser, par un flux suffisant, des fluides qu'y entraîne le mouvement menstruel : de là résultent des stases, des congestions, des engorgemens plus ou moins lentement progressifs. Ces engorgemens, que l'on pourrait appeler froids, par opposition à ceux précédemment indiqués, ne produisent d'abord aucuns phénomènes saillans, susceptibles d'en révéler l'existence ; mais à une époque plus avancée, ils deviennent par leur dégénérescence, la source d'accidens redoutables.

La masturbation, par l'excitation permanente et répétée qu'elle éveille dans les organes générateurs, en fait un centre de fluxion, d'où peuvent également résulter des engorgemens chroniques, à marche latente, ayant pour tout symptôme marqué la dysménorrhée, préludant ainsi à la stérilité, et plus tard aux altérations organiques profondes.

Je ferai en passant cette remarque, que le plus ordinairement, pour ne pas dire toujours, les maladies chroniques de l'utérus affectent le corps de l'organe ou sa totalité chez les vierges, tandis qu'elles ont ordinairement leur siége, du moins primitivement, au col, chez les filles qui ont souffert les approches de l'homme, ou qui ont eu des rapports sexuels, et chez les femmes qui ont conçu. Peut-être cela tient-il à ce que, chez les premières, les maladies utérines résultent de causes indirectes, tandis que chez les secondes, ces maladies sont ordinairement déterminées par des causes qui agissent directement sur l'utérus, et le plus communément sur le col seul. Il sera facile de se convaincre de cette assertion, d'après l'exposé que nous faisons de ces maladies, et de la manière dont elles sont produites.

Outre l'action vitale, et l'effet quelquefois mécanique du coït (contusion du col utérin), cet acte est la source d'autres affections aiguës ou chroniques de la matrice. On devine que je veux parler du virus syphilitique : bien qu'il porte habituellement ses premiers effets sur les parties les plus externes de la génération, il agit quelquefois de prime abord, mais le plus souvent consécutivement, sur le col utérin, et y développe des altérations de formes variées, telles qu'engorgemens, ulcérations, végétations.

Ce sont principalement les suites de la conception qui deviennent l'origine et la cause du plus grand nombre des maladies des organes génitaux, et particulièrement des maladies chroniques du parenchyme de l'utérus. L'organisation et la vie de ce viscère éprouvent de nouvelles modifications; son tissu se dilate, devient plus perméable à un abord plus actif et plus abondant des fluides; les bouches exhalantes se développent, pour établir des communications plus larges entre les vaisseaux utérins et ceux du placenta; enfin il acquiert la faculté de se contracter activement.

Bien que l'écartement des parois de la matrice, pour le développement du produit de la conception, dépende d'une sorte d'expansibilité active, le tissu de l'utérus n'est pas toujours disposé à se prêter facilement à cette extension; ce qui occasione, à une époque plus ou moins avancée de la grossesse, des tiraillemens, des douleurs, un sentiment de tension désagréable, bientôt suivis d'avortement. Les jeunes femmes sont plus exposées à cet accident, et l'on s'est assuré que le plus grand nombre des avortemens, ou accouchemens avant terme, appartenaient à la première grossesse. (VILLERMÉ.)

Il arrive souvent que ce premier avortement entraîne pour long-temps, et quelquefois pour toujours, le trouble de la menstruation et une infécondité consécutive. Plusieurs faits nous ont démontré que ces troubles fonctionnels résultent alors d'un engorgement phlegmasique chronique de l'utérus, ou de son col seulement, susceptible de guérison. D'autres faits de cancers utérins, observés après l'époque critique, nous ont en outre prouvé que ces maladies

dataient d'un premier et unique avortement, depuis
lequel les règles avaient été dérangées, et les femmes
sujettes à des douleurs plus ou moins fortes, et continuelles dans les reins, etc.; symptômes qui dénotaient un état pathologique de l'utérus. L'exercice
du coït, et le peu de précautions hygiéniques et
thérapeutiques prises à la suite de l'avortement, n'a-
vaient sans doute pas peu contribué à entretenir la
phlegmasie chronique ainsi occasionée et par une
distension des parois utérines disproportionnée à
leur expansibilité, et par les contractions douloureuses développées pour l'expulsion du produit de
la conception.

L'accouchement à terme, à plus forte raison quand
il a été laborieux que quand il est naturel, devient
une source nouvelle et abondante de lésions aiguës,
et le plus souvent chroniques de la matrice.

C'est principalement sur le col de l'organe qu'a-
gissent les causes de ces lésions; aussi, est-ce cette
partie que l'on trouve le plus fréquemment malade à
la suite des couches. Ainsi les pressions qu'elle éprouve
entre la tête de l'enfant et le rebord du détroit supérieur, la brusque dilatation de son orifice dans un
travail trop rapide ou par des manœuvres impru-
dentes, par l'introduction peu ménagée de la main
pour opérer la version de l'enfant, ou par l'application des instrumens, produisent la contusion, la di-
lacération, la déchirure des bords de cet orifice. Pour
le corps de l'organe, l'application violente des parois

utérines sur le corps de l'enfant, par suite de contractions énergiques, quand surtout les eaux de l'am-
nios ont été prématurément expulsées, les frotte-
mens violens résultant de la version, les tractions
exercées sur le placenta avant son entier décollement,
les manœuvres employées pour aller chercher ce
corps avec la main, le détacher et l'extraire; les
moyens mécaniques et médicamenteux employés
pour rappeler les contractions de l'organe tombé dans
l'inertie, et arrêter les pertes, soit externes, soit internes, etc., etc., sont autant de causes susceptibles
d'irriter la matrice et de provoquer des congestions,
des phlegmasies ou des engorgemens, soit dans la
totalité, soit dans une partie plus ou moins limitée
de ce viscère. Vient ensuite la persévérance de la
fluxion humorale et vitale qu'avait nécessitée le développement du produit de la conception.

Ce mouvement congestif représentant à un très-haut
degré le *molimen* menstruel, peut comme lui, et bien
plus facilement encore, être troublé par des causes
semblables, d'où résultent des effets pathologiques
analogues, mais plus intenses. Et en effet, tout ce
qui est susceptible de suspendre l'écoulement des lochies sans arrêter le mouvement fluxionnaire qui en
fournit les matériaux, devient cause d'engorgemens
congestif ou phlegmasique de l'utérus, aigus ou
chroniques. Tels sont : l'impression du froid, le frisson des fièvres intermittentes (1), les émotions mo-

(1) *Voy.* notre troisième Observation, page 28 de ce Mémoire.

rales, vives ou profondes, expansives ou concentrées. Dans tous les cas, l'accouchement, même le plus heureux, laisse à sa suite un engorgement utérin que dissipe la montée dérivative du lait, ou qui se résout ordinairement dans les neuf jours qui suivent la délivrance; quelquefois, et surtout si la matrice a été fatiguée, cet engorgement ne se dissipe qu'à la longue. Or, si avant que cette résolution soit bien complète, la femme se lève, se fatigue, se livre aux approches conjugales, se refroidit ou s'expose à l'action des diverses causes ci-dessus mentionnées, il reste un noyau d'engorgement qui peut augmenter graduellement et devenir tôt ou tard l'origine ou le centre d'altérations plus graves.

Une remarque du plus haut intérêt et que les praticiens ne devraient jamais perdre de vue, se présente ici : La matrice restant engorgée pendant un temps plus ou moins long à la suite de l'accouchement, acquiert nécessairement un excès de pesanteur qui tend à l'entraîner vers la vulve, en un mot à produire une *descente de matrice*. Le relâchement du vagin ainsi que des ligamens, l'affaissement du tissu cellulaire du bassin, conséquences de la grossesse et de l'accouchement, favorisent cette précipitation. Si, n'ayant égard qu'au déplacement, sans remonter à sa cause, on applique un pessaire, ce corps étranger augmente l'irritation et l'engorgement, et provoque le développement d'altérations plus profondes. Nous avons vu très-fréquemment cette funeste méprise commise par des médecins des plus célèbres, devenir la source de graves accidens. (Observation 51, etc.) Dans ces cas, l'indication est de combattre l'engorgement et d'en provoquer la résolution. (*Voy*. Observ. 48-54.)

Ce qui tend à confirmer mon opinion sur le rôle secondaire que joue le relâchement des ligamens dans la production des descentes de l'utérus, et sur la part plus active qu'y prend l'augmentation du poids de l'organe par suite de son engorgement, quelle qu'en soit la nature, c'est : 1° que la plupart des engorgemens de la matrice tendent à en provoquer à la longue la descente et même la chute complète hors de la vulve; 2° que ce vice de situation a lieu même chez les femmes qui n'ont jamais conçu, mais qui sont affectées d'engorgement de matrice; 3° que dans les cas de coexistence d'une descente avec un engorgement de l'utérus, la guérison de celui-ci amène tout naturellement la disparition de celle-là.

Parmi quelques exemples de descente par suite de l'engorgement de l'utérus chez des femmes non encore fécondées, je choisirai le suivant :

SEPTIÈME OBSERVATION.

Mademoiselle C***, d'un tempérament nerveux, et contrariée dans ses premiers penchans, éprouvait tous les symptômes indiquant un engorgement par congestion de l'utérus. Le mariage vint aggraver cette affection; les approches conjugales étaient une source de douleurs intolérables. Des symptômes d'hystéralgie en furent le résultat apparent. On attribua, après un examen superficiel, tous les accidens à la descente de la matrice qui se présentait à l'entrée de la vulve. L'introduction d'éponges fut insupportable : le repos, les saignées, un régime doux, firent disparaître et l'engorgement et la descente; mais les accidens hystéralgiques restèrent, entretenus qu'ils étaient par la susceptibilité nerveuse de la malade, et par les circonstances propres à l'irriter, au milieu desquelles elle se trouvait placée.

On est aussi dans l'habitude de regarder une nouvelle grossesse comme le meilleur moyen pour guérir définitivement les descentes de matrice, et ce préjugé est même partagé par des accoucheurs. Il est évident que lorsque la descente est occasionée par l'engorgement de la matrice, le coït ne peut qu'être nuisible, et la grossesse impossible. Cette opinion émise sans examen est donc tout au plus pardonnable aux commères.

A mesure que la femme avance en âge et dépasse l'époque que la nature a assignée à la vie reproductive, le tissu de la matrice tend à revenir à un état analogue à celui qu'il présentait avant la puberté. Il se resserre et devient de moins en moins perméable. En même temps, le mouvement menstruel qui formait de cet organe un centre d'activité vitale et de fluxion sanguine, décroît de jour en jour, jusqu'à cessation complète, qui arrive le plus ordinairement de quarante à quarante-six ans. Malheureusement cette marche physiologique n'est pas générale. Chez un certain nombre de femmes, la fluxion humorale continue à se faire sans mesure comme sans périodicité. Si alors le parenchyme utérin a perdu son ressort, il laisse échapper le sang à mesure qu'il afflue dans ses vaisseaux, ou après que son tissu en a été gorgé; de là ces hémorrhagies sans, mais le plus ordinairement avec engorgement de l'utérus, qui, par leur abondance ou leur répétition, menacent la femme d'une mort plus ou moins prochaine; quand, au contraire, l'activité vitale de l'organe utérin est augmentée, avec congestion humorale, modérée et lente, il en résulte des engorgemens qui présentent les caractères de phlegmasie chronique avec induration, des exubérances sous forme de polypes, de végétations. Enfin, c'est principalement à cette époque de la vie que, par suite d'une modification particulière dans l'organisation, se développent dans l'utérus ces substances anormales, ces tissus sans analogues dans l'économie, qui constituent les affections squirrheuses, cérébriformes, mélaniques, etc., et dont les altérations subséquentes donnent lieu aux maladies cancéreuses les plus fréquentes.

Les dangers que toutes ces dispositions pathologiques font courir à la femme au retour de l'âge, ont valu à cette époque désastreuse le nom bien mérité de critique.

Toutefois, c'est à tort que l'on fait peser sur l'époque critique toute la responsabilité des maladies qu'elle présente; il faut reconnaître qu'un grand nombre des altérations regardées comme le résultat de la cessation des menstrues, ont pris naissance à une époque antérieure; le retour d'âge a seulement pour effet d'imprimer à ces affections une marche plus active et de changer leur forme, ou de hâter les transformations successives dont elles sont suscep-tibles.

D'après des renseignemens très-exacts pris auprès d'une quarantaine de femmes âgées de 40 à 50 ans, et qui étaient affectées de maladies cancéreuses de l'utérus, nous n'en avons trouvé que cinq chez lesquelles l'origine du mal paraissait récente ou résulter plus ou moins immédiatement de l'époque critique; chez trente-trois autres, les menstrues avaient présenté des irrégularités depuis la dernière couche, ou après un avortement, ou par suite de l'action de l'une quelconque des causes que nous avons vues propres à les troubler chez les filles; et cette circonstance de dysménorrhée, jointe à une infécondité consécutive et à divers symptômes développés du côté du bassin, indiquait suffisamment une altération quelconque de l'utérus, qui avait succédé immédiatement à l'accou-chement, ou à l'avortement, ou à l'accident; enfin, dans deux cas, l'origine de la maladie paraissait re-monter jusqu'à l'époque de la puberté. Ces deux faits méritent d'être cités.

HUITIÈME OBSERVATION.

Le premier fait est relatif à une fille dont les règles, dès leur première apparition, avaient été dérangées par suite d'imprudences. Depuis, elles avaient toujours été irrégulières, peu abondantes, accompagnées de coliques utérines, précédées et suivies de leucorrhée. Sa santé était constamment altérée; cette fille ne voulut pas se marier. A 28 ans, suppression complète des règles. Lorsque je vis cette malade, elle entrait dans sa 42° année; elle était alors réduite au dernier degré de marasme et d'étisie, par suite d'un énorme engorgement squirrheux et déjà ulcéré de l'utérus; cet organe formait dans l'hypogastre une tumeur mamelonnée, étendue surtout transversalement, d'une fosse iliaque à l'autre. La malade succomba peu de jours après ma première visite.

NEUVIÈME OBSERVATION.

Cette observation a pour sujet une femme qui fut mariée à vingt-deux ans, par les conseils des médecins, dans l'intention de guérir une dysménorrhée (probablement symptomatique), accompagnée d'hystérie, qui avait résisté à toute espèce de traitement. Les règles ne devinrent ni plus faciles ni plus abondantes après le mariage; les accès d'hystérie s'usèrent à la longue. Cette femme n'eut point d'enfans. Dès l'âge de trente-quatre ans, elle fut tourmentée par des douleurs lancinantes et brûlantes dans le bas-ventre. et les reins ; à trente - huit ans, elle fut obligée de garder le lit, et à quarante-un ans, elle succomba à un épuisement complet occasioné par la violence et la continuité des douleurs, et par un écoulement abondant, qui, dans les derniers mois, était d'une odeur infecte.

On pourrait donc établir, en thèse générale, que l'âge critique n'est orageux que pour les femmes qui arrivent à cette époque avec une altération de l'utérus existant déjà, et développée depuis un temps plus ou moins long.

Lorsque l'époque critique s'est passée sans accidens, ou que ceux qui s'étaient alors manifestés ont cédé soit au temps, soit aux remèdes appropriés, la constitution de la femme semble se rapprocher de celle de l'homme ; elle en acquiert les priviléges de force organique, de résistance vitale et de conservation ; l'utérus est complètement revenu à son état primitif d'inertie : aussi la femme ne se trouve-t-elle plus alors exposée à d'autres maladies qu'à celles qui lui sont communes avec l'autre sexe. Sauf quelques rares exceptions, les altérations organiques elles-mêmes sont soumises à cette règle générale, et elles n'affectent pas plus souvent l'utérus que les autres organes.

Généralement aussi, les altérations organiques qui se développent dans l'utérus des femmes âgées, ou qui, développées à une époque plus ou moins antérieure, n'ont pas reçu du retour d'âge une impulsion dangereuse, ont une marche lente; et, malgré les désordres organiques, souvent considérables, qui les constituent, elles n'exercent aucune action notable sur la santé générale. L'utérus, en cessant ses fonctions, a en même temps perdu l'influence qu'il exerçait sur toute l'économie, et les maladies qui l'affectent restent néanmoins concentrées en lui-même.

DIXIÈME OBSERVATION.

J'ai vu, durant mon internat à l'hôpital Saint-Antoine, une femme âgée de quatre-vingt-trois ans, ayant le bassin, les régions hypogastriques et iliaques remplis par une tumeur dure, inégale, qui, par sa présence, gênait, sans le suspendre complètement, le cours des urines et des matières stercorales. Le col de la matrice, rapproché de la vulve, était inégal, anfractueux, ulcéré, à bords carcinomateux, et laissait suinter une sérosité roussâtre d'une odeur fade et fétide. Cette femme me dit qu'il y avait plus de quarante-cinq ans qu'elle était affectée d'une descente de matrice, et qu'elle n'en souffrait pas autrement que par le sentiment de pesanteur qu'elle en éprouvait sur le siége, et quelques élancemens parfois très-vifs. La malade avait toujours conservé un excellent appétit, et la graisse abondante qui surchargeait le tissu cellulaire prouvait que la santé générale n'avait pas été bien profondément altérée. On l'avait amenée à l'hôpital pour une hémiplégie gauche. Elle mourut au bout de quinze jours, après avoir présenté tous les signes d'un épanchement cérébral.

Ouverture cadavérique. — Je rapporterai seulement ici l'état dans lequel je trouvai la matrice. Cet organe formait une tumeur inégale, du volume de la tête d'un enfant à terme, aplatie d'avant en arrière, ce qui explique la presque liberté laissée aux excrétions urinaires et stercorales ; les ligamens larges étaient effacés, les trompes et les ovaires étaient confondus dans la tumeur ; celle-ci présentait deux bosses principales, latérales, séparées par un sillon, comme si deux tumeurs eussent été accolées l'une à l'autre ; la gauche était plus volumineuse que la droite. Le col utérin, entièrement effacé, était largement ouvert par une ulcération anfractueuse à surface inégale, et recouvert par une couche de matières pultacées d'un gris verdâtre.

La substance de cette tumeur criait sous le scalpel ; elle était très-dure, compacte, partout homogène, d'un blanc grisâtre ; en un mot, d'un aspect tenant du squirrhe ou du cartilage. Entre les sommets des deux bosses, à la partie correspondante au fond de l'utérus, on distinguait encore le tissu non altéré de cet organe ; la cavité peu profonde qui existait au centre de la tumeur se confondait avec l'ulcération du col.

Quand a commencé cette altération squirrheuse ? La descente de la matrice était-elle cause, effet ou simple coïncidence ? Quoi qu'il en soit, il est remarquable que, malgré le développement énorme de la matrice, la nature squirrheuse de son altération et l'ulcère qui la corrodait profondément, la santé n'a pas été notablement troublée, la vie s'est prolongée jusqu'à un âge avancé, et que ce n'est point par cette maladie que la mort a été occasionée.

ONZIÈME OBSERVATION.

Je donne en ce moment des soins à une respectable dame de soixante-dix-huit ans, affectée d'un asthme symptomatique d'une maladie du cœur. Une anasarque générale, avec infiltration des parois abdominales, simulant une péritonite, a cédé, il y a deux mois, à l'usage de l'extrait de racine de caïnca. En explorant l'abdomen après la disparition de l'œdème, je sentis, dans la région iliaque droite, une tumeur qui me parut dépendre de l'ovaire ; elle plongeait dans le bassin, et se confondait avec une autre tumeur mamelonnée. Quelques jours plus tard, le cours des urines étant suspendu depuis près de douze heures, j'en pris occasion pour toucher la malade, sous prétexte de m'assurer s'il n'y avait pas rétention d'urine. La sonde ne donna issue qu'à une petite quantité d'urine rouge et épaisse ; mais ce qui m'intéressa le plus, ce fut de trouver le col de l'utérus un peu plus bas que de coutume, du volume du poing, et offrant des mamelons séparés par des sillons profonds et convergens vers une ouverture centrale, dilatée et remplie d'une mucosité très-épaisse. En imprimant des mouvemens à cette tumeur, celle de la fosse iliaque droite en éprouvait d'analogues. Il y avait donc engorgement de l'utérus et de l'ovaire, et ces deux organes se trouvaient confondus ensemble.

Cette dame avait eu six enfans; son époque critique s'était passée sans accident, et jamais aucun symptôme ne lui avait fait croire qu'elle eût une maladie quelconque de l'utérus ; elle n'avait été incommodée que par son asthme, qui avait pris naissance avant qu'elle eût atteint sa quarantième année.

Je suis entré dans des détails étendus sur les causes des affections chroniques de la matrice, parce que la connaissance de ces causes, et surtout de l'origine de ces maladies, peut être d'une importance majeure pour éclairer leur diagnostic et leur pronostic, et parce qu'elle peut surtout encore servir à fonder les indications thérapeutiques les plus convenables. C'est ce que j'espère prouver dans la suite de ce travail; c'est pour un motif semblable que j'ai cru devoir présenter, sur le mode de production de développement et de transformation des altérations organiques, les considérations théoriques qui forment le sujet du chapitre suivant.

CHAPITRE II.

Mode de formation, de développement et de terminaisons des altérations de l'utérus, considérées d'une manière générale.

AVANT d'entrer dans les détails historiques sur chacun des états morbides qui constituent les affections organiques de la matrice, nous croyons devoir jeter un coup d'œil rapide sur leur mode de formation et de développement, et sur la manière dont s'opèrent les transformations dont elles sont susceptibles.

Le mode de développement de l'hyperthrophie, qui consiste dans une sorte d'exagération de la nutrition, celui de l'œdème, dû à une exhalation aussi exagérée de la sérosité qui lubréfie constamment la trame celluleuse du parenchyme utérin, comme de tous les tissus mous, se conçoivent assez pour qu'il ne soit pas besoin de nous y arrêter.

Les engorgemens sanguins ont leur siége primitif dans la partie capillaire du système circulatoire propre à la matrice. Le sang s'y accumule tantôt d'une manière active, attiré qu'il y est par l'érétisme inflammatoire, comme dans la métrite; d'autres fois passivement, y étant comme poussé vers cet organe par le mouvement fluxionnaire, comme dans l'engorgement par congestion. Dans les deux cas, le fluide peut tantôt être porté au dehors par les bouches

exhalantes, ce qui constitue l'engorgement hémorrhagique, ou bien être poussé ou s'engager dans la
trame celluleuse, dans les interstices fibreux du
parenchyme utérin, soit par une sorte d'exhalation,
soit après la rupture active ou passive des vaisseaux
qui le contiennent naturellement. Tant que le sang
ne sort pas des limites du système vasculaire, qu'il
y soit poussé par le mouvement fluxionnaire ou attiré par l'irritation phlegmasique, l'engorgement qui
en résulte est très-susceptible de résolution; quand
ce fluide est comme infiltré, cette terminaison est
encore possible, pourvu que les tissus qu'il engorge
aient conservé leur intégrité ou puissent y être ra-
menés. Quand ces tissus sont détruits ou profondément altérés, comme dans l'inflammation avec carni-
fication, dans la congestion au troisième degré, toute
résolution est dès lors impossible.

Tout engorgement produit par l'induration, le
squirrhe ou la matière cérébriforme, se compose de
deux élémens, une trame organique et une matière
déposée dans ses mailles.

Le tissu cellulaire, ou tissu fibreux élémentaire, est
bien manifestement la trame commune à toutes les
altérations organiques, comme il est celle de tous les
tissus, de tous les organes; voilà ce qui explique
comment ces altérations sont partout les mêmes,
quelle que soit la différence d'organisation des tissus
au milieu desquels elles se montrent. Ainsi, la matière du squirrhe, les matières cérébriforme et mé-

lanique, offrent les mêmes caractères, qu'elles aient leur siége dans le grand épiploon ou dans le tissu cellulaire sous-cutané, dans la peau, sur la dure-mère comme sur les membranes séreuses, dans le foie, les poumons comme dans les reins, la rate et l'utérus, etc. L'analogie de nature doit donc fairé supposer l'analogie d'organe producteur, et comme le tissu cellulaire est le plus généralement répandu, comme on voit ces altérations organiques là où il n'existe d'autre tissu que du tissu cellulaire, il est évident que c'est ce tissu qui est le siége primitif et immédiat des altérations organiques, que c'est lui qui est leur organe producteur commun.

On trouve, en effet, ce tissu seul au milieu de ces altérations, alors que le tissu propre aux organes qui en sont affectés a complètement disparu. Quelque homogène que soit le squirrhe, on peut, par la macération, reconnaître que cette production se divise en masses, lesquelles se subdivisent elles-mêmes en lobules réunis par un tissu cellulaire serré. (LAEN-NEC, BÉGIN, etc.)

La matière cérébriforme se présente-t-elle en masse non enkystée, elle est également divisée par des sillons plus ou moins profonds, en lobes et lobules, indiquant suffisamment des intersections celluleuses; cette matière est-elle enkystée, on retrouve encore une division semblable par un tissu cellulaire très-fin, « comparable à la pie-mère, et parcouru comme « elle par un grand nombre de vaisseaux sanguins. »

(BÉGIN , *Dictionnaire de médecine et de chirurgie pratiques.*)

Je crois être le premier qui ait pressenti le siége immédiat de l'altération dite squirrheuse. Voici ce que j'ai signalé sur ce sujet dans une thèse inaugurale soutenue en 1813 (1). Cette opinion a depuis été généralisée et développée par M. Cruveilhier, avec ce talent supérieur et cette profondeur de connaissance qui distinguent les travaux de ce savant médecin.

La matière, quelle qu'elle soit, des altérations organiques ne peut être que le produit d'une élaboration vitale anormale ; on ne trouve pas dans le sang les molécules de la plupart de ces substances, à moins de résorption ou qu'elles ne s'y soient anormalement développées, comme on en a vu des exemples (BÉGIN , ANDRAL). Ce fluide en fournit les élémens ou les matériaux, comme il fournit les élémens des différens tissus de l'économie et ceux des humeurs sécrétées. Or, l'élection de ces matériaux, leur com-

---

(1) « Ces trois autopsies , qui ont été faites avec toute l'exactitude possible , fournissent les conséquences suivantes : 1° la membrane muqueuse de l'estomac n'est point le siége du squirrhe de ce viscère, ni la membrane péritonéale ; 2° la membrane musculaire ne participe pas toujours à l'altération ; 3° ce ne peut donc être que dans le tissu cellulaire qui unit entre elles ces membranes, que commence à se développer la dégénérescence squirrheuse. D'abord limitée, elle sépare et écarte les autres membranes, tandis que le centre, passant par tous les degrés du cancer, finit par les altérer et se les approprier. » (*Dissertation sur le cancer de l'estomac*, Thèse N° 23 , janvier 1813.)

binaison et leur dépôt, constituent un véritable travail, soit nutritif, soit sécrétoire.

Quand ces substances ont non seulement leur analogue dans l'économie, mais que de plus elles sont de même nature que le tissu de l'organe dans lequel elles sont déposées, il y a ou excès de nutrition, ou sécrétion plus active, d'où l'hypertrophie, l'obésité, etc. : ici les fonctions intersticielles ne sont pas altérées, elles sont simplement et seulement exagérées.

Si, au contraire, ces substances pathologiques n'ont pas leur analogue dans l'économie, ou si, ayant leur analogue, elles se trouvent déposées dans les tissus pour lesquels elles sont naturellement étrangères, il y aura non seulement exagération, mais perturbation particulière de la nutrition ou des sécrétions locales. Il faut bien admettre que, dans les cas de dépôt de matière sans analogue, la vitalité du tissu qui lui sert de trame a été frappée d'une modification spéciale, pour qu'il pût choisir dans le sang non plus les élémens propres au tissu ou naturels à l'organe, mais ceux dont la combinaison constitue les matières pathologiques. Je sais bien que ces théories, nées du système du célèbre Bichat, sont rejetées par beaucoup de nos modernes savans comme n'étant fondées que sur des suppositions ; mais, jusqu'à ce qu'on ait trouvé d'autres et meilleures explications des phénomènes de sécrétion et de nutrition, soit physiologiques, soit pathologiques, l'on nous permettra de tenir à celles qui viennent d'être rapportées, parce qu'elles rendent clairement et suffisamment raison de ces phénomènes, et servent de fondement à des indications thérapeutiques dont la pratique sanctionne la convenance.

Ce mode d'origine donne aussi la raison de l'hérédité des affections cancéreuses, qu'une foule de faits ne permettent plus de révoquer en doute ; il nous aide aussi à concevoir comment des altérations cancéreuses se montrent simultanément ou successivement dans différentes régions du corps, sans qu'il soit besoin de supposer l'existence de prétendus virus, vice ou principe humoral spécial pour produire cet état plus ou moins général appelé diathèse cancéreuse.

Quelques pathologistes semblent regarder cette modification vitale des tissus comme un état phlegmasique ; et, pour expliquer la formation des substances que les phlegmasies ne produisent pas ordinairement, ils lui attribuent un caractère de spécialité comparable à celui, par exemple, qui dans le bas âge donne lieu à la formation des pseudo-membranes sur le système muqueux.

Le développement de ces altérations à la suite des phlegmasies chroniques, dont elles semblent ainsi n'être que des degrés plus avancés, la communauté des causes déterminantes de ces deux genres de maladies, sont des circonstances qui rendent cette opinion très-spécieuse.

Cependant ces altérations se montrent, dans quelques cas, sans phlegmasie préalable; on les voit se développer spontanément au milieu de tissus sains, par le seul fait d'une impulsion vitale anormale, et sans l'action d'aucune des causes propres à produire l'inflammation; elles dépendent donc d'une modification spéciale de la vitalité, qui rend le tissu élémentaire propre à puiser dans le sang les matériaux de ces altérations.

Cette modification vitale, ou, si l'on veut, de l'organisation, qui donne lieu aux altérations organiques, ne se développe en général qu'avec l'âge; elle semble ne pouvoir exister qu'à une certaine époque de la vie. De même que la modification vitale qui donne aux phlegmasies muqueuses le caractère pseudo-membraneux est propre à l'enfance, de même la modification vitale qui préside au développement des altérations squirrheuses, cérébriformes et mélaniques, paraît propre au retour d'âge : on trouve, à la vérité, des exceptions à l'une et à l'autre de ces règles, mais elles sont rares.

Cette modification peut être limitée, et c'est alors que l'altération organique, détruite par un moyen quelconque, ne repullule plus, ou bien elle s'est irradiée en quelque sorte aux parties voisines, et les dispose au développement plus ou moins tardif de la même altération; d'où les récidives. Enfin, elle peut exister simultanément ou se propager dans d'autres parties, ce qui constitue l'état que l'on a nommé diathèse cancéreuse.

Il paraîtrait aussi, d'après l'observation des faits, que cette modification n'agirait, à peu d'exceptions près, que comme cause prédisposant aux altérations organiques, quant à celles du moins qui affectent la matrice, puisque le plus grand nombre de celles-ci succèdent à des affections ordinaires, c'est-à-dire phlegmasiques ou ulcéreuses bénignes; ces inflammations chroniques, qui développent et mettent en jeu cette modification, pourraient donc être considérées avec quelque fondement comme la cause déterminante conditionnelle de ces altérations. Cette remarque est de la plus haute importance, car sur elle se fonde l'espoir d'un traitement préservatif des affections cancéreuses les plus fréquentes, ainsi que nous aurons plus tard occasion de le démontrer.

La modification, organique ou vitale, qui prédispose aux altérations squirrheuses, cérébriformes, etc., a lieu chez l'homme comme chez la femme. Ce n'est guère aussi qu'après la quarantième année que l'homme présente ces espèces de maladies; il est également d'observation que chez lui ces altérations succèdent le plus ordinairement à des inflammations chroniques, ou du moins à l'action des causes qui produisent ces phlegmasies; qu'elles ont le plus souvent lieu dans les parties les plus exposées, et à ces causes et à leurs résultats immédiats, les phlegmasies. En effet, c'est dans les voies digestives que se développent le plus grand nombre des affections cancéreuses chez l'homme, parce que, plus exposés aux dérangemens et aux excès de régime, les organes de la digestion trouvent dans les substances alimentaires, solides ou liquides, des agens d'irritation et de phlegmasie. Il est aussi d'observation que les points des voies digestives qui se trouvent le plus long-temps exposés au contact de ces substances sont aussi ceux où les maladies chroniques ont le plus ordinairement leur siége; savoir : l'estomac, surtout dans son extrémité pylorique, le cœcum et le rectum. Cette remarque a été renouvelée depuis la publication de ma thèse inaugurale, dans laquelle je l'avais spécialement mentionnée.

Une autre remarque, non moins digne d'attention, c'est que cette modification prédisposante que l'âge semble développer, l'âge la détruit; de même que celle d'où procèdent les phlegmasies pseudo-membraneuses du jeune âge se passe avec lui. A mesure que la femme s'éloigne de cette époque si malheureusement privilégiée qu'on appelle critique, la prédisposition spéciale aux affections squirrheuses s'use et s'épuise. On voit en effet bien rarement des affections cancéreuses de l'utérus naître chez les vieillards. La diathèse cancéreuse y est encore plus rare : et lorsque des altérations développées à une époque antérieure ont pu traverser un certain espace de temps sans occasioner la mort, on les voit alors, tantôt se réduire ou bien marcher lentement, ou bien passer par toutes les dégénérescences locales sans altérer d'une manière notable la santé des femmes qui en sont affectées (*Voy.* la 10e Obs.). Qui n'a pas été frappé d'étonnement à l'ou-

verture des cadavres des vieilles femmes, de trouver
l'abdomen rempli par une masse ou plutôt une car-
rière squirrheuse avec altération encéphaloïde et mélanique, des ramollissemens, des cavités ulcérées et
remplies de matières sanieuses, de détritus putréfiés, et dont les principaux foyers indiquaient que
l'utérus et les annexes en étaient le siége originel.
Cependant ces vastes altérations dont l'origine re-
montait à l'époque critique et même bien avant, n'a-
vaient pas notablement altéré la santé, puisque les
sujets qui les présentaient étaient parvenus à un âge
très-avancé; et de plus, elles n'avaient pas produit de
diathèse cancéreuse, puisque l'affection était bornée
à une seule région du corps, dont elle n'avait envahi
les divers organes que par voie de continuité ou de
contiguité.

Cette remarque se trouve encore confirmée par
l'observation suivante. On s'est assuré par un relevé
exact des opérations de cancers pratiquées pendant
un certain nombre d'années dans les principaux hôpitaux de Paris, que les récidives étaient d'autant
moins à craindre que la maladie était plus ancienne,
d'où l'on doit conclure, contradictoirement à l'opinion générale, que loin de se hâter de pratiquer l'o-
pération, il vaut mieux attendre pour la faire que
la maladie eût, pour ainsi dire, épuisé son action sur
l'organe malade. Nous ajouterons qu'en gagnant du
temps on gagne l'âge où les modifications vitales ou
organiques qui constituent les conditions prédispo-

santes essentielles des altérations cancéreuses, changent et disparaissent, et qu'alors la maladie, désormais bornée à la partie qu'elle a envahie, ne sera plus sujette ni à récidiver ni à offrir une diathèse consécutive.

Jusques ici nous avons considéré les altérations organiques sous le rapport de leur mode de production. Voyons maintenant la marche qu'elles suivent, et les effets locaux qu'elles produisent.

Si la matière qui constitue l'altération est en masse ou enkystée, elle use les parties du tissu de l'organe avec lesquelles elle est en contact, par la compression qu'elle exerce sur elles progressivement. Si elle est infiltrée, la même cause produit les mêmes effets sur le tissu envahi; effet constant de toute compression sur les tissus vivans, et dont les plus durs ne sont pas eux-mêmes exempts. Il y a donc usure, ou pour mieux dire atrophie du parenchyme propre de l'organe.

Et en effet, si la résolution d'un engorgement squirrheux du sein, par exemple, a lieu d'une manière quelconque, on ne trouve plus de traces de la glande mammaire qui était malade, elle est réduite à sa trame celluleuse ou fibreuse. Ainsi donc, l'on commet une erreur lorsque l'on dit que les altérations organiques consistent dans une dégénérescence des tissus qui en sont le siége. Le tissu n'a pas changé, il a disparu; il n'est pas transformé, il est remplacé.

Il n'y a réellement de dégénérescence, de transformation que dans la substance morbide. Ainsi, par suite des progrès de l'altération, la matière qui la constitue, ou s'organise ou agit sur le tissu cellulaire qui lui sert de trame, et l'use. A son tour, n'ayant plus de soutien vital, elle s'altère, perd sa consistance; de là les ramollissemens qui constituent le deuxième degré de productions squirrheuses et cérébriformes, ramollissemens qui commencent d'ordinaire par le centre. Dans les cas où ces productions sont en masse, elles passent promptement à cet état diffluent. On rencontre souvent des kystes ne contenant qu'une matière gélatineuse, analogue à celle qui forme le squirrhe ramolli, ou de la matière cérébriforme diffluente. (Obs. 71ᵉ.)

La trame celluleuse de ces altérations peut contracter l'inflammation, de là des modifications nouvelles dans les phénomènes de ces affections, comme dans leur produit. Des altérations squirrheuses ou cérébriformes, d'abord indolentes et latentes, deviennent alors le siége de douleurs plus ou moins fortes, leur volume augmente plus rapidement, leur marche comme leur développement prennent une nouvelle activité; il survient bientôt des ramollissemens, de la fluctuation, la tumeur s'ouvre et laisse couler un mélange de détritus squirrheux et cérébriforme, mêlé de sang plus ou moins altéré et de pus. On retrouve ce même mélange rassemblé en foyers au centre de ces mêmes engorgemens, à l'examen anatomique, soit après les opérations, soit après la mort.

Enfin, ce tissu cellulaire et le réseau vasculaire qui lui donne la vie, sont susceptibles d'acquérir un dé-

veloppement extraordinaire, nouvelle forme d'altération qui constitue essentiellement ce que l'on a
voulu désigner par le nom de *fongus hématode.* Il
est bien remarquable que ces exubérances de la trame
organique des altérations squirrheuses et cérébriformes, soient elles-mêmes susceptibles d'éprouver les
mêmes altérations que les tissus accidentels qui leur
ont donné naissance. De là résultent ces *végétations
carcinomateuses*, ces *pousses murales* qui quelquefois couvrent et masquent même entièrement les altérations fondamentales.

Les altérations squirrheuses et cérébriformes sont-
elles susceptibles de résolution ? La matière qui les
constitue peut-elle être résorbée ? L'examen de cette
question qui se rattache si éminemment à la pratique, trouve ici sa place.

Et d'abord les tissus accidentels sont-ils comme
tous les tissus physiologiques soumis au double mouvement de composition et de décomposition ? Pour
quiconque a vu les alternatives d'augmentation et
de diminution dans le volume des affections cancéreuses externes, correspondant à des alternatives analogues d'embonpoint et d'amaigrissement, la chose
n'est pas douteuse.

DOUZIÈME OBSERVATION.

Je connais une femme italienne, vive, ardente, qui
dès l'âge de trente-huit ans s'aperçut d'un engorgement
dur, mamelonné, de la glande mammaire droite,

qui acquit un développement tel qu'à quarante-cinq ans il avait le volume du poing d'un adulte. Il était le siége d'élancemens violens. Cette dame eut alors une rétention de bile dans la vésicule, occasionée par la présence des calculs biliaires; le traitement que je dus employer contre cette nouvelle maladie qui paraissait liée à une hépatique chronique amena une maigreur considérable : la glande mammaire soumise au dépérissement général, fut réduite au volume d'une noix : à mesure que le corps par la suite reprit de la force, la glande revint à son premier état. Enfin une affection catarrhale aiguë ramena l'amaigrissement l'année d'après, et l'engorgement mammaire éprouva encore une réduction qui depuis n'a pas changé. Ne serait-ce pas à la destruction de la modification organique qui préside à la formation du squirrhe, destruction opérée par les progrès de l'âge, que l'on devrait attribuer la non recrudescence de la tumeur, dans ce cas, quoique le reste de l'économie ait repris de la force?

TREIZIÈME OBSERVATION.

Je donne des soins à une autre dame pour laquelle le professeur Marjolin a été plusieurs fois consulté, et chez laquelle un squirrhe volumineux du sein droit, qui d'abord, presque complètement disparu pendant le cours et le traitement sévèrement diététique d'une gastrite chronique, a repris du développement à mesure que les forces se sont rétablies, puis a de nouveau diminué de volume, et est resté stationnaire depuis la formation d'une luxation spontanée du fémur droit, dont les accidens ne sont pas encore passés.

Si ces faits ne suffisaient point pour prouver que les matières qui composent les altérations organiques sont susceptibles d'être résorbées, le résultat de quelques moyens thérapeutiques le confirmerait. Lorsqu'on réfléchit que c'est d'abord et principalement sur les produits des sécrétions cellulaires que porte tout dépérissement, on est moins étonné que les matières de ces altérations soient susceptibles d'être résorbées, puisqu'elles sont aussi un produit, anormal il est vrai, du même tissu, ainsi que nous l'avons dit. Le *cura formis*, dont les puissans effets résolutifs ont été de nouveau constatés par les praticiens modernes, agit-il autrement qu'en entravant les fonctions nutritives et sécrétoires générales, physiologiques et pathologiques, et en provoquant en même temps l'activité des fonctions absorbantes? Nous aurons l'occasion de revenir sur ces considérations théoriques.

L'hypertrophie de l'utérus doit naturellement trouver la cause de sa guérison dans les progrès de l'âge, qui amène ordinairement un état opposé, le resserrement ou l'atrophie de l'organe.

L'œdème, par l'état de la matière qui le forme, offre des chances positives de résorption.

La résolution des engorgemens par congestion sanguine, ou par phlegmasie aiguë ou chronique, n'est pas moins facile. On peut aussi compter sur la possibilité de la résolution des engorgemens par induration.

Quant aux engorgemens squirrheux et cérébriformes, lorsque les matières qui constituent ces altérations sont enkystées, la résolution en est impossible. Elle peut être obtenue dans les cas contraires; plus facilement peut-être dans les altérations squirrheuses que dans les autres. Enfin, ces altérations à l'état de crudité, alors que leur trame organique est encore intacte, sont plus facilement résorbables qu'à l'état de ramollissement.

Les exubérances consistant, comme nous le dirons, en une espèce d'hypertrophie des systèmes vasculaires et celluleux réunis, ne peuvent guérir que par l'atrophie de ces tissus, leur mort spontanée ou provoquée, ou leur destruction complète.

Il résulte de ce qui précède, que les lésions organiques, vues par leur côté matériel, résultent : 1° les unes de l'altération de l'un des tissus élémentaires de la matrice, ainsi l'hypertrophie, les exubérances, les ulcérations; 2° les autres, de l'altération des fonctions de ces tissus : tels sont l'œdème, les inflammations, les productions squirrheuses, cérébriformes, etc. Dans les premières, ce sont les tissus qui sont malades ou altérés; dans les secondes la maladie paraît formée par les produits anormaux de ces mêmes tissus.

Avant de faire l'histoire particulière de chacune

des affections organiques de la matrice, nous avons cru convenable d'indiquer, d'une manière générale, dans le chapitre qui va suivre, les moyens de diagnostic qui leur sont applicables.

CHAPITRE III.

Moyens d'exploration de l'utérus pour reconnaître les maladies dont cet organe est le siége.

La matrice étant cachée dans la profondeur des organes génitaux, ce n'est que par le toucher et la vue médiate que nous pouvons apprécier les changemens survenus dans sa position, sa forme, son volume, sa consistance, sa couleur, etc., seuls signes positifs de ses maladies.

La matrice est accessible au toucher, immédiatement par le vagin, et médiatement par la région hypogastrique à travers les parois abdominales, et par l'anus à travers le rectum.

Le toucher vaginal se fait avec le doigt indicateur seul ou réuni au doigt médius. Il indique spécialement l'état du col, et peut jusqu'à un certain point servir aussi à faire connaître l'engorgement du corps de l'organe à travers le cul-de-sac que le vagin forme par sa réunion avec le col. Les notions qu'il donne sur la consistance des parties malades sont incertaines; car, par suite de la mobilité de la matrice, l'affaissement de son tissu sous la pression du doigt est facilement confondu avec le refoulement ou le déplacement de l'organe. Quand on emploie les deux doigts, ils mesurent par leur écartement, à la manière d'un compas, le degré d'engorgement du col.

Le toucher hypogastrique se pratique soit avec les doigts réunis d'une seule main ou des deux, soit avec la paume ou la totalité de la main ou des deux mains, que l'on applique, si c'est une seule main, au-dessus des pubis, sur les parois abdominales que l'on refoule vers le bassin. Se sert-on des deux mains? on les applique sur les régions iliaques, et on les rapproche en refoulant également les parois abdominales de manière à saisir latéralement la matrice. Ce toucher nous fait reconnaître les changemens de volume, de forme et de consistance qu'a subis le corps de l'utérus, derrière les pubis et dans la région abdominale.

Enfin le toucher par le rectum remplace le toucher vaginal quand quelques circonstances s'opposent à l'emploi de ce dernier ou le rendent insuffisant. Il est très-aisé de reconnaître le volume, la forme et la consistance du col de l'utérus, à travers les parois minces du rectum. Par cette voie, on sent jusqu'à quelle hauteur l'altération du col s'étend au corps de l'organe et l'état de sa surface postérieure.

En réunissant les touchers vaginal et hypogastrique, on apprécie le développement en hauteur et la consistance positive de la matrice; la combinaison des touchers par le rectum et l'hypogastre nous donnent encore les mêmes notions, et de plus nous indiquent le développement antéro-postérieur.

Quoi qu'en disent les auteurs, il ne convient de pratiquer le toucher qu'après avoir fait vider la vessie et le rectum. Au reste, cette exploration peut se faire la malade étant debout ou couchée sur le dos.

Les praticiens ne sauraient trop se pénétrer de l'importance du toucher pour reconnaître les causes des troubles si variés des fonctions de la matrice, et établir le diagnostic des maladies si nombreuses auxquelles elle est exposée. Ces maladies, en effet, quelque différentes qu'elles soient par leur nature, ont tant de phénomènes communs, et si peu de spéciaux, que le toucher peut seul prévenir les erreurs et dissiper les doutes et les incertitudes. Si nous avons obtenu quelques succès dans le traitement des maladies des femmes, et notamment dans celles de la matrice, c'est en grande partie au toucher que nous le devons. En nous éclairant sur l'existence, le point de départ et la nature de ces maladies, il nous a mis nécessairement sur la voie des indications thérapeutiques; la pratique et l'expérience nous ont ensuite éclairés sur le choix des meilleurs moyens pour les remplir.

La vue ne fournit pas des lumières moins précieuses au diagnostic des maladies de la matrice. Par elle, on apprécie rigoureusement le volume, la forme, et surtout la couleur, l'aspect des altérations de cet organe. Lorsque la matrice est rapprochée de la vulve, on peut voir directement son col en écartant les lèvres et les nymphes ; mais ce cas est bien rare. M. Récamier, dans ces derniers temps, a fait subir à un instrument depuis long-temps connu, mais fort imparfait, d'heureuses modifications qui l'ont rendu propre à découvrir parfaitement à l'œil le col de l'utérus. Je veux parler du *speculum*, instrument non moins utile pour le traitement que pour le diagnostic des maladies utérines.

Le spéculum consiste en un tube en étain, long de quatre à cinq pouces, légèrement conique : celui de M. Récamier est échancré à l'une de ses extrémités, pour pouvoir s'engager sous le museau de tanche, souvent plus engorgé en arrière qu'en avant ; circonstance dans laquelle il peut être préférable au spéculum modifié par madame Boivin. Celui-ci est surmonté à son extrémité la plus évasée, par une tige qui lui est fixée à angles droits, légèrement courbée, et qui sert à tenir, à diriger l'instrument et à le maintenir quand il est placé.

Enfin, comme l'introduction d'un instrument assez volumineux pour embrasser le col de l'utérus considérablement engorgé, serait très-douloureuse, on a imaginé de diviser le cylindre en deux parties égales dans toute sa longueur, de les monter sur des branches articulées, au moyen desquelles on peut écarter à volonté les deux moitiés du cylindre une fois qu'il est introduit dans le vagin, ce qui permet de lui donner un diamètre aussi étendu que possible. Aux avantages de pouvoir être introduit sous un petit volume, de pouvoir être agrandi une fois placé, le spéculum brisé joint celui de laisser voir la surface du vagin, et permet de reconnaître les lésions dont il serait le siége.

On a imaginé encore d'autres formes de spéculum dont l'application peut aussi avoir des avantages dans certains cas. Ainsi, il en est qui sont composés de quatre branches, formant par leur rapprochement un petit volume, ce qui permet la facile introduction de l'instrument, qui, lorsqu'il est placé, joint à l'avantage du plus grand écartement possible, celui de laisser voir, comme le spéculum brisé à deux branches, les parois du vagin, et par conséquent de reconnaître s'il y existe quelque lésion. On a aussi proposé dans cette dernière intention des spéculum en cristal.

Enfin, il est des spéculum formés par une lame métallique mince et flexible roulée sur elle-même, de manière à représenter un cylindre assez peu volumineux pour que l'introduction en soit facile; une fois l'instrument placé dans le vagin, on le déroule à l'aide d'une vis qui y est adaptée, et on lui donne ainsi un grand développement.

Pour l'application du spéculum, la femme doit être couchée en travers sur son lit, le siége placé sur le bord, et tenu élevé au moyen d'un coussin, afin que les parties génitales soient bien libres et entièrement à découvert. Les jambes et les cuisses seront écartées et fléchies.

Après avoir trempé l'instrument dans de l'eau chaude, précaution nécessaire pour éviter l'impression douloureuse du froid sur le vagin, et la constriction qu'elle pourrait provoquer, on le graisse d'huile, de beurre ou de cérat; puis, tenant par sa grosse extrémité l'instrument de la main droite, avec les doigts de la gauche, on écarte les grandes et les petites lèvres, et l'on déprime la fourchette. On engage ensuite l'instrument d'abord obliquement, et quand le point de sa circonférence le plus avancé est engagé entre les nymphes, on le ramène dans la direction de la ligne médiane. Ces précautions sont indispensables avec le spéculum ordinaire, pour ne pas confondre ou froisser les parties qui forment l'entrée du vagin. Elles sont inutiles quand le spéculum est garni d'un embout, ou brisé.

La dépression de la fourchette et du périnée est aussi nécessaire pour mettre la vulve dans la direction du vagin, et prévenir ainsi les contusions du méat urinaire, qui, autrement, se trouverait comprimé entre le rebord de l'instrument et l'arcade des pubis. C'est aussi pour le même motif, et parce que la vulve fait angle avec le vagin, ou du moins se recourbe en avant, qu'en même temps que l'on diminue cette courbure en pesant sur le périnée avec le doigt de la main gauche et avec l'instrument même, on doit pencher d'abord celui-ci dans la direction du sacrum, jusqu'à ce qu'il ait franchi l'isthme du vagin, pour le ramener aussitôt après dans la direction de ce canal vers le col de l'utérus.

Enfin, le spéculum doit être poussé très-lente-ment, et jusqu'à ce que son ouverture inférieure soit appliquée sur le col ou l'embrasse entièrement. On tient l'instrument fixé en appliquant la tige qui lui sert de manche contre le pubis, et en l'y faisant maintenir par un aide ou par la malade elle-même. Si l'on est placé devant une croisée bien exposée au jour, le fond de l'instrument et la partie malade sont suffisamment éclairés. Dans le cas contraire, on se sert d'une bougie.

SECONDE PARTIE.

DES ALTÉRATIONS ORGANIQUES DE L'UTÉRUS EN PARTICULIER.

La matrice peut à elle seule offrir toutes les espèces de maladies, tous les genres d'altérations, toutes les formes morbides, susceptibles d'entrer dans la composition du cadre nosographique le plus complet; mais il ne doit être question ici que de celles de ces maladies qui, portant le caractère chronique, se présentent sous les formes spéciales d'*engorgement* et d'*ulcération*, et sous une troisième forme, complexe, qui constitue ce que nous appellerons *cancers confirmés*.

CHAPITRE PREMIER.

DES ENGORGEMENS (1).

Le nom d'engorgement ne peut s'appliquer qu'aux affections qui produisent l'augmentation du volume des parois de la matrice. L'augmentation du volume

(1) Engorgement suppose une augmentation de volume produite par une accumulation de liquides dans les vaisseaux capillaires d'une partie, ou infiltrés dans son tissu. Or, comme les altérations qui produisent l'augmentation du volume des parois de l'utérus ne résultent pas, dans tous les cas, d'une congestion ou d'une infiltration; que les altérations

de l'organe, par le développement de sa cavité, quelle qu'en soit la cause, forme une classe à part. La communauté d'aspect qu'ont entre elles les maladies de ces deux classes, en rend parfois le diagnostic obscur, et a été plus d'une fois cause de méprises plus ou moins graves. Néanmoins, avec de l'attention et en tenant compte de toutes les circonstances antécédentes et actuelles, il est presque toujours facile de ne pas confondre entre elles ces différentes maladies.

L'augmentation de volume des parois de l'utérus est le résultat d'états pathologiques variés : les uns sont extrinsèques, et constituent les *exubérances*, tels *les fongus hématodes, les végétations, etc.*, les autres sont intrinsèques, et constituent les engorgemens proprement dits; à ces derniers se rapportent *l'hypertrophie, l'œdème, l'engorgement sanguin*; les engorgemens durs, comprenant la *métrite chronique, l'induration, le squirrhe, les tubercules, les altérations cérébriformes et mélaniques.*

Des exubérances de l'utérus.

Nous comprenons sous ce titre, 1° les *excroissances* qui se développent primitivement sur le museau de tanche; 2° celles qui s'élèvent des surfaces ulcérées, du col ou du corps de la matrice.

squirrheuses et cérébriformes, par exemple, peuvent se développer au milieu du parenchyme utérin sans en altérer la texture, ce nom d'engorgement est vicieux.

J'ai cru devoir faire cette remarque, pour n'être point accusé d'employer une expression impropre.

Il n'est pas rare de trouver le col de la matrice parsemé de végétations, de forme, de volume et de consistance variables, qui quelquefois le couvrent et le masquent entièrement, comme j'en ai vu un exemple remarquable chez une dame accouchée depuis plusieurs mois. Le plus ordinairement leur développement est lent, et leur présence n'occasione aucun phénomène particulier. Portal en a trouvé sur le cadavre d'un grand nombre de femmes chez lesquelles rien n'avait pu faire soupçonner l'existence de cette disposition. Dans la plupart des cas, ces végétations sont insensibles, molles, plus ou moins saignantes, et ne donnant lieu qu'à une sécrétion séro-muqueuse, plus ou moins abondante, et ne troublant du reste en rien l'organe dans ses fonctions; mais il arrive aussi que ces excroissances présentent un plus grand développement et acquièrent une certaine consistance, qu'elles fournissent un écoulement séro-mucoso-sanguinolent en abondance, et que leur présence trouble la menstruation. C'est surtout alors que cette affection peut être prise pour un ulcère carcinomateux, méprise qui a déjà été commise, au dire de M. Breschet (*Dictionnaire de Médecine*).

Il est une forme particulière de maladie du col de l'utérus, qui se rapproche beaucoup de la précédente : elle consiste en un engorgement modéré du museau de tanche, présentant une surface granulée; cette espèce particulière de métrite peut durer plusieurs années sans produire d'accidens; on la confond ordinairement avec le cancer utérin. Mon ami, M. le docteur Hervez de Chégoin, a bien voulu me communiquer sur ce sujet la note suivante :

QUATORZIÈME OBSERVATION.

« J'ai enlevé, il y a quatre ans, la moitié inférieure « du col utérin; la malade se porte bien maintenant.

« La maladie consistait dans un gonflement mé-« diocre des deux lèvres de l'orifice de l'utérus avec « rougeur et granulation qui durait depuis deux ans « déjà, et causait un écoulement jaunâtre, des pesan-« teurs, de la difficulté à marcher. — C'était une « inflammation granuleuse framboisée du col utérin, « inflammation qui dure quelquefois bien des années, « mais qui ne tue pas. — On l'a confondue avec le « cancer, elle en diffère essentiellement; aussi la « malade a-t-elle bien guéri. »

Quelquefois le vagin se trouve rempli par une tumeur plus ou moins considérable, de consistance variable, à surface granulée et rougeâtre, et dont l'aspect lui a fait donner le nom de *cancer mûral*.

Il s'élève aussi des surfaces ulcérées ou cancérées, des végétations mollasses, saignant au plus léger attouchement, d'une couleur bleuâtre et susceptible d'acquérir un développement plus ou moins considérable; elles constituent un genre particulier d'altération, et c'est à elles que l'on doit imposer le nom de *fongus hématode*.

Enfin les cancers fournissent aussi des excroissances arrondies ou inégales, formant des tumeurs ou des bourrelets de volume variable; ces excroissances, tombant parfois en gangrène, sont remplacées par d'autres qui éprouvent le même sort, ou bien elles passent successivement par les transformations carcinomateuses et cancéreuses. Les signes propres à ces excroissances leur sont communs, avec les affections cancéreuses dont elles sont le produit; leur thérapeutique ne présente pas non plus de différence.

Il sera plus spécialement question de ces altérations dans la partie consacrée aux affections cancéreuses.

Des engorgemens, proprement dits de l'utérus.

Quelle que soit la nature des engorgemens de l'utérus, ils peuvent affecter le corps de l'organe, ou son col, ou toute la matrice à la fois. Les engorgemens du col sont les plus communs, et souvent c'est par eux que ceux du corps de l'utérus ont commencé, l'affection ayant progressivement envahi ce viscère; ils sont aussi beaucoup plus faciles à reconnaître, parce qu'ils sont plus accessibles à nos moyens d'exploration.

Quant aux engorgemens du corps de l'organe, leur nature se laisse présumer, moins par des signes immédiats, que par les circonstances qui ont présidé à leur développement.

Les engorgemens peuvent être le résultat d'altérations variées, savoir : 1.° d'*hypertrophie*; 2.° d'*œdème*; 3.° de *congestion sanguine*; 4.° de *phlegmasie*, *aiguë ou chronique et d'induration*; 5.° de *squirrhe*; 6.° de *tubercules*; 7.° d'*altérations cérébriformes*; 8.° d'*altérations mélaniques*.

Hypertrophie de l'utérus.

L'hypertrophie, ou le développement en excès du parenchyme de la matrice, ne constitue pas, à proprement parler, un état pathologique; elle ne trouble pas d'ordinaire les fonctions de la matrice, et ne donne lieu à aucun phénomène pathologique spécial; aussi ne la signalons-nous ici que pour ordre, et parce que, dans quelques circonstances, elle pourrait être prise pour d'autres altérations organiques, ou bien devenir à la longue une prédisposition à ces altérations.

L'utérus entier peut être hypertrophié, mais le plus souvent cet état est borné au col, ou à l'une de ses lèvres seulement. Autant l'hypertrophie générale est rare, autant est commune l'hypertrophie partielle, ou celle du col.

Les accoucheurs sont souvent frappés du volume que présente le col de la matrice, volume que les progrès de la grossesse ne font pas toujours disparaître : aussi, cet engorgement devient-il fréquemment un obstacle à la dilatation de l'orifice utérin, et à la terminaison de l'accouchement; alors le col hypertrophié se durcit, en même temps que le corps de l'utérus, pendant les contractions expulsives, et oppose ainsi des difficultés à la sortie du fœtus. Dans les cas où la pommade de belladone réussit à faire cesser ce genre d'obstacle, il est nécessairement dû à la cause que je signale; le médicament n'agit qu'en paralysant la contractilité active. Or, lorsque sous son influence le col de l'utérus cesse de se durcir, de se contracter en même temps que le reste de l'organe, il est évident que son épaississement n'est pas dû à d'autre altération pathologique, qu'au développement anormal, et sans altération, de son tissu. Autrement, et si par exemple cet engorgement était le résultat d'un état pathologique, d'une induration par exemple, comme les accoucheurs l'insinuent, la belladone serait sans effet, et nul médicament ne pourrait changer ou détruire instantanément cet état. L'induration existe bien quelquefois, mais alors la belladone échoue; et si la résistance n'est pas vaincue par les efforts d'expulsion et la déchirure du col, l'art est obligé d'intervenir par des scarifications ou des incisions multipliées ou profondes.

Au reste il sera facile de distinguer cet excès de développement des engorgemens pathologiques, pendant le travail de la parturition, aux alternatives de durcissement et de ramollissement de la partie engorgée, correspondant aux alternatives de contraction et de relâchement de la matrice. Hors l'état de couches, et principalement hors l'état de grossesse, l'engorgement, par hypertrophie, n'ôte pas à la partie qui en est affectée, la souplesse et l'élasticité qui lui sont naturelles.

QUINZIÈME OBSERVATION.

Mme M***, d'une taille élancée, a été réglée à quatorze ans et demi, et mariée à dix-sept; à vingt-six ans, suspension des règles, et bientôt dégoûts, nausées, vertiges, mouvemens fébriles, douleurs et pesanteurs dans les reins. Je pratique le toucher dans le courant de janvier 1823, quatre mois environ après la suppression des règles; je trouve le col de l'utérus du volume d'un petit œuf de poule, ferme, mais encore souple et indolent. Cette augmentation de volume était formée presque entièrement par la lèvre antérieure du museau de tanche, la lèvre postérieure en faisait à peine le tiers : l'orifice utérin était légèrement béant. Je crus sentir le corps de l'utérus développé; ne sachant si l'engorgement du col, et peut-être du corps, était cause de la suppression des règles et des phénomènes que présentait la malade, ou s'il y avait complication de grossesse, je me contentai de combattre les phénomènes généraux par une saignée, un régime doux et des boissons rafraîchissantes, et je demandai du temps pour asseoir mon jugement. Un mois après, les mouvemens, bien manifestes de l'enfant, attestèrent l'état de grossesse; cependant le col utérin était dans le même état; je le trouvai encore de même à sept mois. Enfin le travail de l'enfantement commence à la fin de juin, et débute par de violentes douleurs de reins; la lèvre antérieure du museau de tanche masquait l'orifice utérin placé en haut et en arrière, au niveau de l'articulation sacro=lombaire. Par les progrès du travail, qui marchait lentement, malgré la force des douleurs et des contractions utérines, la lèvre engorgée s'allonge transversalement, sans diminuer beaucoup d'épaisseur, se durcit pendant les douleurs, et se trouve petit à petit refoulée contre l'arcade des pubis; la poche des eaux se forme et se rompt; le sommet de la tête s'engage dans l'orifice, mais elle est bientôt retenue sans pouvoir avancer, malgré la violence des contractions utérines et les efforts énergiques de la femme. J'appliquai sur la lèvre antérieure du col, qui formait derrière les pubis un bourrelet du volume d'un pouce, et d'une longueur transversale de deux pouces et demi, un scrupule d'extrait de belladone, ramolli dans un peu d'eau, et en quelques minutes ce bourrelet s'étendit, s'effaca, incomplètement il est vrai, mais assez pour permettre le passage de l'enfant. Le rétablissement fut prompt.

En 1827, cette dame m'ayant appelé pour des coliques, je profitai de cette occasion pour savoir ce qu'était devenu l'engorgement du col de la matrice. Je le trouvai au moins aussi développé que lors de ma première exploration. Mais Mme M*** jouit d'une

très-bonne santé; la régularité constante de ses règles, l'absence de tout phénomène anormal ne permettent pas de soupçonner que l'utérus soit dans un
état pathologique.

Je signalerai une autre espèce d'hypertrophie,
plus rare que la précédente, et qui, affectant d'ordinaire le col de l'utérus, présente un aspect particulier susceptible d'occasioner des méprises. C'est
une couleur d'un bleu plus ou moins foncé, caractère peu important en lui-même, mais qui pourrait
faire croire à l'existence d'un engorgement squirrheux
ou cancéreux, si on s'en rapportait à l'inspection par
le spéculum seul. Mais le toucher fait voir que cet engorgement n'ôte que peu de la consistance ou de la
souplesse naturelle à la partie qui en est affectée;
d'ailleurs, il ne donne lieu à aucun dérangement dans
les fonctions de l'organe lui-même, et ne trouble pas
plus l'état des fonctions générales. Dans les deux
cas où je l'ai observé, j'avais été conduit à examiner
l'utérus, parce que les femmes approchant du retour
d'âge, les menstrues ne se manifestaient plus avec la
même régularité qu'autrefois. Chez toutes deux elles
disparurent en quelques années, et cependant rien
de particulier ne se montra du côté de la matrice,
dont le col conserva, sans augmentation comme sans
diminution, le volume égal à celui d'un petit œuf de
poule et la couleur bleuâtre qu'il avait conservée
depuis mes premières explorations.

M. le docteur Leroux de Rennes, à qui je parlai

de ces faits, m'assura en avoir vu de semblables, et me cita particulièrement celui d'une femme qu'il avait envoyée à l'hôpital de la Pitié, la croyant affectée d'un engorgement squirrheux du col utérin, parce que cette partie était gonflée, bleuâtre, et peut-être plus consistante que dans l'état ordinaire. Mais après un séjour de quelques mois, on s'aperçut que cette affection ne faisait aucun progrès, qu'elle ne troublait aucunement la santé, et l'on sursit à l'opération que l'on avait d'abord jugée nécessaire.

Je passerai sous silence un autre genre d'hyperthrophie, consistant dans un allongement démesuré de la lèvre antérieure du col utérin. Cet état, qui n'a lieu que pendant la grossesse, disparaît ordinairement après l'accouchement.

OEdème du col de l'utérus.

L'engorgement œdémateux du col de l'utérus a souvent lieu à la suite des couches, et paraît être le résultat des violences qu'a subies pendant l'accouchement la partie qui en est le siége. Cet état, qui persiste ou augmente jusqu'après la fièvre de lait, diminue ordinairement et disparaît avant les six semaines.

Hors cette circonstance déterminante, l'œdème du museau de tanche doit être très-rare, car malgré le grand nombre d'engorgemens que j'ai observés, je n'ai eu l'occasion de voir celui-ci qu'une seule fois.

SEIZIÈME OBSERVATION.

Madame ***, d'un tempérament lymphatique, sujette aux affections catarrhales, a depuis son bas âge une leucorrhée très-abondante et séreuse; elle a été réglée vers sa dix-huitième année; elle accouche à vingt-cinq ans d'un enfant qu'elle allaite pendant deux ans. Dans les derniers mois de l'allaitement, les règles se rétablissent et continuent dès lors à revenir comme de coutume. A trente et un ans la leucorrhée devient fatigante, et pour la faire disparaître on conseille des injections avec de l'eau de Goulard; mais ce moyen ne diminue que très-peu l'écoulement; les règles sont moins abondantes et donnent un sang plus séreux. Il est vrai que la santé générale se détériore : la faiblesse, la décoloration plus grande, une sorte d'œdématie générale sont attribuées aux troubles que la leucorrhée produit sympathiquement dans les fonctions digestives; peu après les règles cessent de paraître. Comme en même temps l'abdomen était développé, on présume une nouvelle grossesse. Le sentiment de pesanteur que la malade éprouvait sur le siége, confirmait selon elle ce soupçon. Cependant, six mois s'étaient écoulés depuis la suppression de la menstruation, et aucun mouvement ne signalait la présence d'un enfant, le volume du ventre n'était pas augmenté, les seins s'affaissaient de plus en plus, et le délabrement de la santé générale faisait de rapides progrès. Consulté par cette dame deux mois auparavant, je ne l'avais soumis qu'à une exploration peu attentive, mais cette fois je l'examinai avec plus d'attention. En pratiquant le toucher vaginal, je trouvai à un pouce et demi environ, dans le vagin, une tumeur représentant un bourrelet circulaire offrant à son centre une dépression infundibuliforme qui aboutissait à une ouverture étroite et resserrée; le doigt put être promené profondément autour de cette tumeur dans le cul-de-sac vaginal. Le toucher par le rectum me permit de sentir distinctement ce bourrelet comme étranglé supérieurement et se confondant avec le corps de l'utérus, qui n'était pas augmenté de volume. Cette tumeur me parut plus légère, plus élastique qu'aucune de celles que j'avais observées jusqu'alors. Je crus cependant qu'elle était due à un engorgement inflammatoire chronique avec induration. Mais la mort de la malade vint bientôt rectifier mon diagnostic. Les vomissemens, la diarrhée, annonçaient une altération profonde des viscères abdominaux; aussi la malade succomba-t-elle huit jours après ma visite.

Autopsie. — La membrane muqueuse gastrique était épaisse, friable, et parsemée d'arborisations rouges. Il existait en plusieurs points de l'intestin grêle, surtout dans sa moitié inférieure, de larges plaques brunâtres, avec érosion de la muqueuse à leur centre, et épaississemens des parois intestinales dans toute l'étendue qu'occupaient ces plaques.

L'utérus fixa surtout mon attention. Le corps de

cet organe était très-sain, mais son col était bour-
soufflé au-dessous du collet vaginal, et formait une
tumeur élastique, légère, transparente, conservant
l'impression du doigt, pourvu qu'on appuyât fortement; en l'incisant, il s'en écoula d'abord peu de sérosité qui paraissait infiltrée, mais qui s'échappait
facilement par la pression.

Si pareil cas se représentait, les scarifications, les
injections toniques et astringentes pourraient, ce me
semble, être employées avec avantage, conjointement avec l'usage intérieur des diurétiques. Chez la
femme qui fait le sujet de cette observation, la faiblesse générale et l'état pathologique des premières
voies devaient d'abord attirer toute mon attention;
mais il était trop tard pour espérer.

Après la résolution des engorgemens du col de
l'utérus, cette partie conserve quelquefois du gonflement, mais sans dureté et sans douleurs, intumes-
cence qui peut être attribuée à une sorte d'œdématie analogue à celle dont reste affectée la luette après
certaines angines gutturales.

Je pense qu'il sera toujours facile de reconnaître
cette espèce d'engorgement à la forme de la tumeur,
à son élasticité, à sa légèreté, à la possibilité d'affaisser son tissu, et à son apparence transparente et blanchâtre; caractères que le spéculum fournirait le moyen
de juger.

Engorgemens sanguins de l'utérus.

Les engorgemens produits par la présence du sang en excès dans le tissu de l'utérus, se présentent sous trois formes pathologiques que nous ne saurions mieux désigner que par les dénominations suivantes : 1° Engorgemens par congestion sanguine simple ; 2° Engorgemens par congestion avec hémorrhagie ; 3° Engorgemens phlegmasiques.

Engorgemens par congestion sanguine simple.

Synonymie : Fluxion utérine. — Congestion utérine. — État pléthorique de l'utérus.

La circulation peut augmenter d'activité dans la matrice, une plus grande quantité de sang que dans l'état habituel, peut engorger son système vasculairé, et partant produire une augmentation plus ou moins considérable du volume de l'organe, soit dans sa totalité, soit dans une de ses parties seulement, sans qu'il y ait, à proprement parler, maladie. C'est ce qu'on observe aux époques menstruelles, aussi bien, mais moins qu'après l'accouchement. Dans le premier cas, cet état congestif est une condition nécessaire de l'accomplissement de la fonction périodique à laquelle sont soumises les femmes ; il est le résultat ou la conséquence inévitable de l'accomplissement d'une autre fonction, la parturition, dans le second. Cependant, si cette congestion dépasse certaines limites pour l'intensité ou pour la durée, elle constitue alors un véritable état maladif; à plus forte raison quand elle a lieu hors de ces époques normales que nous venons d'indiquer.

Comme dans toute congestion active, l'engorgement de l'utérus par congestion se compose de deux temps successifs : 1° le mouvement fluxionnaire, qui dirige et porte vers l'utérus les fluides et notamment le sang en plus grande quantité que d'ordinaire; 2° l'engorgement en lui-même, qui résulte de la présence et de la rétention de ces fluides dans le parenchyme de l'organe.

Le mouvement fluxionnaire déterminé par une concentration particulière ou une direction spéciale de la puissance vitale vers l'organe congestionné, paraît être un phénomène essentiellement nerveux, ou s'opérer sous l'influence spéciale et directe de l'innervation. On est parvenu à provoquer la menstruation chez les filles et à la rétablir quand elle était supprimée, par le moyen de courans électriques ou galvaniques, dirigés des lombes vers les pubis, et par conséquent de l'origine des nerfs de l'utérus vers leur terminaison dans cet organe. Sans doute que ce moyen n'a eu d'efficacité que dans les cas où l'absence de menstruation dépendait du défaut de mouvement fluxionnaire. Il conviendrait donc dans certains états d'inertie utérine présumée, ou quand, par quelque aberration de la nature, le mouvement fluxionnaire est dirigé vers des parties qui ne sont point destinées à servir d'émonctoire menstruel, je veux dire dans les cas de déviation des règles. Ainsi on rappelle ou on réveille par ce moyen la fluxion ou le molimen menstruel, condition première de l'accomplissement de cette fonction. Peut-être pourrait-on espérer d'heureux résultats de ce genre de médication dans la chlorose.

Il serait aussi important que curieux d'expérimenter si, dans les cas de fluxions utérines anormales, on ne pourrait pas les détourner, en dirigeant des courans électriques ou galvaniques en sens inverse de ceux employés pour exciter ces fluxions et obtenir leurs conséquences ordinaires, le flux menstruel.

N'est-ce pas à peu près de cette dernière manière qu'agissent les impressions morales, qui, éprouvées à l'approche de la menstruation ou durant son cours, arrêtent brusquement les règles, ou préviennent leur apparition.

N'est-ce pas dans les cas où l'aménorrhée dépend du défaut de mouvement fluxionnaire vers l'utérus, et dans ces cas seulement que conviennent les médicamens décorés du titre d'emménagogues, dans lesquels on a cru reconnaître la propriété plus ou moins spéciale de provoquer les congestions utérines, tels que la rue, la sabine, la matricaire, etc.?

Le second temps ou élément de la congestion utérine, est l'engorgement lui-même déterminé, avons nous dit, par l'abord et la rétention des fluides, et notamment du sang qui se trouve poussé ou entraîné dans le parenchyme utérin par le mouvement fluxionnaire, mais qui ne paraît pas dépasser les limites du système vasculaire. Cet engorgement, variable dans son volume, peut être porté à un degré extraordinaire. Il y parvient tantôt lentement, comme quand il résulte du défaut de flux menstruel, le mouvement fluxionnaire n'en ayant pas moins lieu, tantôt rapidement, et ceci s'observe surtout à la suite de l'accouchement, ce qui est, du reste, très-facile à concevoir. On voit quelquefois alors la matrice acquérir en peu de temps le volume qu'elle présenterait au quatrième ou cinquième mois de la grossesse, ou son col former dans le vagin une tumeur qui dilate et remplit ce canal. Cet engorgement, avec augmentation modérée de la consistance des parties, sans douleurs que celles qui de temps en temps se manifestent à l'occasion des contractions de l'organe, ne doit pas être confondu avec celui résultant d'une métrite aiguë; il s'en distingue par l'absence de plusieurs des signes propres à cette dernière affection, comme la sensibilité plus grande et les phénomènes généraux indiquant un travail inflammatoire, etc., et parce que dans celle-ci encore le développement de la matrice est bien moins prompt et moins considérable que dans le cas de simple congestion. L'engorgement puerpéral, simplement congestif, est pour ainsi dire passif, c'est-à-dire résultant du défaut de résistance que le système capillaire oppose à l'abord du sang. Dans l'inflammation, il y a un véritable travail actif local, une exagération de la circulation capillaire. Dans le premier cas, le sang est poussé dans l'organe; il y est comme attiré dans le second.

L'engorgement par congestion de l'utérus, outre son développement spontané aux époques menstruelles et après la délivrance, est produit par une foule de causes qui, pour la plupart, agissent d'abord en excitant le mouvement fluxionnaire. Signalons à ce sujet une remarque essentielle :

Toutes les fois qu'il s'est manifesté dans l'économie une tendance naturelle ou pathologique à un mouvement fluxionnaire vers un organe, ce sera ce mouvement fluxionnaire électif ou prédisponible que provoqueront toutes les causes susceptibles de développer d'une manière générale dans l'économie un surcroît d'activité vitale anormale marqué par l'augmentation ou l'excitation de l'innervation, et l'exagération consécutive ou concomitante des mouvemens circulatoires. Est-ce le poumon qui, par son organisation ou plutôt par suite de l'impulsion vitale qui lui a été originairement imprimée, se trouve prédisposé aux fluxions et congestions dont l'hémoptysie, et plus tard la phtysie sont les résultats? On voit ces affections être excitées par les émotions morales, violentes ou concentrées, un exercice violent, l'usage des excitans, des stimulans alimentaires ou médicamenteux, etc., circonstances qui seront sans effets locaux sur mille autres individus, ou provoqueront une fluxion hémorrhoïdale chez celui-ci, l'apoplexie chez celui-là, etc.

Chez les femmes qui ont atteint l'âge de la puberté, ce sera vers l'utérus que se précipitera le mouvement fluxionnaire et congestif, sous l'influence des mêmes causes.

Outre ces causes générales ou communes, il en est qui sont particulières à l'espèce d'engorgement qui nous occupe, savoir, quelques excitans spéciaux, comme la rue, la sabine, etc., et les excitans propres des organes génitaux, le coït, la masturbation, etc. Enfin, d'autres causes ne provoquent ces engorgemens et n'en favorisent le développement, qu'en agissant de manière à empêcher le flux sanguin local qui sert, dans les cas normaux, de crise naturelle à la congestion, tout en ne s'opposant pas au mouvement fluxionnaire qui pousse ou attire incessamment de nouveaux fluides dans l'organe congestionné. C'est ainsi qu'agissent le froid, les émotions morales vives, l'usage intempestif des astringens aux époques menstruelles et après l'accouchement. Là les règles sont supprimées, ici ce sont les lochies; dans les deux cas, l'engorgement congestif persévère ou même augmente des fluides qu'y pousse le mouvement fluxionnaire persévérant.

Les symptômes de l'engorgement congestif de la matrice sont à peu près les mêmes, mais à un degré moindre que ceux de la métrite. Sentiment de gonflement, de tension ou de pesanteur dans le bassin. Douleurs lombaires, sacrées et inguinales. Douleurs utérines par accès plus ou moins fréquemment répétés et prolongés, pendant lesquels il semble que la matrice se contracte violemment pour exprimer le sang qui l'engorge; douleurs particulières désignées par les noms de coliques ou crampes utérines, de ténesmes utérins, et enfin de tranchées. Ces douleurs sont parfois tellement violentes, que les malades sont obligées de se tenir fortement courbées en avant pendant leur durée. Cependant la pression, ainsi que le toucher, constatent l'insensibilité des parties engorgées, du moins dans l'intervalle de ces tranchées, au contraire de l'engorgement par inflammation, qui est le siége de douleurs plus violentes ou d'une sensibilité constante.

Les phénomènes généraux, tantôt nuls, d'autres fois très-prononcés, portent sur le système nerveux et circulatoire; de là des névroses variées, etc., de là, fièvre, état général alors rare, ou qui ne dure que peu de temps.

Dans les congestions normales des époques menstruelles ou des suites de l'accouchement, la nature tend à dégorger la matrice du sang qui la congestionne, par un flux proportionnel. Si, après la cessation de celui-ci, un peu d'engorgement reste, il ne tarde pas à disparaître par le fait de la cessation du mouvement fluxionnaire, qui laisse libre le retour des fluides dans la circulation générale. Cette dernière circonstance suffit souvent seule pour permettre la résolution spontanée de l'engorgement par congestion, lorsqu'un obstacle quelconque s'oppose à l'établissement du flux naturellement destiné à résoudre cet engorgement. Les préludes de la puberté en offrent assez fréquemment des exemples, alors que l'utérus devenu centre de fluxion et plus perméable à l'abord du sang, n'est pas encore organiquement disposé à le laisser échapper hors de ses vaisseaux. Cependant la répétition ou la persévérance de ces fluxions sans leur résultat naturel, le flux menstruel, finit par établir un état congestif permanent susceptible d'augmenter aux époques subséquentes.

Les résultats immédiats de ces engorgemens sont : 1° En augmentant le poids de la matrice, de disposer à son déplacement. Les descentes de matrice par engorgement de cet organe s'observent même chez des femmes qui n'ont pas eu d'enfans ; 2° De devenir un obstacle au retour ou à l'établissement futur du flux menstruel ; 3° D'être cause d'infécondité, mal à propos attribuée au fait seul de l'aménorrhée considérée comme état pathologique essentiel, bien qu'elle ne soit que secondaire ou symptomatique, au moins dans un grand nombre de cas.

L'engorgement par congestion passe facilement à l'état de phlegmasie chronique, et de là en des transformations organiques plus profondes. Des exemples en ont été rapportés dans la première partie de cet ouvrage.

Cette affection sert souvent de prodrome aux métrites aiguës ou chroniques, aussi bien qu'aux congestions hémorrhagiques ; quand elle existe, il n'est
besoin que de l'action de causes bien légères pour
développer l'inflammation ou exciter des pertes
sanguines.

Cette affection ne laisse que peu ou point de
traces cadavériques, tant qu'elle est simple ou récente ; les fluides engorgeans n'ayant pas dépassé les
limites de leur système vasculaire, doivent rétrograder et l'abandonner au moment de la cessation de la
vie.

TRAITEMENT *de l'engorgement par congestion
sanguine de l'utérus.*

La première et la plus essentielle des indications
que réclame ce genre de maladie est d'arrêter le
mouvement fluxionnaire, soit en éloignant les causes
qui l'ont provoqué ou l'entretiennent, soit en l'appelant vers d'autres régions, le détournant vers
d'autres parties au moyen des saignées dérivatives
faites par la lancette, les sangsues ou les ventouses
(*Mulieris menstrua si velis cohibere, cucurbitam
quam maximam ad mammas appone*, HIPP., sect. V,
aphor. 5o), et par les irritans appliqués plus ou
moins loin de l'organe congestionné.

Cette première indication, qui a pour but de prévenir, d'arrêter ou de détourner le mouvement
fluxionnaire, convient, 1° dans les cas de congestion

accidentelle ou menaçant de s'établir hors des époques physiologiques; 2° à ces époques mêmes, quand la fluxion et la congestion portent le cachet pathologique par leur violence ou leur prolongation ; 3° avant ces époques, quand la matrice, par suite d'un vice quelconque d'organisation que l'art ne peut corriger, n'est pas apte à se débarrasser par un flux sanguin des fluides que le mouvement menstruel y amène : on détermine alors une sorte de flux et fluxion supplémentaire artificielle.

Ainsi qu'il a été dit, il suffit souvent de la cessation spontanée ou provoquée du mouvement fluxionnaire, pour que l'engorgement qu'il avait occasioné se dissipe ensuite sans autres moyens.

Dans le cas contraire, il faut aviser aux moyens de produire la résolution ou le dégorgement d'une manière plus directe. L'établissement d'un flux sanguin local, qui est le mode le plus naturel de terminaison de ce genre d'engorgement, doit être favorisé par l'usage de moyens appropriés à la nature des obstacles qui s'opposent à l'établissement du flux. Y a-t-il rigidité de tissu trop considérable, et, par suite, imperméabilité des bouches exhalantes, comme aux premiers temps de la puberté? on a recours avec avantage aux bains locaux, aux boissons relâchantes; aux applications émollientes, etc. La rétention du flux tient-elle à l'état nerveux ou spasmodique? on associe aux moyens précédens les médications sédatives, antispasmodiques, etc.

Enfin, on supplée à ce flux par les sangsues appliquées immédiatement sur l'organe engorgé, quand cela est praticable, comme, par exemple, à la suite de l'accouchement.

Les observations d'engorgemens par congestion que j'ai rapportées dans la première partie me dispensent d'en reproduire ici.

L'engorgement congestif est souvent entretenu par une sorte d'état atonique de l'utérus, ce qui indique l'emploi des astringens, ou mieux encore d'une substance qui a sur cet organe une action tonique élective ou spéciale : on a en effet expérimenté que le seigle ergoté, dont nous aurons plus loin occasion de faire valoir les avantages dans des cas analogues à celui dont il est ici question, réussit à opérer très-promptement la guérison.

Nous emprunterons aux *Annales universelles de médecine* de Milan plusieurs faits confirmatifs (1), dont nous donnerons un extrait succinct.

DIX-SEPTIÈME OBSERVATION.

Madame R... a eu six accouchemens heureux; elle éprouva à la suite du dernier une suppression de lochies, avec frisson, fièvre, douleurs dans tout le ventre et plus spécialement aux régions hypogastriques et iliaques, avec sentiment de pesanteur dans

____

(1) *De l'usage du Seigle ergoté dans la métrorrhagie, la congestion utérine*, etc., par les docteurs Pagrani et Pignacca; traduit de l'italien par M. le docteur Chambeyron.

le vagin et sur l'anus. Les douleurs et la fièvre cèdent au traitement antiphlogistique ordinaire. Deux jours après la suspension du traitement, fondée sur la guérison présumée, les symptômes reparurent sans cause connue. (*Sangsues, huile de ricin, tamarin.*) Nouvelle suspension et des accidens et du traitement, nouvelle rechute. On prescrit alors *un gros de seigle ergoté* divisé en huit doses, à prendre de deux heures en deux heures; on le répète de temps en temps, et tous les accidens s'évanouissent définitivement.

DIX-HUITIÈME OBSERVATION.

Madame N..., parvenue à l'âge critique, est prise d'une *métrite lente.* Les émissions sanguines et les laxatifs avaient été employés avec quelques amendemens momentanés. Le seigle ergoté, administré comme dans le cas précédent, eut un aussi heureux succès.

DIX-NEUVIÈME OBSERVATION.

Madame F... N... est affectée, à la suite d'un accouchement, d'une métrite, qui cède aux moyens ordinaires. Elle redevient enceinte peu de temps après, et accouche à terme à la suite d'un travail assez long. Vers le cinquième jour, douleurs vives d'abord aux lombes et s'étendant ensuite aux régions iliaques et pubiennes, avec pesanteur dans le vagin; envies fréquentes d'uriner et d'aller à la selle. Comme il n'existait aucun signe de pléthore générale, on omit les saignées, et les accidens se dissipèrent sous la seule influence du *seigle ergoté*, de la diète et du repos.

VINGTIÈME OBSERVATION.

Maria P. est accouchée par le forceps après un travail laborieux; depuis, elle fut sujette de temps en temps à des inflammations de matrice. Au mois de juillet 1828, cinq ans environ après cet accouchement, elle ressentit des douleurs vives, qui de la région hypogastrique s'étendaient aux aines, aux lombes et aux cuisses : toutes ces régions étaient sensibles au toucher. « La saignée, dit l'auteur, ne me « parut pas nécessaire; car je pensai qu'il s'agissait « non d'une *métrite*, mais d'une affection qui s'en « rapproche, je veux dire d'une *congestion utérine*, « et que l'organisme n'avait pas encore subi cette « modification particulière qui constitue la phlogose; « je résolus, en conséquence, d'essayer le *seigle er-* « *goté.* » Le soulagement fut tel, que la malade, dès le troisième jour, abandonne tout traitement, reprend ses occupations domestiques, et se remet à son régime ordinaire, sans en excepter le vin. De là, rechute avec signes de véritable état inflammatoire. Après les premières saignées, on revint au seigle, qui cette fois fut sans action avantageuse; la maladie céda, mais après un traitement antiphlogistique prolongé.

Cette dernière observation prouve que l'on ne doit

compter sur les bons effets du seigle ergoté, dans les cas d'engorgemens sanguins de l'utérus, que quand ils portent le caractère de congestion ; il pourrait être plutôt préjudiciable dans la métrite.

Rarement l'engorgement par congestion sanguine résiste aux traitemens basés sur les principes que nous venons d'établir, et quand ils ne suffisent pas, on peut conjecturer qu'il y a autre chose qu'un simple état congestif; dès lors il faut chercher à reconnaître l'altération autre qui existe, et lui opposer d'autres moyens plus appropriés à sa nature.

ENGORGEMENT CONGESTIF AVEC HÉMORRHAGIE.

Un certain nombre des cas rapportés par les auteurs à la métrorrhagie, à la ménorrhagie, aux pertes utérines, considérées comme entités morbides, appartient à cette espèce d'engorgement qui pourrait encore être appelé engorgement mou, par opposition à la plupart des autres engorgemens chroniques de l'utérus, dont la dureté forme l'un des caractères constans et le plus appréciable.

Cet engorgement se développe de la même manière que le précédent, et reconnaît les mêmes causes; comme lui, il résulte d'un mouvement fluxionnaire, mais excessif et surtout prolongé ; comme lui, il consiste dans la pénétration du tissu utérin par une surabondance de sang; mais il en diffère en ce qu'il s'accompagne constamment d'un

flux sanguin , qui , malgré son abondance et sa persistance, ne diminue en rien la congestion ; au contraire, l'engorgement tend , malgré ce moyen spontané de dégorgement , à faire des progrès et à subir
des altérations particulières que nous ferons connaître.

A juger de la fréquence de l'engorgement mou et
hémorrhagique de la matrice par le grand nombre
de fois qu'il s'est offert à mon observation , je serais
étonné de ne pas le trouver mentionné , du moins
d'une manière spéciale , dans les auteurs, et méconnu
ordinairement par les praticiens , si je ne savais qu'on
ne s'attache généralement qu'aux phénomènes apparens , et qu'on ne se donne pas la peine de chercher, dans l'état des organes qui fournissent ces phénomènes , l'altération essentielle ou fondamentale
dont ils ne sont très-souvent que des effets ou des
symptômes secondaires.

En effet, l'affection dont il est ici question a pour
symptôme constant l'écoulement par la vulve d'un
sang variable pour la consistance et la couleur, selon
la période de la maladie, écoulement presque toujours continuel , mais avec des redoublemens plus
ou moins fréquens.

Or, le médecin appelé auprès d'une femme en
proie à des pertes utérines, ne voit que l'hémorrhagie, la considère comme étant ou constituant la maladie, hors les cas cependant où le flux est le résultat des progrès d'un ulcère cancéreux avancé. En

conséquence, un traitement plus ou moins rationnellement basé sur ce diagnostic est adopté; voyons les résultats.

Tantôt la perte est arrêtée, mais bientôt elle se reproduit plus violente et plus tenace, et finit par résister à l'action des moyens qui d'abord avaient paru la combattre avec avantage. Se décide-t-on alors à examiner l'organe d'où partent ces hémorrhagies, on reconnaît un engorgement qui, par ses progrès, a pris un caractère grave et revêtu des formes inquiétantes. Dans le principe, on pouvait espérer la guérison de l'engorgement; il est trop tard maintenant : à la place d'une simple congestion sanguine, on a une espèce particulière d'affection cancéreuse, qui elle-même, mal appréciée, a été confondue avec d'autres. Pour les uns, c'est un fongus; pour d'autres, un squirrhe brun ramolli, etc. (Voy. *Cancer mou.*)

Dans un non moins grand nombre de cas analogues, le traitement antihémorrhagique, employé de prime abord, fait succéder aux pertes utérines d'autres signes dénotant une phlegmasie plus ou moins aiguë : c'est ce qui résulte surtout de l'emploi des astringens, soit directs, soit indirects. Le flux sanguin est arrêté, à la vérité, sous leur influence; mais la fluxion et la congestion n'en persistent pas moins : l'engorgement fait des progrès sous forme de phlegmasie chronique. En serait-il ainsi si l'hémorrhagie eût été essentielle? Ainsi donc, alors même que l'on s'est rendu complètement maître de l'hémorrhagie, on n'en est pas plus avancé; bien au contraire: on a fait disparaître un symptôme, mais on a de moins un indice lumineux d'une affection qui, continuant à marcher dans l'ombre, mène sourdement à de funestes terminaisons.

Telle est la ténacité des idées adoptées, telle est la difficulté de changer de direction quand on a pris l'habitude de suivre une marche vicieuse, que, malgré une funeste expérience qui se répète à chaque instant, on se laisse entraîner dans les mêmes erremens.

Comme tant d'autres, j'ai sacrifié à la commune routine; mais bientôt, désireux de m'éclairer sur les maladies de l'utérus, j'ai résolu de ne donner aucun conseil ni d'entreprendre aucun traitement de maladies propres aux femmes, sans m'être, au préalable, assuré de l'état de cet organe, et recherché, par un examen scrupuleux, si les phénomènes morbides pour lesquels j'étais consulté étaient essentiels ou symptomatiques de quelque affection des organes génitaux.

C'est à cette ferme détermination, contre laquelle j'ai bien rarement trouvé les scrupuleux obstacles que les praticiens allèguent comme excuse, de n'avoir pu ou osé soumettre les malades à une investigation nécessaire, que je dois et les notions que j'ai acquises sur les nombreux et différens genres des maladies chroniques de l'utérus, et les succès que j'ai souvent obtenus dans leur traitement.

C'est en suivant cette marche, qui seule promet des résultats précieux pour la science et l'humanité, que j'ai particulièrement pu constater que le plus grand nombre des pertes utérines, communément considérées comme essentielles, ne sont que symptomatiques d'un engorgement spécial de la totalité de l'utérus, ou affectant isolément son col.

Que l'on remonte à l'origine des affections cancéreuses qui fatalisent le retour d'âge des femmes, on verra qu'un certain nombre de ces maladies débute par des pertes utérines, lesquelles ont été traitées, sans plus ample examen, comme hémorrhagies essentielles. Comment alors s'étonner de l'inefficacité des traitemens employés en conséquence, et de la marche des maladies hémorrhagiques vers des dégénérescences cancéreuses mortelles ?

Toutes les fois donc qu'un flux sanguin a lieu par la vulve, hors du temps, au-delà de la durée ou du degré d'intensité normal, l'exploration de l'utérus est indispensable pour établir un diagnostic certain, sur le caractère essentiel ou symptomatique de l'hémorrhagie.

Les engorgemens de l'utérus, par congestion avec hémorrhagie, présentent dans leur marche, plus ou moins rapide, mais en général chronique, trois périodes ou degrés.

Le type de la première période est donné par la congestion hémorrhagique des époques menstruelles, ou mieux encore, par celle qui succède à l'accou-

chement. Les effets locaux et généraux de l'engorgement sont les mêmes que dans les cas de simple
état congestif, si ce n'est qu'il y a de plus ici le flux
sanguin. Ainsi augmentation plus ou moins considérable du volume de la matrice en totalité, ou de son
col exclusivement ; couleur rouge plus ou moins
foncé ; orifice utérin agrandi en proportion de l'engorgement. La consistance du tissu utérin peut bien
ne paraître pas changée, mais en général, il y a
plutôt amollissement d'autant plus marqué, qu'on
approche du centre de la tumeur.

L'hémorrhagie offre des redoublemens parfois
inquiétans, et qui surviennent spontanément, ou
sont le résultat de l'action de toutes les causes
capables de précipiter le mouvement fluxionnaire,
ou d'imprimer à l'organe une secousse mécanique.
Ainsi la station droite prolongée, les secousses de la
course, de la danse, de la toux, les efforts de déféca-
tion, le coït et le toucher, augmentent la perte ou la
provoquent si elle était momentanément suspendue.

L'engorgement augmente à la longue, mais sans
jamais acquérir ce volume considérable, qu'il prend
dans les cas de congestions sans hémorrhagie, et en
même temps le ramollissement devient de plus en
plus marqué ; le col utérin paraît d'un rouge plus
foncé, et déjà il semble que le sang transsude de sa
surface, comme par regorgement et par expression.
C'est la seconde période, ou le second degré de la
maladie.

Jusques là, les phénomènes généraux indiquent seulement la déperdition du sang, et sont en rapport d'intensité avec l'abondance, la durée ou la répétition plus ou moins fréquente des hémorrhagies. Ainsi décoloration progressive des tissus, perte des forces, tiraillement et sentiment d'allanguissement aux régions gastrique et précordiale; perte d'appétit ou bien faim insatiable, comme si la nature voulait exciter, par une alimentation abondante, à la réparation du fluide vivifiant incessamment perdu.

Répétons les caractères essentiels de ce genre d'engorgement : tuméfaction, amollissement, couleur rouge, plus ou moins foncée, du col utérin ; écoulemens par l'orifice, de sang variable en qualité, et exsudation, souvent appréciable, de fluide analogue par la surface de la tumeur. Ces écoulemens sont excités ou exaspérés par le toucher et la pression.

Ces signes, pathognomoniques, s'apprécient directement par le toucher et au moyen du spéculum.

Enfin arrive la troisième période, quelquefois après un temps très-court ; d'autres fois lorsque l'affection a duré pendant plusieurs années aux premier et second degrés. La scène a changé alors.

Comme cette altération s'étend ordinairement au col de l'utérus, ou affecte cette partie seule, on obtient par le toucher et le spéculum les signes qui lui sont propres et qui la caractérisent. On trouve donc au fond du vagin, et s'avançant plus ou moins dans cette cavité, une tumeur, formée par le col de l'utérus engorgé, d'un rouge brun ; sa surface, qui paraît assez lisse à la vue, toujours enduite de lamelles de sang caillé, semble un peu inégale au toucher. En pressant cette tumeur, elle fait éprouver un sentiment très-prononcé de crépitation, dépendant probablement du déplacement du sang à demi coagulé qui infiltre le tissu malade ; en même temps on voit très-manifestement ce même fluide noir s'échapper de la surface de ces tumeurs, comme si on l'exprimait d'une éponge.

A l'ouverture des cadavres, on trouve la partie altérée comme boursoufflée, d'une couleur noirâtre, molle, friable, comme pulpeuse. Le parenchyme utérin est réduit en une masse de filamens fibro-celluleux et vasculaires, se déchirant facilement et perdus au milieu du sang noir et coagulé qui s'y est infiltré ; en un mot cette altération présente une ressemblance exacte avec le tissu d'une rate engorgée et à demi putréfiée. Cette altération paraît marcher de la surface interne de la matrice, à la surface extérieure, dans laquelle on trouve ordinairement encore une couche plus ou moins épaisse de tissu utérin non altéré.

Souvent on trouve cette altération au milieu de parties présentant des traces d'inflammation, environnée de foyers purulens. La masse altérée est elle-même parsemée de petits foyers et infiltrée de pus, conjointement avec le sang noir.

Comment s'opère ce passage de l'engorgement d'un simple état congestif, dans lequel le sang engoue seulement le système capillaire, et qui constitue le premier degré de l'altération, aux deuxième et troisième degrés, dans lesquels le sang inonde les mailles et les interstices du parenchyme utérin? N'est-ce pas que le contact prolongé des fluides a affaibli les tissus, les a pour ainsi dire macérés et détruits, à l'exception de quelques parties de la trame cellulaire, et du tissu capillaire? L'état naturel ou accidentel de relâchement, d'atonie du parenchyme utérin, devrait, s'il en est ainsi, favoriser le développement et les transformations de ce genre de maladie : c'est en effet ce que prouve l'observation. On voit les engorgemens hémorrhagiques affecter de préférence les femmes d'une constitution molle et d'un tempérament lymphatique ; celles dont la matrice a été fatiguée par des accouchemens nombreux et laborieux; enfin, celles dont les règles se faisaient remarquer par leur abondance habituelle, leur longue durée à chaque époque, et la fréquence de leur retour.

Au retour d'âge, cette affection est favorisée par ces deux conditions : 1° le retour ou la persévérance insolite du mouvement fluxionnaire ; 2° la perte de ressort, l'affaiblissement organique du parenchyme utérin, qui se laisse distendre, infiltrer par les fluides et le sang qui y précipite le mouvement fluxionnaire.

Avant d'arriver à la troisième période, l'engorgement hémorrhagique prend chez un certain nombre de femmes, une autre marche. Le centre de l'altération, représenté par l'orifice et la surface interne de l'utérus, ramolli, macéré, détruit, se transforme en ulcère, présentant une couche plus ou moins épaisse, molle, putrilagineuse, dont les limites, frappées d'inflammation chronique, forment une base comme squirrheuse.

Des signes généraux viennent aussi déceler, par leur intensité ou leurs caractères spéciaux, l'existence de l'engorgement hémorrhagique parvenu à sa dernière période. A la décoloration générale et complète provenant des pertes excessives, se joint une teinte jaune paille, comme dans les affections cancéreuses ordinaires. Les yeux sont comme éteints. La faiblesse est extrême; et cependant, les femmes qui, pour l'ordinaire, avaient beaucoup d'embonpoint, en conservent encore les apparences. Mais une graisse ferme a fait place à une sorte de boursoufflement général, qui masque le marasme des parties musculaires. Les chairs sont molles et flasques.

Le pronostic de l'engorgement hémorrhagique est très grave quand la maladie est parvenue à sa dernière période; il n'y a plus alors de retour possible à l'état normal du tissu profondément altéré ou complètement détruit. Dans les deux premières périodes, le danger est subordonné à l'abondance des pertes utérines, qui peuvent être mortelles par leur violence foudroyante ou leur prolongation. Mais on peut espérer une guérison certaine et solide, si on a recours à temps et convenablement à un traitement rationnel dont nous allons tracer les bases.

Traitement *de l'engorgement hémorrhagique de l'utérus.*

Dans le premier degré ou la première période, il peut se faire que l'hémorrhagie, proportionnée à la congestion, amène d'elle-même et sans autre secours la fonte de l'engorgement. On voit fréquemment le retour d'une menstruation abondante amener la cessation complète d'une congestion utérine, et la suppression d'une hémorrhagie continue qui durait depuis long-temps. Après quelques accouchemens, l'utérus reste engorgé ; il fournit continuellement un flux de sang plus ou moins abondant. Au bout de six semaines, et quelquefois de plusieurs mois de cet état, une hémorrhagie abondante paraît, et signale le rétablissement de l'ordre physiologique.

Il suffit, d'autres fois, pour obtenir la délitescence, d'éloigner les causes qui ont excité et qui entretiennent la fluxion utérine, ou de placer les femmes qui en sont affectées dans des conditions qui contre-balancent l'action de ces causes.

Enfin on oppose avec succès les mêmes moyens indiqués précédemment contre l'engorgement par congestion simple, savoir : les saignées dérivatives par la lancette; les sangsues ou les ventouses scarifiées; les synapismes, etc.

Dans beaucoup de cas, les moyens agissant comme dérivatifs, n'ont pas la puissance d'arrêter le mouvement fluxionnaire, qui semble précipiter vers l'utérus jusqu'à la dernière goutte du sang en circulation; ils ne peuvent rien sur l'état de relâchement dans lequel est tombé le tissu de la matrice; relâchement qui favorise l'abord et la pénétration d'une surabondance de fluide, et qui, par conséquent, tend à entretenir et l'engorgement et les pertes consécutives. D'ailleurs, le sang devenant plus séreux à mesure qu'il s'épuise, a plus de facilité pour traverser le tissu congestionné et s'échapper au dehors. Ici les émissions sanguines ne seraient plus praticables sans danger. Une autre indication, seule ancre de salut, se présente; elle a pour but de mettre l'utérus dans des dispositions telles que son tissu s'oppose à l'abord de nouveau sang, et refoule celui dont il est actuellement engorgé.

Je ne parlerai que pour en faire mention, de la compression de l'aorte abdominale, moyen qui peut convenir dans les cas d'hémorrhagie essentielle ou foudroyante, mais qui, outre les difficultés de sa mise à exécution, ne suffirait qu'incomplètement dans les cas d'engorgement, puisqu'il ne pourrait rien contre celui-ci.

La matrice se refuse, par sa situation et sa mobilité, à une compression plus ou moins directe, qui, d'ailleurs, ne serait pas sans de graves inconvéniens dans les cas qui nous occupent.

Vient enfin la médication astringente et styptique. L'emploi des astringens dans les pertes utérines demande une attention toute particulière. La plupart de ces médicamens semblent borner leur action astrictive aux bouches inhalantes, et l'étendre à peine jusqu'aux vaisseaux capillaires. Ils peuvent donc bien faire naître des obstacles à l'extravasion du sang, supprimer l'hémorrhagie; mais ils ne sont pas toujours efficaces pour arrêter le mouvement fluxionnaire. La congestion augmente donc ou persévère nonobstant leur usage, l'engorgement n'en persiste pas moins ou tend même à faire de nouveaux progrès, ou si le sang qui le constitue trouve dans la résistance provoquée de certaines parties du tissu utérin un obstacle à son accumulation ou à son écoulement, il en résulte des réactions, d'où naît un état phlegmasique souvent plus redoutable dans ses suites que la maladie primitive. On a de moins l'hémorrhagie, on a de plus un engorgement congestif compliqué d'inflammation plus ou moins aiguë. Il est, je crois, peu de médecins qui n'aient eu l'occasion de voir des symptômes de métrite aiguë se développer vers l'utérus, à la suite de l'usage des astringens employés dans l'intention d'arrêter des pertes utérines, non seulement quand les hémorrhagies n'étaient que symptomatiques, mais dans les cas mêmes où elles paraissaient essentielles.

Les astringens ne seront donc mis en usage, 1° que quand on aura fait cesser ou détourné le mouvement fluxionnaire par l'emploi préalable des moyens que nous avons dit être propres à remplir cette première et essentielle indication ; 2° quand l'engorgement congestif et les pertes consécutives paraîtront plutôt entretenus par l'état d'atonie ou de relâchement du tissu malade, que par une circulation capillaire active, état présumable lorsque la maladie dure depuis un certain temps, et que l'abondance ou la continuité des pertes sanguines a occasioné un affaiblissement général. Sous ces conditions, on obtiendra les plus heureux effets des applications froides et astringentes ou styptiques sur la peau par fomentations, douches, aspersions, ou jusque dans les organes génitaux par le moyen des injections ; de l'usage intérieur de la racine de rhatania en décoction, en poudre ou en extrait ; de la noix de galles ; de l'alun ; des acides minéraux, des préparations ferrugineuses et des eaux qui en contiennent, etc.

En réfléchissant à l'action spéciale que le seigle ergoté a la propriété d'exercer sur le parenchyme de la matrice ; tenant également compte des faits qui paraissent prouver que cette substance possède aussi la faculté d'agir à la manière des médicamens astringens sur les systèmes capillaire et inhalant, puisque par son emploi on a pu arrêter des hémorrhagies d'autres organes que de l'utérus, j'avais pensé qu'il pourrait convenir dans les engorgemens par congestion avec hémorrhagie de ce dernier organe. L'occasion de l'éprouver s'est bientôt montrée, et ma présomption s'est trouvée confirmée. D'autres faits analogues publiés depuis dans les journaux de médecine, ne laissent plus de doutes sur les précieux avantages qu'offre cette singulière substance. J'en ai rapporté quelques uns précédemment. J'en rappellerai d'autres à la suite de mon Observation. (*Voy.* Obs. 15ᵉ.)

Du reste, l'action du seigle, dans ces cas, est très-facile à concevoir et à expliquer : en provoquant les contractions, le resserrement du tissu de l'utérus, il force les fluides qui l'engorgent à rentrer dans le torrent de la circulation, et ramenant cet organe à son état normal, il le met dans le cas de résister à leur retour.

VINGT-UNIÈME OBSERVATION.

Engorgement par congestion sanguine hémorrhagique, passant à l'état inflammatoire par l'usage intempestif des astringens. — Traitement plus rationnel. — Guérison.

La cuisinière en chef d'un restaurant, âgée de vingt-huit ans, petite, trapue, et fortement constituée, avait toujours été bien réglée et n'avait pas eu d'enfant. Elle était obligée, par sa profession, de se tenir, une grande partie de la journée, debout et exposée à la chaleur brûlante de ses fourneaux. Au bout de sept à huit mois, ses règles sont abondantes et prolongées, avec un sentiment de pesanteur dans le bassin : quelques jours de repos suffisent pour dissiper ces accidens, et la malade reprend ses travaux. A dater de ce moment, les règles sont toujours abondantes, et reviennent dans l'intervalle des époques. Dans les six derniers mois, le sang paraît continuellement, mais en petite quantité, si ce n'est aux époques menstruelles qui arrivent, du 24 au 27 de chaque mois, alors la perte est très-abondante et prolongée; cependant les forces tombent de jour en jour, la peau se décolore, le corps paraît néanmoins conserver son ancien embonpoint; mais les chairs, molles et comme transparentes, indiquent que la bouffissure a remplacé la graisse. Une hémorrhagie presque foudroyante se manifeste le 25 juin 1826 (quinze mois environ après le premier dérangement menstruel.) Les yeux sont creux, la figure profondément altérée, le teint pâle, si ce n'est les lèvres et le pourtour du nez qui sont d'un jaune sale; décoloration des caroncules lacrymales, des lèvres, de la langue et des gencives. Le pouls était fréquent et dur, la peau sèche et chaude; œdème des pieds et des paupières, nausées, vomissemens des alimens. Le toucher renouvela l'hémorrhagie. Le col utérin était gonflé, mou, comme spongieux; son orifice, béant, était rempli de caillots sanguins; l'utérus, aussi engorgé, paraissait lourd; son fond pouvait être senti derrière les pubis.

Prescription. — Potion avec un demi-gros de

racine de rhatania, riz gommé, et un gros d'eau de rabel, — applications de linges imbibés d'oxycrat froid sur la région hypogastrique.

26 juin. — L'hémorrhagie a diminué; il ne s'écoule même plus de la vulve qu'une sérosité roussâtre. L'hypogastre est douloureux à la pression; le toucher est aussi douloureux. Le col utérin est engorgé comme la veille, mais il est plus dur; douleurs dans les reins, céphalalgie, pouls serré, dur et fréquent : dans la matinée, les douleurs de bas-ventre deviennent insupportables. Je remplace la potion et la boisson astringente par une infusion tiède de fleurs de mauve, et les applications froides par des cataplasmes sur le bas-ventre. Néanmoins les douleurs persistent, la fièvre augmente, du délire se manifeste. Le soir, je me hasarde à pratiquer une saignée de bras de deux poilettes et demie environ; syncope suivie d'une sueur abondante. (*Continuation des cataplasmes*, etc.)

27 juin. — Le ventre n'est plus sensible, mais la compression de l'utérus réveille des douleurs que la malade rapporte dans les reins; écoulement séreux par la vulve : il n'y avait pas eu de selles depuis huit jours, et la saillie de l'S du colon, dans la région iliaque gauche, annonçait une accumulation des matières stercorales. Une once d'huile de ricin, prise en deux doses, débarrasse l'intestin.

28 et 29 même état. Le 30, douleurs sourdes dans les reins; col de l'utérus plus engorgé et ramolli

inférieurement ; écoulement d'environ deux cuillerées de sang ; pouls élevé et dur. *(Saignée de deux
poilettes.)*

1ᵉʳ juillet. — Écoulement de sérosité à peine teinte ;
col utérin réduit d'un quart ; appétit.

6. — Le col a diminué de plus de moitié. On sent
à peine le corps utérin derrière les pubis.

12. — L'utérus paraît revenu à son volume naturel ; nul écoulement.

25. — La malade s'est tenue levée une partie du
jour précédent ; elle a voulu marcher dans sa chambre. Aujourd'hui, elle se plaint d'un malaise général,
de douleurs dans les reins ; le col de l'utérus est re-
devenu plus gros ; le toucher occasione l'écoulement
d'un sang clair et noir. Cette petite hémorrhagie
continue les 26, 27 et 28. La malade se lève, des-
cend quatre étages : quoique très-fatiguée, elle recommence le lendemain.

1ᵉʳ août. — Il y a eu hémorrhagie la veille au soir ;
le pouls est dur, fréquent, l'utérus est plus engorgé.
(Saignée de 4 onces, repos au lit, régime léger.)

4. — Abattement général, pouls petit et faible,
utérus engorgé, comme mollasse, et laissant échapper un sang noir et liquide sous la plus légère pression de son col. Je reviens à la potion avec l'extrait
de rhatania et le sirop de quinquina ; bouillon
épaissi avec de la semoule.

6. — Tout écoulement a cessé ; le col de l'utérus
est allongé et ferme.

A compter du 15 septembre la matrice parut être revenue à son état naturel, la malade reprit ses forces, et bientôt elle put se passer de mes soins.

En 1828, ses règles diminuèrent; mademoiselle *** ressentait des douleurs dans les reins. Je trouvai le col de l'utérus un peu tuméfié. D'après mon conseil, elle quitta sa profession, se fit saigner, garda la chambre quelques semaines, et se trouva encore une fois rétablie.

Cette personne, en retrouvant son ancien embonpoint, n'a pas recouvré ses couleurs; elle est extrêmement pâle et comme étiolée.

VINGT-DEUXIÈME OBSERVATION.

Engorgement par congestion sanguine, avec hémorrhagie.

Madame J***, âgée de trente-deux ans, d'un tempérament sanguin, ayant pour mari un homme très-ardent, éprouva une prolongation inaccoutumée de ses règles au mois de novembre 1827. Au mois de janvier suivant, perte abondante. Depuis lors, un sang plus ou moins séreux coule constamment en petite quantité.

Les émotions morales, la fatigue, et surtout les approches conjugales, provoquent des hémorrhagies, des douleurs lombaires, et un sentiment de constriction et de pesanteur dans le bassin. On néglige d'abord cet état maladif, puis on annonce qu'il est le prélude d'un cancer de la matrice, et qu'il y a peu d'espoir de guérison. Je vois la malade sur ces entrefaites, neuf mois après le début du dérangement de la menstruation, et j'obtiens difficilement la permission d'explorer l'organe affecté, parce que mon prédécesseur, me dit-on, n'avait pas eu besoin du toucher pour reconnaître la maladie et indiquer des traitemens!!! Je trouve le col de l'utérus élargi, mais peu saillant dans le vagin ; le doigt, promené à la circonférence de ce conduit, sent le corps de l'organe renflé comme au troisième mois de la grossesse ; appliquant en même temps la main gauche sur la région hypogastrique, pour saisir l'utérus entre elle et le doigt explorateur, je m'assure que cet organe est plus que doublé de volume en hauteur. Cette exploration fut douloureuse, et produisit un écoulement de sang pur de l'orifice qui était élargi sans être béant.

Malgré des pertes continuelles et répétées, madame J***, d'un teint naturellement très-coloré, avait conservé des couleurs en plaques sur les joues, mais les lèvres, le nez, étaient d'une pâleur jaunâtre, pouls fréquent et fort. (*Saignée de 16 onces. — Repos absolu, diète. — Limonade*). Répétition de la saignée le cinquième jour.

Je me disposais à aller voir cette dame le neuvième jour, lorsque je la vis arriver chez moi, pâle, défaite, fatiguée, mais me disant que ses pertes étaient arrêtées, qu'elle ne souffrait plus, et qu'elle espérait qu'avec des ménagemens elle pourrait maintenant se passer de mes soins. Je trouvai le col de l'utérus plus saillant, moins épais, moins douloureux, mais l'organe n'avait pas entièrement repris son volume ordinaire; le toucher produisit même un léger écoulement de sang. Malgré mes instances, je ne pus obtenir de la malade qu'elle se soumît du moins au repos. Mais plus tard le retour des accidens l'obligea à reprendre le lit, où je pus la maintenir pendant près de six semaines. Trois saignées furent faites dans cet intervalle; depuis lors les menstrues ont repris leur cours avec la modération habituelle.

VINGT-TROISIÈME OBSERVATION.

Engorgement utérin hémorrhagique. —Suite de couche.— Heureux effet du seigle ergoté.

Le sujet de cette observation est une fruitière âgée de vingt-neuf ans. Il y avait huit mois qu'elle était accouchée de son second enfant, et depuis elle était constamment mouillée par un sang clair, et tourmentée par des douleurs sourdes dans le bas des reins, des tiraillemens d'estomac, des besoins factices et des digestions pénibles. Tous les dix ou douze jours le sang venait en plus grande abondance. Cette femme, malgré la faiblesse progressive dans laquelle la jetait cette perte continuelle, s'occupait toujours de son petit commerce; une hémorrhagie plus abondante et plus prolongée se manifesta et l'obligea à garder le lit. Elle y était depuis quatre jours quand je fus demandé. La perte commençait à se modérer; il y

avait décoloration et amaigrissement général, le pouls
était fréquent, modérément dur et ondulent. Urine
et selles dans l'état ordinaire. Je procédai à l'examen
de l'utérus; son col, tuméfié, occupait largement le
fond du vagin, mais il était mou, comme spongieux,
et le contact du doigt suffit pour exciter un plus
grand écoulement de sang; il était peu douloureux;
l'état de maigreur et le relâchement des parois abdominales me permirent de sentir le corps de l'utérus au-devant de l'angle sacro-lombaire; il avait le
volume d'un œuf d'oie, et paraissait peu douloureux.
(*Repos. — Bouillons légers. — Eau de riz.*)

L'hémorrhagie cesse, mais l'écoulement de sang
clair continue; le huitième jour, l'état de l'utérus a
peu changé. Je fais suspendre un gros de seigle ergoté, finement pulvérisé dans quatre onces d'un véhicule édulcoré, dont la malade prend une cuillerée
toutes les deux heures. Le lendemain tout écoulement avait cessé. Je ne pratiquai néanmoins le toucher que trois jours après, dans la crainte de rappeler l'hémorrhagie, le col de l'utérus était alors plus
ferme et réduit de plus de moitié. Deux potions au
seigle ergoté avaient été consommées, une troisième
fut administrée par cuillerée toutes les quatre heures.
(*Potages légers.*) Le col de l'utérus s'allonge et s'amincit, le fond de l'organe n'est plus perceptible au toucher par l'hypogastre. Comme le mouvement fébrile
continuait sous forme intermittente, que l'estomac
refusait les alimens, je remplaçai le seigle ergoté

(8ᵉ jour) par dix grains de sulfate de quinine dans la potion, et je permis de rougir la tisane de riz avec un peu de vin. La fièvre fut arrêtée. Les forces se remontèrent, et les règles ne reparurent que deux mois après, dans les proportions ordinaires.

Je rapprocherai de ce fait d'autres observations recueillies en Italie (1) qui viennent confirmer tous les avantages que l'on peut espérer de l'administration du seigle ergoté dans les congestions hémorrhagiques de l'utérus.

VINGT-QUATRIÈME OBSERVATION.

Mˡˡᵉ R. N. était très-irrégulièrement menstruée. Il y avait suspension pendant deux ou trois mois, ou le sang paraissait à des époques très-rapprochées, tantôt en petite quantité, tantôt avec abondance et sous forme d'hémorrhagie qui durait une huitaine de jours.

Au commencement d'août 1827, les règles qui étaient suspendues depuis deux mois, parurent avec abondance et persévérance, avec douleurs du ventre et des lombes. Une saignée générale, suivie de l'usage successif de l'ipécacuanha, du nitre, de l'infusion de roses avec l'acide nitrique, de la millefeuille, etc., ne produisirent aucun effet. On prescrivit alors trois gros de seigle ergoté, divisés en vingt-quatre doses, et qui, pris en deux jours, firent cesser tous les accidens.

VINGT-CINQUIÈME OBSERVATION.

Catherine Chiesa, âgée de vingt-quatre ans, ac-

______
(1) *Loc citato.*

couche heureusement de son quatrième enfant. Au bout de huit jours, cessation des lochies qui sont remplacées par un écoulement muqueux, parfois sanguinolent; il augmenta graduellement, des caillots de sang s'y mêlèrent. La malade fut en proie à l'insomnie, à la faiblesse, à la perte d'appétit; elle ressentit des douleurs violentes dans les lombes, à l'hypogastre, aux aines et à la partie interne des cuisses. L'auteur attribua ces accidens à une inflammation lente de l'utérus. Un gros de seigle ergoté fut administré sans autre préambule, à la dose d'un gros en huit portions, dans les vingt-quatre heures. Les premières doses firent cesser les douleurs et diminuer la métrorrhagie qui disparut complètement après la huitième. Un seconde dose fut donnée de la même manière pour confirmer la guérison, qui depuis lors n'a pas été un seul instant douteuse.

VINGT-SIXIÈME OBSERVATION.

Madame N., obligée par sa profession d'être debout et de faire beaucoup de mouvemens pendant une grande partie de la journée, souffrait depuis quinze jours d'une récidive de métrorrhagie; le sang qu'elle rendait était d'un rouge intense, en partie fluide, en partie grumelé; douleurs aux lombes, à l'hypogastre, aux aines, aux régions iliaques; sentiment de torpeur dans les extrémités inférieures, et affaiblissement musculaire. Régime végétal et sévère. Trois gros de seigle ergoté produisirent les effets les plus salutaires, et le quatrième acheva la cure.

VINGT-SEPTIÈME OBSERVATION.

Judith Massana, âgée de trente-six ans, avait eu cinq accouchemens heureux. Dans le sixième, qui eut lieu au huitième mois de la grossesse, on fut obligé de faire la version de l'enfant. Rien de particulier pendant un mois. Dès lors les règles paraissent tous les quinze jours et en durent quatre. Judith se crut enceinte : mais à la fin de février 1828, et à la suite de quelques douleurs au ventre, aux aines, au pubis et au sacrum, il se fit par la vulve un écoulement de sang fluide et pâle qui bientôt, augmentant de densité et de quantité, présenta des caillots d'un rouge intense. Après un mois de l'emploi inutile de la saignée et de divers remèdes, l'exploration faite le 30 mars montra l'orifice de l'utérus, *béant, gonflé, variqueux*. On administre un demi-gros de seigle ergoté en deux doses, et autant le lendemain et les jours suivans. Dès le 3 avril la guérison était complète.

VINGT-HUITIÈME OBSERVATION.

Le sujet de cette observation est une femme de vingt-huit ans qui, à la suite d'excès vénérien, d'avortemens répétés et de métrites fréquentes, avait conservé une *tuméfaction* ou *hypertrophie* de l'utérus, avec une excroissance de nature suspecte à la partie gauche du col. Des métrorrhagies fréquentes

furent amendées par le repos, les saignées, la digitale, l'ipécacuanha, l'huile de ricin, mais revenaient
toujours. La dernière hémorrhagie durait depuis vingt
jours avec douleurs du ventre, des lombes et des
cuissses : l'administration d'une décoction d'un gros
de seigle ergoté dans huit onces d'eau prise par deux
cuillerées toutes les deux heures, fit cesser l'hémorrhagie. Elle se manifesta encore une fois, mais céda
au même moyen pour ne plus reparaître.

VINGT-NEUVIÈME OBSERVATION.

Engorgement congestif hémorrhagique du col, avec phlegmasie
chronique du corps de la matrice.

Elisabeth F*** a un enfant à l'âge de vingt-quatre
ans; elle ne nourrit pas. A vingt-cinq ans et demi,
avortement à trois mois de grossesse; dès lors le sang
ne cesse de couler, tantôt peu, tantôt beaucoup, mais
pas au point d'ôter les forces et la possibilité de travailler. Huit mois plus tard, la perspective d'un ave-
nir plus heureux semble produire un effet favorable
sur l'organisme, la perte cesse presque complètement,
et les menstrues se régularisent comme par le passé,
mais plus abondantes et de plus longue durée.

A vingt-huit ans, l'espoir long-temps nourri est
tout à coup déçu, la demoiselle E. est obligée pour
gagner sa vie d'accepter un emploi sédentaire dans
une administration publique. Elle travaille toute la
journée dans une pièce étendue, mais basse, renfer-
mant une grand nombre de personnes, et dont la

température n'est jamais moindre de dix-huit à vingt degrés. Bientôt l'écoulement sanguin se renouvelle, avec des redoublemens fréquens, précédés et accompagnés de douleurs lombaires, d'un sentiment de fatigue et d'inquiétude dans tout le bassin. Les approches de l'homme avec lequel la malade vivait, occasionent des pertes abondantes : la nécessité la force à continuer son travail ; mais à trente ans, la faiblesse l'oblige à y renoncer. Elle était considérablement amaigrie, le soir les jambes s'infiltraient.

Janvier 1822. — Le col de l'utérus était très-tuméfié, dur à la circonférence et de plus en plus ramolli vers l'orifice, au point qu'au premier abord je crus à l'existence d'un fongus ; il était douloureux à la pression, son orifice était évasé. Par le toucher hypogastrique, combiné avec le toucher vaginal, je pus saisir l'utérus, qui avait le volume du poing et assez de dureté. Cette exploration fut douloureuse et provoqua un flux de sang abondant. (*Repos absolu, saignée de 2 poilettes, renouvelée quatre jours après, orge gommé, limonade ; sinapismes promenés sur les bras et les côtés du thorax, frictions sèches, chemises de flanelle, ventouses sèches.*) Quinze jours après l'usage de ce traitement, l'utérus et son col étaient diminués de plus d'un tiers, la matière de l'écoulement qui paraissait dépendre d'une leucorrhée à laquelle la demoiselle E. était sujette depuis son enfance, était à peine rouge, le toucher la teignit un peu plus, momentanément.

13 février. — Le corps de l'utérus est devenu inaccessible, le col seul reste tuméfié et est devenu plus dur en diminuant de volume. Les forces renaissent, le teint s'éclaircit. La malade commet quelques imprudences.

28. — Etat général très-satisfaisant. La malade se plaint seulement d'un sentiment de chaleur et de pesanteur sur le siége, le col de l'utérus est dans le même état que le treize, et de plus il est douloureux au toucher. La malade, qui commençait à se lever et et à marcher est remise au lit. (*Saignée du bras, frictions sur les jambes et les cuisses avec du calomel incorporé dans de l'axonge.*)

Le 10 mars, pas de changement. — Huit sangsues sont à l'aide du spéculum, appliquées sur l'engorgement. Je vois le col de l'utérus arrondi, tendu, d'un blanc rosé, ayant son orifice légèrement dilaté et laissant suinter de la sérosité roussâtre.

11 mars. — Le col est réduit de moitié, allongé, souple.

Le 15. — Six nouvelles sangsues sont appliquées au col utérin.

Le 20. — Cette partie n'est guère plus volumineuse que dans l'état ordinaire; elle est très-souple et non douloureuse. Quelques jours après, je cessai de voir la malade. Je la rencontrai au bout de trois mois, elle était bien portante et ne conservait de sa longue maladie qu'une pâleur générale.

Le 22 décembre dernier (1830), on vint me chercher pour visiter une femme qui, me dit-on, était presque à l'agonie et désirait me voir; je reconnus la demoiselle Elisabeth couchée sur un grabat; elle me raconta ce qui s'était passé depuis les huit années que j'avais été sans la voir. Obligée de travailler, souvent maltraitée par l'homme avec lequel elle avait vécu, rongée de chagrin, sa santé s'était détériorée, ses règles étaient devenues de plus en plus abondantes, et enfin presque continuelles : à des douleurs sourdes avaient succédé des élancemens brûlans dans les reins. L'impossibilité de supporter chez elle un traitement long et onéreux, la répugnance d'entrer dans un hôpital l'avaient contrainte de prendre son mal en patience, seulement elle se reposait quelques jours quand la trop grande perte de sang ou la force des douleurs dominaient son courage.

Depuis un an, les hémorrhagies avaient progressivement diminué pour faire place à un écoulement séreux, brunâtre et d'une odeur infecte. Depuis trois mois seulement la malade restait couchée, recevant les soins insuffisans de quelques voisines et les secours du bureau de charité.

Le bas-ventre était douloureux et rempli de tumeurs inégales, s'enfonçant dans le bassin ; le col de l'utérus était détruit, et présentait une large excavation dont les bords n'étaient distincts du vagin que par un bourrelet dur, inégal, anfractueux, de deux à quatre lignes d'épaisseur. Toute la surface de ce large ulcère était mollasse, pultacée. Je prescrivis quelques injections calmantes, des pilules opiacées; et quand je retournai, trois jours après, pour voir cette femme, j'appris qu'elle était morte de l'avant-veille, et qu'elle venait d'être portée en terre.

Ce cas offre un exemple bien frappant d'engorgement sanguin du col, avec phlegmasie du corps de la matrice, guérie d'abord par un traitement rationnel. Cette maladie a été rappelée par des événemens malheureux : on eût pu peut-être espérer d'arrêter une seconde fois ces accidens dans leur marche; mais, négligés, ils sont devenus l'origine d'un ulcère cancéreux mortel.

TRENTIÈME OBSERVATION.

Hémorrhagies utérines de l'époque critique, entretenues par un engorgement congestif de l'utérus.

Madame ***, âgée de quarante-deux ans, d'une forte constitution, grande, replète, n'avait jamais éprouvé de dérangement dans la menstruation depuis son dernier enfant, qu'elle avait eu à l'âge de trente-six ans.

Pour la première fois, ses règles avancèrent dans le courant de septembre 1823; l'écoulement fut prolongé, mais modéré, jusqu'à la seconde époque menstruelle suivante, où il se déclara une hémorrhagie presque foudroyante. La faiblesse obligea la malade de tenir le lit pendant une huitaine de jours, durant lesquels elle but de l'eau de riz. L'hémorrhagie ayant cessé, elle reprit le cours de ses occupations fati-

gantes (logeuse en garni). Les hémorrhagies revinrent, moins abondantes, mais à des époques très-
rapprochées ; dans l'intervalle, il s'écoulait incessamment de la vulve un sang séreux ; il y avait, en outre,
des douleurs dans les reins et le bas-ventre. On la
saigne deux fois dans le courant de l'année, et on
lui administre des boissons astringentes ; elle prend,
de temps en temps seulement, quelques jours de repos. Les accidens diminuaient alors, disparaissaient
même quelquefois, pour revenir bientôt.

Ces moyens thérapeutiques étaient conseillés dans
l'intention avouée de parer aux accidens et de gagner du temps, jusqu'à ce que la nature ait mis un
terme à ces phénomènes jugés naturels à l'âge où
se trouvait la malade. Trois médecins, qu'elle avait
successivement consultés, n'avaient pas jugé à propos de la toucher !

Je vis cette dame en mars 1824, un an passé depuis qu'avait commencé le dérangement de la menstruation ; elle était complètement décolorée, comme
étiolée, avec une teinte jaune paille ; elle avait conservé une apparence d'embonpoint, mais ses chairs
étaient molles, et le tissu cellulaire paraissait plutôt
œdématié que chargé de graisse ; ses paupières et les
extrémités inférieures étaient fortement infiltrées.
Inappétence, insomnie, chaleur incommode autour du
bassin, sentiment de pesanteur sur le fondement, avec
des douleurs sacro-lombaires continuellement sourdes, et de temps en temps accompagnées d'élancemens.

L'utérus était descendu; son col appuyait sur la fourchette, et pouvait être aperçu en écartant les grandes lèvres; il était très-gonflé, d'un rouge brun, ferme à la circonférence, mais de plus en plus ramolli vers l'orifice, qui était dilatable au point de laisser pénétrer le doigt, mais non béant; la lèvre antérieure paraissait plus volumineuse que la postérieure. Il s'écoulait de l'orifice un liquide rouge; le toucher fit couler une assez grande quantité de sang noir.

La bouffissure et le gonflement de l'abdomen ne permirent point d'obtenir de résultat du toucher hypogastrique, mais le toucher par le rectum fit sentir toute l'étendue de l'engorgement; il paraissait avoir environ deux pouces de hauteur et se confondait, sans démarcation sensible, avec le corps de la matrice, dont je pus sentir la forme et les limites postérieures. — Prescription : *Position horizontale, siége élevé à l'aide d'un paillasson de balle d'avoine; saignée de 3 poilettes, frictions rudes sur toute la peau, boissons acidulées, bouillons et potages légers.*

Dès le quatrième jour, l'utérus était remonté par le fait de la position couchée de la malade; il y avait moins d'écoulement. Trois petites saignées sont pratiquées à six ou huit jours d'intervalle; des ventouses sèches nombreuses et des sinapismes sont promenés sur la peau. L'engorgement était réduit de plus de moitié au bout de six semaines; le col était souple, mou, mais saignant encore facilement par le toucher; la-douleur et tout sentiment incommode avaient disparu. Deux autres petites saignées sont faites, mais sans grande diminution dans l'engorgement du col, dans sa mollesse et sa susceptibilité à saigner. En juin, les digestions étaient difficiles; les forces reprenaient peu; il y avait atonie générale et même locale. Je crus pouvoir passer à l'usage des toniques et des astringens. (*Eau de riz vineuse, pilules avec le sulfate de fer cristallisé, et l'extrait de gentiane.*) En juillet, tout écoulement avait cessé; le col de l'utérus était du volume du pouce, souple, mou et élastique; l'appétit reprenait; la malade put commencer à se lever. D'après mon conseil, elle quitta sa maison et alla habiter la campagne; elle fut plus de deux ans avant de reprendre ses forces et son teint : depuis lors, sa santé est plus robuste peut-être qu'autrefois, et n'a pas été un instant dérangée.

TRENTE-UNIÈME OBSERVATION.

Hémorrhagie utérine de l'époque critique, entretenue par un engorgement congestif.

Une autre logeuse en garni de la rue Sainte-Croix-de-la-Bretonnerie, auvergnate de quarante-cinq ans, grande et d'une constitution vigoureuse, avait un écoulement sanguin presque continuel depuis dix-huit mois, avec pertes plus ou moins abondantes toutes les six ou huit semaines : ces hémorrhagies l'épuisaient, et avaient résisté aux moyens ordinaires, c'est-à-dire à des boissons mucilagineuses ou astringentes. Une hémorrhagie plus prolongée que les autres inquiète cette femme, parce qu'elle l'empêchait de surveiller sa maison comme de coutume; l'on me demande un moyen pour la modérer, et non pour l'arrêter complètement, parce qu'un grand médecin a dit que c'était un mal nécessaire, un accident naturel qui dépendait de l'âge critique! Je voulus pratiquer le toucher, l'on s'y opposa formellement. Ayant inutilement cherché à faire concevoir la nécessité de m'assurer par ce moyen de la cause de l'hémorrhagie, afin de ne pas traiter la maladie en aveugle, je m'en allai sans rien conseiller. La malade, alors plus docile, me renvoya chercher le lendemain. Je trouvai le col de l'utérus du volume d'une très-grosse noix, mollasse, saignant, et sensible au contact du doigt explorateur.

Ayant affaire à une personne peu facile, je pris le parti de l'effrayer en la menaçant du développement prochain d'un cancer, si elle ne se soumettait entièrement au traitement convenable à sa maladie. *Trois saignées, le repos absolu, un régime tenu,* et six semaines plus tard l'usage des *eaux minérales de Spa,* ramenèrent le col de l'utérus à son état ordinaire. Depuis lors, quelques hémorrhagies se sont manifestées, mais la malade, éclairée par le passé, me faisait appeler dès leur début, et il a toujours suffi d'une petite saignée et de quelques jours de repos pour arrêter ces accidens. Cependant il restait encore une douleur vague dans tout le bassin, avec sentimens de brûlure et d'élancemens dans le bas des reins, sensations dont je ne pouvais trouver la cause dans l'utérus qui me paraissait complètement guéri. Je pensai que ces douleurs dépendaient d'une névralgie diffuse, ce dont j'avais déjà vu plusieurs exemples. Quelques vésicatoires volans appliqués sur les reins et les hanches les firent disparaître.

Depuis deux ans, cette femme n'a pas vu sa santé se déranger un seul moment, et la guérison de l'affection utérine paraît complètement consolidée.

N'est-il pas évident que les deux malades qui m'ont fourni le sujet de ces dernières observations auraient été vouées à une altération cancéreuse consécutive, si, par un traitement approprié, l'on n'eût détruit l'engorgement de l'utérus? Chez combien de femmes ne préviendrait-on pas cette redoutable maladie, si l'on prenait plus de soins de s'assurer de son origine?

TRENTE-DEUXIÈME OBSERVATION.

Congestion hémorrhagique suivie d'inflammation chronique de l'utérus. — Abcès, induration. — Résolution sous l'influence d'un amaigrissement extrême occasioné par une gastro-entérite chronique.

Madame T****, grande et forte, a eu quatre enfans; le dernier, à l'âge de trente-trois ans. Pour parer aux désordres que l'inconduite de son mari occasionait dans sa petite fortune, elle travaillait jour et nuit à la casse, dans une imprimerie. Enfin, pour s'étourdir sur ses chagrins, elle fit usage de boissons alcoholiques. En approchant de sa quarantième année, elle eut des pertes fréquentes, et comme elle sentait ses forces tomber, et que son estomac refusait les alimens, elle espéra trouver dans l'abus du vin et surtout des liqueurs alcoholiques le moyen de se soutenir.

En 1817, Madame T***, alors âgée de quarante-deux ans, ressentit des douleurs dans le bassin; l'écoulement sanguin, qui était devenu continuel, se suspendît, et les symptômes d'une inflammation très-aiguë du bas-ventre se manifestèrent. Ils cédèrent à *une saignée copieuse*, à *deux applications de sansues*, enfin au *traitement antiphlogistique*. La malade néanmoins conserva de la douleur dans le bas-ventre, mais il ne fut pas possible de l'empêcher de retomber dans sa funeste habitude. L'inflammation aiguë revint à trois reprises, jusqu'au milieu de 1818; dans l'intervalle les pertes reparaissaient.

Après la dernière inflammation, l'on sentait l'utérus développé derrière les pubis; la tumeur s'étendit vers la fosse iliaque droite, et au mois de novembre, un flot de matière puriforme s'échappa de la vulve; la tumeur iliaque avait disparu le lendemain, mais la tumeur post-pubienne se dessinait jusqu'à deux pouces au-dessus des pubis; elle était égale et dure; cependant la pression que j'exerçai sur elle occasiona l'écoulement d'un liquide sanguinolent. A quelque temps de là, tout le membre abdominal droit devint le siége de douleurs insupportables, et d'un engorgement général, tel que ce membre avait deux fois le volume du membre opposé. Cette leucophlegmasia alba dolente disparut insensiblement, mais ne fut entièrement terminée qu'après six mois de durée. Les hémorrhagies utérines avaient reparu, et toutes les fois qu'elles étaient suspendues, soit par suite d'émotions morales, soit par suite d'imprudences dans le régime, la malade était en proie à des douleurs abominables très-intenses, de la fièvre et de l'insomnie; le repos et des fomentations émollientes ramenaient le calme en favorisant le retour du sang.

En 1819, la tumeur hypogastrique avait augmenté de volume à tel point, que l'utérus était développé comme au sixième mois de grossesse; il était douloureux et résistant à la pression. Ni *les fomentations émollientes*, ni *les applications réitérées de sangsues* sur le ventre, ni *les frictions avec le calomel*, ni *les bains*, ni *un régime*, peu régulier à la vérité, n'avaient pu entraver le développement progressif de cette tumeur. Pour la première fois, Madame T*** voulut bien se laisser toucher, et j'avouerai qu'ayant cru suffisans, pour établir mon diagnostic, les symptômes et signes apparens, je n'avais pas fait jusques là de fortes instances pour vaincre la répugnance de la malade.

Je trouvai le col de l'utérus épais, saillant et descendant jusqu'à quelques lignes de l'isthme du vagin, d'un tissu mou, excepté la lèvre antérieure, qui, plus volumineuse, présentait en devant une résistance comme squirrheuse : l'orifice, béant, laissait échapper un liquide sanguinolent, dont le toucher augmenta la quantité. Par la combinaison du toucher vaginal, avec le toucher hypogastrique, je m'assurai que la tumeur était formée par l'utérus considérablement engorgé, et qu'elle ne présentait pas de fluctuation ; ce qui détruisit l'opinion que je m'étais faite, qu'un nouvel abcès pouvait bien exister.

Déjà des alternatives de constipation et de diarrhée, des nausées, des vomissemens spontanés, les douleurs moins aiguës mais plus continuelles du bas-ventre, avaient amené un amaigrissement considérable; la diarrhée devint permanente, une fièvre hectique se déclara dans les trois mois qui précédèrent la mort; des symptômes adynamiques semblaient annoncer une mort prochaine; et cependant la langue, les dents et les lèvres se nettoyaient de la croûte noire et fuligineuse qui les couvrait; l'assoupissement et l'état général de stupeur se dissipaient, et la malade paraissait se ranimer, au point qu'elle pouvait rester levée pendant quelques heures. J'avouerai que ces symptômes pseudo-adynamiques survenaient principalement après l'administration de quelques médicamens toniques ou opiacés, que je conseillais, soit dans l'intention d'arrêter la progression effrayante de la chute des forces, soit pour modérer la diarrhée. Je m'aperçus enfin que l'usage de ces substances produisait des effets contraires à ceux que je me proposais d'obtenir ; l'affaiblissement marchait plus vite ; un sentiment de chaleur et de brûlure se faisait sentir dans l'estomac ; enfin la sécheresse extrême de la bouche et de la gorge, la permanence de la diarrhée, annonçaient qu'une gastro-entérite menaçait plus directement l'existence de la malade.

Le marasme augmentait de jour en jour, et ce ne fut pas sans le plus grand étonnement que je sentais aussi de jour en jour la tumeur hypogastrique diminuer de volume, tellement qu'à la mort, qui arriva le 11 mars 1819, elle dépassait à peine le pubis, et paraissait tout au plus grosse comme un œuf d'oie. Rien de particulier ne s'était cependant échappé de la vulve, sinon que l'écoulement était devenu séreux, de sanguin qu'il était auparavant.

L'ouverture ne put être faite, à mon grand regret.

Je n'ai pas moins regretté depuis de n'avoir pas insisté sur un traitement plus actif et plus persévérant. Je considérai l'engorgement de la matrice comme un état squirrheux ou cancéreux, et crus sur la parole des maîtres, que l'on ne pouvait que pallier une telle maladie inévitablement incurable.

Ce fait n'a pas peu contribué à m'engager par la suite à examiner les affections utérines avec plus d'attention que je ne l'avais fait jusques là, et les succès que j'ai obtenus dans le traitement de ces maladies, en dépassant mes espérances, ont récompensé mes efforts.

TRENTE-TROISIÈME OBSERVATION.

Engorgement par congestion sanguine au troisième degré. — Mort.
— Autopsie.

Rosalie D***, âgée de vingt-six ans, accouche pour la troisième fois, en février 1814, après une grossesse pénible et un travail long et douloureux ; les lochies, peu abondantes d'abord, le deviennent davantage après la fièvre de lait ; l'écoulement continue sans interruption, tantôt plus, tantôt moins abondant. La malade se lève cependant après l'expiration des neuf jours, et reprend son travail habituel de couturière.

Elle entre, en juin, à l'hôpital Saint-Antoine, dans le service de M. Prat, où je faisais alors ma dernière année d'internat. Depuis son accouchement le sang n'avait pas cessé de couler, le plus souvent peu abondamment il est vrai ; elle ne pouvait rester long-temps ni debout, ni assise, parce que des douleurs, qu'elle ressentait constamment dans le bas des reins, devenaient alors insupportables ; elle avait perdu l'appétit et les forces ; l'amaigrissement était considérable. Voici dans quel état se trouvait la malade quand je l'examinai :

Bas-ventre sensible à la pression, douleurs violentes dans les reins ; l'utérus est engorgé, peu consistant, douloureux, et il existe une perte de sang modérée ; il s'écoule incessamment de la vulve un liquide séreux, de couleur brunâtre et d'une odeur fade; tous les soirs à cinq heures accès de fièvre, palpitations, soif vive.

Un soulagement marqué, et une diminution dans les symptômes, furent le résultat du *repos*, des *cataplasmes émolliens* et d'*un régime doux;* mais des écarts de régime, des chagrins particuliers (et nous dirons maintenant, la faute de n'avoir pas reconnu la nature de la maladie, et conséquemment de ne l'avoir pas combattue convenablement), toutes ces circonstances contribuèrent à rappeler les accidens. On opposa en vain à l'acuité des douleurs, les opiacés, la ciguë, etc.; elles s'étendirent à tout le bas-ventre qui se tuméfia; les accès fébriles revinrent, plus intenses et plus longs; en même temps il survint un écoulement utérin, abondant, d'une odeur infecte; diarrhée opiniâtre, ténesmes continuels, excrétion fréquente et douloureuse d'urines épaisses et fortes en odeur comme en couleur, toux sèche, soif inextinguible, dépérissement rapide, mort le 4 octobre, après sept mois de maladie et trois et demi de séjour dans l'hôpital.

Autopsie. — La tête n'a pas été ouverte; les poumons sont très-sains; le cœur et ses dépendances n'offrent rien à noter; foie volumineux, décoloré; vésicule biliaire rempli d'une bile brunâtre et trouble.

La partie inférieure de la masse intestinale adhérait à une tumeur qui occupait le bas-ventre, s'étendait d'une fosse iliaque à l'autre, et plongeait dans le bassin, dont elle semblait remplir toute l'excavation ; les ovaires, les ligamens utérins, la vessie, le rectum, et jusqu'au commencement de l'S du colon, paraissaient confondus dans cette masse. Celle-ci, dans sa totalité, présentait la consistance d'un foie un peu ramolli : en fendant cette tumeur du haut en bas, je trouvai plusieurs foyers remplis de matières puriformes, entremêlées à une sorte de sang dissous; une de ces cavités, beaucoup plus ample que les autres, placée entre le cœcum et l'utérus, communiquait avec la cavité utérine par une ouverture de quatre à cinq lignes de diamètre.

Au milieu de cette masse altérée, existait une cavité qui, par sa forme, sa communication avec le vagin, paraissait être celle de l'utérus; sa surface interne avait un aspect comme vitreux, elle contenait une sérosité brune extrêmement infecte.

Le tissu de la tumeur était mou, comme spongieux, gorgé d'un sang noir; en un mot, il offrait l'aspect de la rate à demi putréfiée, et se déchirait avec la plus grande facilité.

Cependant à la partie antérieure où cette tumeur adhérait à la vessie, le tissu était moins infiltré de sang, plus ferme, et offrait encore assez distinctement des traces d'organisation fibreuse, indiquant que la paroi antérieure de la matrice était là beaucoup moins altérée qu'ailleurs.

Le col utérin était confondu avec la masse entière; son orifice était béant; la mollesse du tissu altéré était d'autant plus grande que l'on s'approchait de la surface interne; celle-ci était comme villeuse ou pultacée.

La muqueuse vaginale, le pourtour de la vulve, le périnée, l'anus, étaient d'un rouge foncé, et paraissaient comme excoriés.

TRENTE-QUATRIÈME OBSERVATION.

Engorgement sanguin du col de l'utérus parvenu à la troisième période.

Le fait qui forme le sujet de cette observation, m'a semblé mériter d'être rapporté, bien qu'incomplet; il pourra donner une idée précise de la manière dont se développe cette espèce d'engorgement, faire voir comment il constitue par ses progrès le genre particulier de cancer que nous avons désigné par le nom de *cancer mou ou sanguin*, et servir de type pour les signes qui lui sont propres.

Madame D***, d'un tempérament lymphatique, a eu quatre enfans, le dernier à l'âge de trente-deux ans. Toutes ses couches ont été laborieuses et suivies d'une prolongation des lochies pendant plusieurs semaines. Depuis, les règles se sont montrées plus abondantes, et duraient plus long-temps qu'auparavant. A quarante-deux ans, douleurs de reins, sentiment de pesanteur dans le bassin, pertes utérines fréquentes, que la malade regarde comme des phénomènes naturels ou inévitables de l'âge qu'elle atteignait.

A quarante-six ans, l'écoulement de sang est continuel avec des redoublemens répétés ; l'habitude extérieure du corps présentait encore alors les vestiges d'un grand embonpoint passé. Le tissu cellulaire sous-cutané paraissait très-développé, mais la flaccidité des chairs, l'infiltration des paupières, des joues, indiquaient qu'au lieu de graisse, il n'y avait que boursoufflement ou œdématie. La peau était pâle, le revers des paupières, les caroncules lacrymales, les lèvres, les gencives, la langue, toutes les portions apercevables des membranes muqueuses étaient complètement décolorées.

Le sang, qui coule incessamment de la vulve, forme sur le linge des taches d'un rouge brun, avec ou sans auréole séreuse. Des caillots plus ou moins volumineux, noirs, et sans odeur remarquable, s'échappent assez souvent.

Je rencontre, à deux pouces du vagin, une tumeur qui en occupe le fond, du volume de la grosse extrémité d'un œuf d'oie, mais aplatie à sa surface inférieure, dont le centre est profondément ombiliqué par une ouverture que l'on reconnaît pour être l'orifice utérin. La circonférence de cette tumeur, produite par l'engorgement du col de l'utérus, représente une espèce de bourrelet, mais peu saillant et séparé du cul-de-sac vaginal par un sillon peu profond. La résistance et l'aspect lisse de cette circonférence indiquent que là le tissu utérin du col a en partie conservé son intégrité ; mais à mesure que le doigt explorateur approche du centre de la tumeur, il sent sa surface douce, comme granulée et à grains larges, mais superficiels, et le tissu d'une mollesse progressive, au point qu'il cède et paraît s'écraser sous une pression modérée. Cet affaissement s'accompagne d'une sensation de crépitation que j'éprouve également en comprimant entre mes doigts indicateur et médius la tumeur, pour en mesurer approximativement le diamètre transversal. Ces recherches provoquent un écoulement abondant de sang noir.

L'engorgement, vu directement au moyen du spéculum, paraît lisse, d'un rouge brun foncé, recouvert de lamelles de sang caillé; je les enlève, et je vois sourdre de toute la surface un sang qui ne tarde pas à se coaguler et à former de nouvelles couches. L'orifice central infundibuliforme est rempli de sang moitié coagulé, moitié liquide, qui tombe et se renouvelle en peu d'instans.

Le pouls conservait encore de la force et de la dureté; tout le bas-ventre était sensible à la pression; néanmoins je pus facilement explorer la région hypogastrique, et sentir l'utérus derrière les pubis, grâce à l'ampleur et au relâchement des parois abdominales. Le corps de cet organe me parut sain, au moins dans son fond.

Je prescrivis un *repos absolu*, la *position horizontale*, une *petite saignée du bras*, des *dérivatifs* à promener sur différens points de la peau, et une légère décoction de *racine de ratanhia* pour boisson.

Les pertes deviennent moins abondantes, la malade reprend quelque peu de force; mais l'engorgement reste au même degré.

Il est évident qu'au point où l'altération était parvenue, la thérapeutique médicale ne pouvait offrir que des palliatifs. Il n'y avait de guérison possible que dans la destruction complète de la partie malade par l'instrument ou la cautérisation. Mais jusqu'où s'étend l'altération? Est-elle complètement accessible à ces moyens chirurgicaux? Tandis que je temporise pour bien m'assurer de ses limites, pour me décider sur le choix de la méthode, et laisser à la malade le temps de reprendre un peu de forces, sous l'influence d'un régime plus analeptique, un médecin qui *se renomme* pour la cure des cancers de l'utérus par la cautérisation, voit la malade à mon insu, promet un succès que je n'avais fait espérer que comme bien incertain..... Je n'ai pas revu la malade depuis........

L'état pathologique dont je viens de tracer quelques histoires particulières détaillées, a donc une forme qui lui est propre, des caractères bien tranchés. Il se présente très-fréquemment dans la pratique pour qui veut le voir.

Dans ses premières périodes, il a les apparences des pertes ou hémorrhagies utérines essentielles, et il arrive ici ce qui a lieu relativement à l'aménorrhée et à la disménorrhée; on ne voit que le trouble de la fonction menstruelle dans les deux cas! L'affection fondamentale, méconnue et négligée, amène par une marche insidieuse, à des altérations plus profondes et incurables.

Quand elle a atteint sa troisième période, cette maladie se dessine d'une manière tellement évidente, qu'on ne peut plus la méconnaître, je veux dire quant à son existence; car pour sa nature, on ne la soupçonne même pas. En effet, comme l'affection revêt alors quelques unes des formes des altérations dites cancéreuses, on confond les symptômes qui la caractérisent avec ceux propres au *squirrhe proprement dit,* et de leur amalgame disparate on compose une description générale de cette dernière maladie. Je ne sache aucun auteur qui n'ait commis cette erreur. C'est ainsi que l'on répète que dans le squirrhe il y a tantôt dysménorrhée ou aménorrhée; d'autres fois des pertes utérines fréquentes ou continuelles. Or nous démontrerons que dans le squirrhe de la matrice, les hémorrhagies sont peu communes, et rien moins que constantes, parce qu'elles ne sont qu'accidentelles ou éventuelles, tandis qu'elles forment un des caractères constans de l'engorgement par congestion sanguine qui nous occupe.

Ne dit-on pas aussi que la couleur de la tumeur formée par l'engorgement squirrheux du col de l'utérus est tantôt rouge, tantôt blanche? Quelques uns vont plus loin même; ils attribuent plus spécialement la couleur *rouge-brun* à l'état squirrheux, comme signe distinctif de la simple induration, qui offrirait une couleur plus blanchâtre. Erreur gratuite! Comment le squirrhe, dont l'un des caractères anatomiques est la couleur *gris plus ou moins clair*, serait-il rouge sur le vivant? Il faut admettre, quand ce phénomène se présente, que la superficie de la tumeur non atteinte par l'altération squirrheuse est frappée d'inflammation, ce qui arrive quelquefois; mais alors la couleur rouge n'appartient pas au squirrhe; elle n'est qu'accidentelle et le résultat d'une complication.

Il est vrai que quand le squirrhe est avancé, il éprouve, dans quelques cas, des altérations qui lui prêtent la plupart des signes propres à l'engorgement sanguin; il se ramollit; les vaisseaux qui le parcourent, eux-mêmes désorganisés, laissent extravaser le sang, qui se mêle à la propre substance du squirrhe; la tumeur devient molle et brune; elle laisse suinter un sang noir par la pression, tous caractères de l'engorgement sanguin; mais si l'on remonte à l'origine de la maladie et à la marche qu'elle a suivie, la différence pourra facilement être reconnue. On pourrait plus facilement confondre l'engorgement sanguin hémorrhagique avec le fongus du col de l'utérus : ces deux affections présentent entre elles de grandes analogies; aussi beaucoup de cas de fongus ou de cancer fongueux de l'utérus rapportés par les auteurs, appartiennent évidemment à l'engorgement sanguin parvenu au dernier degré. Beaucoup de traits dans l'histoire des fongus, tracés dans les ouvrages, s'appliquent parfaitement à notre engorgement hémorrhagique, mais on n'a pas su en expliquer l'origine et le développement. On a laissé à entendre, quand on ne l'a pas positivement établi, que le fongus pouvait résulter d'une sorte de végétation qui se fait à la surface du col, plus ou moins restée intacte, de l'utérus. J'ai vu de ces fongus véritables formant une espèce de champignon comme enté sur le col, qui lui servait de pédicule; mais alors les écoulemens sanguins ne portaient pas ce caractère de ténacité, d'abondance et de continuité qu'ils présentent dans l'engorgement hémorrhagique : alors la base rétrécie de la tumeur indiquait qu'il y avait, non pas seulement engorgement du col utérin, mais véritable exubérance.

La distinction de ces deux états me paraît être d'une grande importance pour le traitement chirurgical. Dans le cas de fongus par exubérance, on pourra espérer d'atteindre facilement les limites du mal au moyen de la ligature, de l'incision ou de la cautérisation. Au contraire, s'il y a engorgement hémorrhagique, il est à craindre que l'altération, ayant une extension difficilement appréciable jusque dans le corps de l'organe, rendra par cela même tout traitement chirurgical très-douteux dans ses résultats. Ce jugement se trouve confirmé par un fait que nous devons à l'obligeance de notre savant confrère Hervez de Chegoiny (*Voy*. Obs. 75). On ne confondra pas cette espèce d'engorgement avec les végétations ordinaires, reconnaissables à leur forme, ni avec les varices du col utérin, également faciles à distinguer à leur couleur bleuâtre, à l'inégalité des bosselures qu'elles forment, à la fluctuation qu'elles présentent, et à la facilité de les affaisser par une compression, même modérée.

On se rappellera aussi que la grossesse avec implantation du placenta sur l'orifice utérin présente quelques uns des signes caractéristiques de l'engorgement hémorrhagique : ainsi, le col de l'utérus est plus épais que dans les cas ordinaires à cause de ses communications vasculaires et circulatoires avec le placenta; il paraît mou parce qu'il ne perd pas beaucoup alors de sa souplesse naturelle; il donne lieu à des hémorrhagies, qui se renouvellent ou augmentent sous l'influence des mêmes causés que dans l'engorgement hémorrhagique; mais l'erreur ne saurait durer long-temps, en supposant qu'on puisse la commettre; bientôt les signes propres à la grossesse se caractérisent positivement et indiquent la source des pertes utérines.

Le renversement de l'utérus après l'accouchement peut aussi simuler l'engorgement hémorrhagique du col; mais la circonstance de l'accouchement, l'absence de l'ouverture centrale, l'existence du rebord de l'orifice, qui embrasse la circonférence de la tumeur quand le renversement est incomplet, sa forme pédiculée quand le renversement est complet,

tous ces signes ne peuvent laisser subsister long-
temps la méprise.

Le diagnostic sera plus obscur dans les cas de polypes encore enfermés dans la cavité utérine : le
temps seul pourrait peut-être l'éclairer.

***

ENGORGEMENS INFLAMMATOIRES DE L'UTÉRUS.

Synonymie : Métrite , hystérite , inflammation ou phlegmasie rouge
de l'utérus.

Il ne doit être question dans ce Mémoire ni de
l'inflammation de la membrane séreuse qui enveloppe
la surface externe de la matrice, ou lui forme des ligamens, ni de celle qui se borne à sa surface interne
et constitue une forme morbide particulière, désignée
par le nom de *catarrhe utérin.* Nous n'avons à nous
occuper ici que de l'inflammation qui a son siége
dans le parenchyme même de l'utérus;

Relativement à son développement, à sa marche
et à son intensité, la métrite proprement dite se distingue en aiguë et en chronique.

MÉTRITE AIGUE.

Ayant eu principalement pour but de traiter des
engorgemens chroniques de la matrice, l'histoire de
la métrite à l'état aigu pourrait paraître ici dépla-
cée; mais comme c'est par elle que débute souvent
l'état chronique, j'ai cru ne pouvoir me dispenser
non pas d'en donner une histoire détaillée et com-

plète, mais d'en tracer le tableau à grands traits. Il m'offrira d'ailleurs l'occasion de présenter sur cette affection quelques considérations qui ne seront pas sans quelqu'intérêt.

J'ai dit qu'il existait cette différence entre l'état congestif ou fluxionnaire de la matrice et son inflammation, que dans le premier cas l'engorgement était pour ainsi dire passif, le parenchyme utérin se laissant pénétrer et distendre par le sang qu'y pousse le mouvement fluxionnaire, tandis que dans l'état phlegmasique cet engorgement est essentiellement actif. C'est dans le tissu utérin que commence ou que s'établit de prime abord l'exagération vitale appelée irritation, qui y attire et y développe le mouvement fluxionnaire. Dans la congestion, l'utérus paraît donc être le terme du mouvement morbide; il en est le foyer dans la métrite. Ceci explique pourquoi l'engorgement par congestion occupe d'ordinaire la totalité ou une partie complète de l'organe, le corps ou le col en entier par exemple; tandis que l'inflammation peut être bornée à une partie très-limitée. Elle n'attaque quelquefois que l'une ou l'autre base du col utérin; on l'a vue affecter exclusivement la face antérieure du corps (1), etc. Je rappellerai aussi, comme conséquence de ces considérations, que l'engorgement par congestion acquiert parfois un développement auquel parvient rarement celui par inflammation. Je

____

(1) Nauche. *Traité des maladies des femmes.*

suis persuadé qu'un grand nombre des engorgemens considérables rapportés à la métrite puerpérale dépendent presqu'uniquement d'un simple état de congestion : les accidens locaux et généraux de la métrite aiguë même bornée, sont ordinairement très-prononcés ; combien ne devraient-ils pas être violens, si l'inflammation était la cause de ces engorgemens, quelquefois énormes, dont on voit parfois l'utérus affecté à la suite de l'accouchement ?

Tout ce qui est susceptible d'irriter soit indirectement soit directement ou immédiatement la matrice, peut donner lieu à l'inflammation de son tissu. Cette affection sera d'autant plus imminente que les causes propres à la déterminer surprendront l'organe aux momens où il est le centre de mouvemens fluxionnaires et le siége d'engorgement congestif, comme aux époques menstruelles, à la suite des couches, etc.

Les causes les plus ordinaires de la métrite sont :

1° *Mécaniques ou physiques :* les secousses communiquées par des chutes sur les pieds, les genoux ou le bassin ; l'introduction et le contact de corps étrangers, comme la présence d'un pessaire, la disproportion du pénis absolue ou relative à l'état naturel ou accidentel d'abaissement de l'utérus ; la distension trop forte que fait éprouver à cet organe le produit de la conception, les violences qu'il aura éprouvées ou auxquelles il aura été soumis par un travail de parturition long et douloureux, par un accouchement laborieux, par des manœuvres ou l'instrumentation obligée pour le terminer, ou par une délivrance difficile.

2º *Chimiques ou médicamenteuses directes*, comme les injections irritantes faites dans l'intention de modifier ou de supprimer des flux sanguins et humoraux anormaux produits par le vagin ou la matrice même.

3º *Chimiques internes, soit médicamenteuses, soit alimentaires :* l'usage d'alimens, de boissons ou de condimens échauffans, de médicamens généraux irritans, stimulans, ou ceux qui ont une action spéciale sur l'utérus.

4º *Physiologiques.* Ainsi, l'excitation des organes génitaux par des désirs non satisfaits, ou par la masturbation, l'acte vénérien, etc.

5º *Pathologiques.* Toutes les autres affections de l'utérus sont très-susceptibles d'y appeler l'inflammation.

6º *Spécifiques.* Le virus vénérien.

Je dois mentionner ici, pour la réduire à sa juste valeur, une opinion que j'ai vue quelque part. On prétend que dans la métrite puerpérale, la tumeur considérable que l'on sent dans la région hypogastrique était en grande partie formée par une couche albumineuse épaisse, résultant de l'inflammation concomitante de l'enveloppe péritonéale de l'utérus qu'elle embrassait et dont elle dessinait les formes. J'ai bien rarement vu cette couche prétendue, et j'ai tout lieu de penser que la tumeur appartient dans le plus grand nombre de ces cas à l'utérus, dont les parois sont engorgées outre mesure, moins à la vérité par l'effet de l'inflammation que par une congestion sanguine, soit essentielle, soit concomitante avec l'inflammation bornée à une partie plus ou moins limitée de l'organe. Le peu de sensibilité de la tumeur hypogastrique, proportionnellement à son développement, explique comment, en l'attribuant à une métrite aiguë, on a pu supposer l'existence d'une couche albumineuse assez épaisse pour défendre l'utérus des effets douloureux de la compression exploratrice.

Les signes de la métrite aiguë sont le gonflement avec augmentation apparente de la densité du tissu de l'utérus. Je dis apparente parce que la dureté que celui-ci présente ne dépend pas d'une augmentation de consistance, puisqu'au contraire les épreuves microscopiques démontrent sa friabilité, mais parce qu'elle résulte seulement de sa distension par la présence en excès dans son parenchyme, des fluides, et notamment du sang, qui l'engorgent.

Le col de l'utérus qui est le siége de cette inflammation ou qui la partage, est chaud, d'un rouge plus ou moins vif. Outre des douleurs intermittentes dues aux contractions du tissu de l'utérus, et qui constituent les tranchées ou coliques utérines, cet organe est sensible à la pression, et, en outre, le siége de douleurs continuelles. La pression des parois abdominales suffit pour les réveiller plus violentes, ce qui oblige les malades de se tenir les jambes et les cuisses fléchies, le bassin relevé, afin de tenir les parois abdominales dans un état permanent de relâchement. Il ne s'écoule de la surface interne de l'utérus et du col, qu'une petite quantité de sang plus ou moins séreux. Les flux plus abondans qui pouvaient exister avant le développement de l'inflammation sont par elle taris. Ainsi les règles sont supprimées et les lochies arrêtées.

Les parties voisines, et par le fait de ce voisinage ou des rapports plus immédiats qu'elles ont avec la matrice, deviennent aussi le siége de phénomènes plus ou moins constans.

De la compression qu'exerce l'organe malade sur les nerfs sacrés, des tiraillemens qu'éprouvent ses ligamens, résultent des douleurs dans les régions lombaires, sacrées et inguinales; un sentiment insupportable d'engourdissement ou de contusion dans les fesses; une sensibilité exquise de la face antérieure des cuisses qui ne supportent quelquefois pas sans douleurs le simple frottement de la chemise ou des draps.

La compression de la vessie, aussi bien que son irritabilité exaltée, donnent lieu à un besoin d'uriner à chaque instant renouvelé, ou à l'écoulement involontaire de l'urine. Les mêmes causes, agissant sur le col de la vessie et le canal de l'urètre, provoquent la dysurie et la rétention d'urine. C'est de la même manière que sont déterminés, tantôt la constipation, d'autres fois la diarrhée avec des ténesmes et des épreintes très-pénibles. Toutefois ces phénomènes peuvent être produits par l'inflammation qui s'est propagée de la matrice aux organes qui les fournissent.

En même temps se manifestent des symptômes généraux parmi lesquels prédominent ceux caractérisant un état fébrile plus ou moins intense, avec exaspérations vespériennes et une disposition toute particulière aux nausées et aux vomissemens. Il m'a semblé que ces phénomènes sympathiques étaient le plus souvent nuls ou bien moins marqués dans les engorgemens dont le volume considérable faisait présumer un état de congestion simple, que dans les engorgemens peu développés accompagnés de phénomènes locaux indiquant un état inflammatoire incontestable.

La métrite peut être portée à un degré d'intensité tel que le trouble qu'elle entraîne dans les fonctions générales amène la mort en quelques jours, rarement cependant avant le septième, à moins de complication de péritonite, comme à la suite de couches. Souvent dans ces cas la suppuration développée à la surface interne ou dans l'épaisseur des parois de cet organe, et surtout dans les sinus utérins, se propage aux veines, et son produit, entraîné dans le torrent circulatoire, va au loin exercer une action délétère sur les organes immédiatement essentiels à la vie. C'est de cette manière qu'a fréquemment lieu la terminaison funeste de la métrite puerpérale, comme l'ont démontré par leurs savantes recherches les docteurs Cruveilhier et Dane.

D'autres fois c'est à l'extérieur de l'utérus ou au-dessous de la tunique péritonéale ou dans l'épaisseur de ses ligamens, etc. que la suppuration s'établit et forme des foyers plus ou moins volumineux, tantôt s'ouvrant dans la cavité péritonéale, ou dans le rectum, ou par la vessie, ou dans le vagin; d'autres fois se manifestant à l'extérieur, soit directement, soit après avoir fusé à travers des voies cellulaires plus ou moins longues et détournées, ainsi, au-dessus des pubis, aux aines, aux lombes, aux fesses, etc. Je possède plusieurs exemples de ces terminaisons ordinairement heureuses, que je me propose de faire connaître plus tard.

Il n'est pas rare de trouver à la suite de ces métrites violentes, à marche rapide et à terminaison promptement funeste, quelques portions de l'utérus ramollies, réduites en putrilages et frappées de gangrène. On reconnaît pendant la vie cette altération à la couleur noire, et surtout à l'odeur putride que répandent les matières qui s'écoulent du vagin. Mais il faut remarquer que ces signes n'annoncent pas toujours la gangrène de la matrice : ils sont également fournis par la putréfaction de portions de placenta, de membranes ou de caillots qui ont été retenues et ont séjourné dans la cavité utérine. La méprise est alors d'autant plus facile que ces rétentions anormales donnent lieu aux autres signes les plus caractéristiques de la métrite, et que ces phénomènes phlegmasiformes persistent jusqu'au moment où les matériaux retenus et en putréfaction, sont expulsés, et que les phénomènes généraux, également ceux d'une réaction active dans le principe, prennent à la fin un caractère adynamique, nouvelle cause de méprise.

D'autres fois la métrite se termine par une résolution graduelle. Les symptômes perdent de leur acuité; l'utérus se dégorge, et ce dégorgement est favorisé ou annoncé par le retour des exhalations sanguines, ou par un flux muqueux plus ou moins abondant. Il est bien important de surveiller l'organe utérin dans ces cas. La grande tendance qu'a l'inflammation de passer et de se maintenir à l'état chronique est favorisée par l'abandon trop précipité des moyens thérapeutiques et la négligence précoce des précautions hygiéniques. Les femmes débarrassées de leurs souffrances, se croient facilement hors de tout danger, et malheureusement beaucoup de praticiens partagent cette trompeuse sécurité. Dans leur satisfaction vaniteuse d'avoir pu détourner un danger imminent, ils ne songent pas assez à ceux qui couvent alors pour éclater, non moins terribles, à une époque plus ou moins éloignée. Les femmes passent en peu de jours d'un bien-être que l'espoir leur faisait exagérer, à un état habituel de malaise; les fonctions de l'utérus ne se rétablissent pas. Heureux encore, quand après un temps plus ou moins éloigné on reconnaît le mal et qu'on sait lui opposer des moyens qui, rationnellement et convenablement employés, ramènent l'organe à son état naturel, et le rétablissent dans ses fonctions.

Le pronostic de la métrite aiguë, sans être aussi grave que le croient les auteurs, est toujours fâcheux. Celle qui suit l'accouchement porte surtout ce caractère. Cependant je suis convaincu par ma propre expérience que si on est assez attentif pour reconnaître et apprécier la maladie dès son début, et assez actif pour lui opposer un traitement largement antiphlogistique, on peut, sinon toujours, du moins dans la majeure partie des cas, empêcher une terminaison funeste.

On doit beaucoup espérer cet heureux résultat quand la métrite est simple. Il est plus douteux dans les complications de péritonite, et c'est même à cette complication qu'il faut attribuer le pronostic fâcheux que l'on a porté sur la métrite puerpérale.

La métrite même puerpérale qui a été provoquée par des efforts ou des violences exercées sur l'utérus est rarement fâcheuse.

Celle qui dépend de causes indirectes, comme de passions violentes, de refroidissement après l'accouchement, a un caractère bien plus grave. Il est essentiellement funeste, quand la métrite se développe, sous l'influence de causes générales, comme sous certaines constitutions épidémiques ou endémiques, ou sans autre cause appréciable, qu'une perturbation qui paraît frapper toute l'économie de certaines accouchées. Dans la plupart de ces cas, la métrite ne paraît être que l'une des expressions locales de l'altération de tout l'individu ; c'est donc sur celle-ci, et non sur la métrite exclusivement, que porte le pronostic ; il serait aussi peu rationnel de se borner dans ces cas à un traitement local, ou exclusivement dirigé contre la maladie de la matrice.

L'autopsie cadavérique des femmes, qui ont succombé à la métrite, montre le tissu de l'utérus gonflé, d'un rouge noirâtre, ramolli, friable, comme dans l'état congestif aux deuxième et troisième degrés, mais de plus le sang qui l'engorge est mêlé d'un liquide puriforme et d'une sérosité purulente ; on trouve plusieurs foyers de pus disséminés çà et là, ou rassemblés dans des cavités plus ou moins vastes. Les sinus sont aussi remplis de pus ainsi que les veines utérines, dans lesquelles on suit ce fluide jusques dans les gros troncs, et jusques dans le cœur lui-même. Enfin on rencontre quelques parties putrilagineuses, noires, et évidemment gangrénées.

On ne confondra pas avec la métrite aiguë, pour peu qu'on y porte une attention suffisante : 1° les symptômes, quelquefois très-violens, qui annoncent l'établissement ou le retour de la menstruation chez les filles ; 2° les douleurs d'accouchement ou d'avortement dans les cas de grossesse peu avancée, ou obscure, ou que les malades auraient intérêt à céler ; 3° chez les nouvelles accouchées à terme ou non : soit le renversement de l'utérus, soit l'état

congestif inévitable, accompagné de coliques utérines, soit les accidens dépendans de la rétention de
tout ou partie du placenta, des fragmens de membrane, ou de caillots de sang, ou enfin les symptômes dépendans de la présence d'un second enfant, etc.

TRAITEMENT DE LA MÉTRITE AIGUE.

Eloigner les causes qui ont déterminé le développement de la métrite, si, existant encore, elles tendent à l'entretenir; détruire, par des moyens convenables, les premiers effets de l'action de ces causes, comme avec les antispasmodiques, dans les cas d'ébranlement du système nerveux, par des passions, des émotions violentes; avec les diaphorétiques, lors de refroidissement, etc., forment les premières indications à remplir. Immédiatement après ces premiers moyens, ou simultanément, on aborde le traitement antiphlogistique : saignées générales, et par les veines brachiales de préférence; saignées capillaires au moyen des sangsues appliquées à la vulve, aux régions inguinales et hypogastriques, à l'anus ; ventouses scarifiées près des seins, aux lombes, sur le bas-ventre, aux cuisses.

Pour le choix du genre de saignée, des lieux où on doit la pratiquer, leur répétition, la quantité de sang à évacuer, on prend en considération l'état général des forces ou l'activité de la réaction, le degré d'intensité de la maladie, la période à laquelle

elle est arrivée, la nature des causes qui l'ont provoquée, et les circonstances particulières au milieu desquelles l'affection s'est développée.

En thèse générale, les saignées locales sont d'autant plus efficaces dans la métrite, qu'elles sont de prime abord plus abondantes, ou que l'on a préalablement dégorgé le système circulatoire et abattu la réaction générale par une ou plusieurs saignées veineuses.

En même temps, ou couvre le bas-ventre d'applications émollientes; on injecte des liquides adoucissans dans le vagin; on fait prendre des lavemens de même nature; on prescrit un repos absolu, la diète rigoureuse, des boissons douces et rafraîchissantes, rendues parfois laxatives ou diurétiques. Les irritans, promenés sur différens points de la surface du corps, agissent aussi avec avantage, en rappelant les mouvemens vitaux et le sang du centre à la circonférence.

La succion des mamelles, chez les nouvelles accouchées, et à son défaut, les ventouses appliquées sur ces parties, excitent ou activent d'une manière plus efficace encore le mouvement dérivatif.

Les bains, dans les cas de métrité aiguë, comme dans les péritonites péritonéales, m'ont généralement paru plus nuisibles qu'utiles; rarement j'en ai vu de bons effets; très-fréquemment ils en ont produit de mauvais. Les déplacemens toujours douloureux de la malade, la difficulté de l'entourer de précautions suffisantes pour écarter les inconvéniens ordinaires des bains, et peut-être l'appréciation difficile d'une température convenable, selon les cas particuliers; toutes ces circonstances rendent ce moyen d'une application si délicate, que mieux vaut s'en dispenser que d'y avoir recours.

Il arrive assez souvent que, malgré l'emploi aussi actif que bien entendu de tout cet appareil de moyens rationnels, l'utérus reste gonflé, engorgé, comme si la maladie locale devenait stationnaire. Les phénomènes généraux ou sympathiques, et les symptômes aigus locaux ont cédé en partie; on a beau revenir ou persister sur l'emploi des mêmes moyens, qui ont arrêté l'inflammation dans sa marche progressive, ils ne peuvent plus rien pour la faire rétrograder et amener la résolution. Il est évident que, dans ces cas, le parenchyme de l'utérus, distendu outre mesure par l'engorgement, a perdu la tonicité suffisante pour, en revenant sur lui-même, se débarrasser des fluides qui l'engorgent. Pareille chose paraît exister pour les phlegmasies pulmonaires, dans cet état nommé hépatisation, si fréquent et si funeste surtout chez les vieillards. L'analogie est encore plus frappante entre cet engorgement utérin, devenu pour ainsi dire atonique, et celui que présente la langue dans certaines glossites. Dans tous ces cas, je le répète, le sang qui engorge les tissus malades paraît être hors du cours de la circulation générale, car ce serait en vain que l'on soutirerait jusqu'à la dernière goutte du sang en circulation, l'engorgement n'en persévérerait pas moins au même degré. C'est parce que l'on n'obtient en général qu'une résolution incomplète, que souvent l'utérus conserve à la suite de métrite aiguë, les élémens d'altérations, qui, tôt ou tard, prennent un caractère grave.

Quels moyens conviendraient donc pour favoriser et obtenir la résolution, plus facile et plus complète, de ces engorgemens sanguins, parfois si tenaces, de l'utérus ? Ici l'analogie d'état pathologique, avec la pneumonie hépatisée et la glossite, nous a conduits à recourir aux mêmes moyens qui ont jusqu'ici paru les plus avantageux contre ces dernières maladies, et dont nous-mêmes avons souvent constaté l'efficacité, savoir : 1° l'émétique, comme contre-stimulant, dont tant de faits ne laissent plus douter de l'action résolutive dans la pneumonie ; les saignées locales immédiates sur la langue au moyen de sangsues ou de scarifications dans les glossites. J'ai autrefois donné une observation, très-remarquable, qui confirme les avantages que l'on peut obtenir des scarifications profondes dans la glossite (1).

Je n'ai eu qu'à me louer de l'application que j'ai faite de ces moyens aux cas de métrite aiguë, sous les conditions et d'après les règles que j'indiquerai.

Quant au tartre stibié, ce n'est pas par les voies

---

(1) *Journal général de Médecine.*

digestives que j'ai cru devoir l'administrer; j'aurais craint que, s'il n'était pas toléré, les secousses du vomissement ou n'augmentassent l'irritation et la phlegmasie de l'utérus, ou qu'elles n'exaspérassent ou développassent la péritonite, si imminente à venir compliquer la métrite à la suite des couches. C'est par l'absorption cutanée que j'ai fait pénétrer le médicament dans l'économie, en l'appliquant en frictions sur de grandes surfaces, et réitérant souvent l'application. Je dirai plus loin les règles à suivre pour éviter l'action locale de l'émétique, afin qu'il n'agisse exclusivement que par suite de son absorption.

Cette médication m'a paru produire des résultats incontestables, en activant d'une manière remarquable la résolution de la métrite, lorsque après avoir employé le traitement ordinaire, cette maladie tendait à rester stationnaire.

Ayant déjà publié les faits d'après lesquels j'ai établi ces considérations pratiques, sur l'application du tartre stibié au traitement des métrites aiguës, je n'en donnerai ici qu'un extrait succinct (1).

TRENTE-CINQUIÈME OBSERVATION.

Métrite aiguë, suite de couche : traitement antiphlogistique. Résolution prompte sous l'influence du tartre stibié, en friction.

Mademoiselle ***, âgée de vingt-six ans, fortement constituée, accouche le 15 février 1828. Le 20, à la

______

(1) *Nouvelle Bibliothèque médicale*, 1829, cahier de décembre, pages 326, 330, 332.

suite d'une émotion profonde, frisson, affaissement brusque des seins; les lochies continuent.

Le 21, abdomen tendu, dur et douloureux; tranchées utérines violentes et rapprochées, fièvre, urines rares et d'une excrétion douloureuse, constipation. (5o *sangsues*, *cataplasmes* , etc.)

22. — Abdomen souple, permettant de sentir le corps de la matrice, qui dépassait les pubis de plusieurs pouces, et était largement engorgée , dure et douloureuse à la pression; continuation des tranchées utérines. 25 *sangsues à l'hypogastre* procurent une saignée très-abondante.

23. — Même état de l'utérus, décoloration générale, affaissement, pouls petit, mou, à 120 pulsations. (*Frictions avec la pommade stibiée*, à la partie interne des membres et sur les côtés du tronc.)

24. — Utérus moins volumineux.

25 et 26, la résolution continue, et le 27, on sent à peine cet organe dans la région hypogastrique.

5 gros d'émétique ont été employés.

TRENTE-SIXIÈME OBSERVATION.

Métro-péritonite puerpérale. — Frictions avec le tartre stibié.

Mélanie, âgée de vingt-quatre ans , accouche le 11 février 1828, à sept heures du soir.

Le 12, contrariété : froid glacial avec frisson et tremblemens, douleurs lancinantes, qui du bassin s'irradient dans tout l'abdomen. La malade, couchée en supination, ose à peine se mouvoir et respirer. Régions iliaques et hypogastriques tendues, et tellement douloureuses qu'une exploration profonde est impossible; yeux brillans; plaques rouges des pommettes brusquement arrêtées sur le fond jaune pâle du reste de la figure; respiration anxieuse; nausées; pouls *bis feriens*, à 110 pulsations, et dur; chaleur sèche du tronc; extrémités froides; traits altérés et exprimant la douleur. 70 *sangsues* sont appliquées en deux fois sur l'hypogastre; *cataplasmes émolliens, diète, etc.*

13. — Le ventre est plus malade que la veille. 60 *sangsues :* perte très-abondante de sang par les piqûres.

A quatre heures de l'après-midi, abdomen encore ballonné, mais ramolli; la sensibilité diminuée permet de sentir le corps de l'utérus, formant dans l'hypogastre une tumeur du volume des deux poings réunis; douleurs lombaires, malaise et anxiété inexprimable, abattement, constipation. (*Potion huileuse kermétisée.*) Plusieurs selles ont lieu.

14. — Même état du bas-ventre. (*Frictions avec la pommade stibiée.*)

15. — Pas de changement; état de faiblesse extrême. (*Bouillon de poulet; mêmes frictions.*)

16. — L'utérus a beaucoup diminué de volume; les lochies coulent en blanc; les seins sont un peu douloureux et plus développés. Pour la première fois, la malade peut s'incliner sur les côtés.

17. — Abdomen indolent; utérus caché derrière les pubis ; seins très-engorgés.

18. — Convalescence confirmée.

4 gros de *tartre stibié* ont été employés en frictions.

TRENTE-SEPTIÈME OBSERVATION.

Métro-péritonite puerpérale aiguë. — Traitement antiphlogistique et dérivatif, largement employé. —Peu d'effet sur l'engorgement de la matrice et l'épanchement. — Efficacité du tartre stibié en frictions.

Madame Prieur, âgée de vingt-quatre ans, avorte à trois mois de grossesse ; elle redevient enceinte. Le 28 janvier 1828, présentation du bras gauche de l'enfant, avec une anse du cordon ombilical. Les eaux étaient écoulées depuis plusieurs heures, et l'épaule se trouvait engagée dans l'orifice utérin, encore dur et épais, quand je fus appelé. Le 29, à trois heures du matin, version difficile ; délivrance prompte, suivie d'une perte inquiétante, mais qui cède à l'application des réfrigérans et des astringens.

Sommeil interrompu, courbature, frissons.

Le 30. — Utérus très-developpé, col très-engorgé, suppression des lochies, remplacées par des sérosités sanguinolentes ; ventre sensible et douloureux ; teint animé ; 110 pulsations. (20 *sangsues à la vulve ; fomentations émollientes.*)

A quatre heures du soir, les symptômes abdominaux beaucoup plus violens. (60 *sangsues.*)

Le 31. — Même état : 40 *nouvelles sangsues;* les piqûres anciennes coulaient encore. A quatre heures de l'après-midi, le ventre, devenu plus souple et moins douloureux, permet de sentir l'utérus, qui, par son volume, occupait tout le bas-ventre, et s'élevait jusqu'à l'ombilic; le col de cet organe remplit le vagin, qui est sec. Fluctuation douteuse dans les régions iliaques; pouls petit, faible, 125 pulsations; décoloration générale; affaissement extrême; alternatives de chaleur et de frissons; langue sèche; soif intense; évacuations involontaires, avec ténesmes et épreintes suivies de syncopes. (*Sinapismes, vésicatoires volans, injections opiacées dans le rectum.*)

La nuit est désespérante.

1er février. — Fluctuation abdominale moins obscure; utérus dans le même état; seins complètement affaissés. (*Frictions toutes les deux heures avec 1 gros de pommade stibiée* (une partie sur six).

2. — Utérus moins volumineux; col ramolli; urines plus abondantes; suintement séreux par la vulve; pouls, 120 pulsations. (*Continuation des frictions stibiées.*)

3. — La malade a reposé. Abdomen insensible à la pression, si ce n'est vers le bassin; l'utérus se rapproche des pubis; fluctuation obscure; gargouillemens, coliques, vents. (*Tilleul et camomille; embrocations aromatiques sur le ventre; mêmes frictions.*)

4. — Abdomen ballonné, mais souple et indolent; utérus presque complètement réduit. (*Bouillons.*)

179

5. — Le mieux se soutient; appétit. (*Frictions quatre fois seulement par jour.*)

8. — La malade peut se mettre sur son séant. Retour complet à la santé, les jours suivans.

8 gros d'émétique ont été employés.

Remarques. — N'est-on pas frappé de la promptitude avec laquelle l'utérus, phlegmasiquement engorgé, a repris son volume naturel dans ces trois cas? Pour ceux qui savent combien les engorgemens de cette espèce mettent de temps à disparaître, dans les cas les plus heureux (par les moyens ordinaires), la prompte résolution sera évidemment rapportée à l'influence de l'émétique administré par absorption cutanée. Les antiphlogistiques, qui, par leur application énergique, avaient amendé la péritonite concomitante, n'avaient produit sur la métrite d'autre effet que de la rendre stationnaire. N'était-il pas à craindre une nouvelle explosion d'accidens? On doit donc attribuer au tartre stibié les honneurs de la résolution, puisque c'est immédiatement après son usage, et sous l'influence de son administration, que l'on voit ici les phénomènes morbides s'éteindre et disparaître comme par enchantement.

Pour arriver à de semblables résultats, il faut que le praticien se pénètre de la nécessité de bien apprécier l'opportunité de l'application de cette méthode de traitement; elle ne convient que quand on a déprimé l'acuité de la métrite par les moyens antiphlogistiques : autrement, cette médication pourrait être plutôt préjudiciable qu'avantageuse.

Les effets des saignées locales, faites immédiatement sur l'organe malade, ne sont pas moins prompts ni moins efficaces que ceux du tartre stibié employé en frictions : on voit, pour ainsi dire, l'engorgement diminuer et l'organe revenir à son état naturel à mesure que le sang coule.

On pourrait peut-être recourir sans inconvénient à des scarifications sur le col utérin, lorsque l'engorgement énorme de cette partie aurait résisté aux moyens thérapeutiques ordinairement employés en pareil cas. Des incisions faites en rayonnant de l'orifice à la circonférence du col, incisions auxquelles on donnerait un degré de longueur et de profondeur proportionné au volume de l'engorgement, ne laisseraient sans doute, après la résolution, que des traces linéaires à peine apercevables ; mais comme il se pourrait aussi que ces incisions dégénérassent en ulcérations ou fissures, ou que les cicatrices qui en résultent devinssent des obstacles à la dilatation de l'orifice de la matrice aux accouchemens subséquens, cette méthode, d'après ces inconvéniens possibles, ne doit pas être adoptée.

Il n'en est pas de même de l'application directe des sangsues : le dégorgement et la fonte qui en résultent s'opèrent avec une rapidité vraiment étonnante, non seulement lorsque le col seul est malade, mais même quand la métrite est générale. Un petit nombre de sangsues appliquées sur le col suffit pour opérer un écoulement de sang abondant : aussi pourrait-il être dangereux d'en appliquer, dans ces cas, plus de huit à dix à la fois; autrement, on pourrait avoir une hémorrhagie redoutable, dont il est, au reste, facile de se rendre maître par le tamponnement.

On n'aura recours à l'application des sangsues sur le col de l'utérus, dans le cas de métrite aiguë, qu'après avoir arrêté le mouvement fluxionnaire, et modéré les symptômes généraux, par le traitement ordinaire. Mais on ne poussera pas ce traitement jusqu'au point d'épuiser la malade.

Fondé sur les succès que j'en ai obtenus, je n'hésiterai pas à proclamer la saignée du col utérin par les sangsues, comme le moyen par excellence pour provoquer et produire la résolution complète de l'engorgement de l'utérus affecté d'inflammation aiguë.

TRENTE-HUITIÈME OBSERVATION.

Madame S., enceinte de sept mois, tombe dans un escalier, sur les reins. Douleurs lombaires, sacrées et abdominales ; fièvre. Deux saignées, plusieurs bains, le repos absolu, modèrent à peine ces accidens. Le douzième jour après l'événement, les douleurs, plus violentes, amènent l'expulsion simultanée d'un enfant mort et d'un placenta noir et ramolli. Lochies presque nulles. Le ventre continue d'être douloureux. Les tranchées utérines sont violentes.

et rapprochées. L'accouchée passe une nuit pénible. La sage-femme applique de son chef quinze sangsues à la vulve, et des émolliens sur l'abdomen. Celui-ci se gonfle, se tend; les accidens augmentent. Je vois la malade le lendemain. Signes manifestes de péritonite et de métrite. Le col de l'utérus est gonflé, dur, sensible à la pression, chaud. Le corps de cet organe s'élevant dans l'hypogastre et plus du côté de la région iliaque droite que de la gauche, sous forme d'une tumeur du volume de deux poings réunis. Fièvre ardente, peau sèche, soif, délire, coucher en supination, selles naturelles. (*Saignée de près d'une livre. Deux heures après, 30 sangsues au bas-ventre. Fomentations et injections émollientes.*)

3ᵉ jour. — Même état local et général, mais délire plus marqué; anxiété plus vive; 40 *sangsues répandues sur l'abdomen* produisent un écoulement de sang très-considérable. Dès le soir l'abdomen est moins tendu, moins sensible. Rêvasseries fatigantes.

4ᵉ jour. — Le mieux de la veille au soir a cessé. Les symptômes ont repris une nouvelle intensité. Les seins sont mous et flasques. *Trente sangsues.*

5ᵉ jour. — On n'a obtenu d'autre résultat que moins de tension et de sensibilité de l'abdomen; mais l'utérus reste engorgé au même point. L'état général est alarmant. Le pouls a 120 pulsations; il est petit et faible. La malade est affaissée. Des nausées, des éructations et des vomituritions extrêmement fatigantes se manifestent. *Sinapismes* qui occasionent beaucoup d'agitation sans rien changer à l'état inquiétant de la maladie.

La faiblesse de l'accouchée, la décoloration des tissus apparens, la petitesse du pouls contre-indiquaient de nouvelles émissions sanguines que l'état d'engorgement phlegmasique de la matrice semblait cependant réclamer. C'est alors que je me décidai à appliquer *six sangsues* sur le col même tuméfié de ce viscère. Elles prirent promptement et sans douleurs, se remplirent et tombèrent en quelques minutes. Environ deux poilettes de sang noir s'écoula ensuite. *Injections émollientes fréquemment répétées.— Lavemens mucilagineux.— Quelques cuillerées de bouillon de poulet.*

6e jour. —La nuit a été plus calme : le col de l'utérus peu diminué de volume, a perdu de sa dureté; il est moins sensible. Le globe utérin paraît reduit d'un tiers du volume qu'il avait; il est aussi moins sensible à la pression. État général moins alarmant. *Quatre nouvelles sangsues* au col de l'utérus. L'écoulement subséquent du sang est plus abondant qu'après la première application. La réduction de l'utérus marche rapidement. Le soir, cet organe avait à peine le volume d'un œuf d'oie. Son col, diminué de moitié de ce qu'il était encore la veille, est souple.

7e jour. —Les seins ont légèrement gonflé pendant la nuit; ils s'engorgent complètement dans la journée. Tout phénomène morbide a cessé du côté du bas-ventre et de la matrice.

Je me bornerai à cet exemple ; des cinq ou six autres faits que je pourrais en rapprocher, quelques uns sont absolument semblables à celui-ci. Les autres présentaient des circonstances qui ôtent le caractère de simplicité et de la maladie, et du traitement que nous avons eu principalement en vue de faire ressortir.

Jusqu'ici nous avons considéré la métrite comme maladie essentielle. L'inflammation aiguë vient en outre compliquer les autres états morbides de l'utérus ; elle en hâte souvent la marche ; elle active leurs transformations et leurs dégénérescences, et précipite leur issue funeste. Elle sert de moyen de transition pour propager et étendre l'altération existante des parties qui en sont affectées à celles qui ne l'étaient pas encore. Il en est beaucoup de ces altérations qui, sans l'arrivée de l'inflammation, seraient restées long-temps inaperçues ou stationnaires. Sous tous les rapports, l'inflammation tient une place remarquable dans l'histoire des maladies de la matrice ; elle mérite surtout d'être prise en grande considération dans l'appréciation des symptômes des affections chroniques, et pour les modifications qu'elle doit nécessairement imprimer aux indications thérapeutiques que ces affections réclament.

ENGORGEMENT UTÉRIN PAR INFLAMMATION CHRONIQUE.

Synonymie : Métrite chronique.

Née des mêmes causes qui déterminent, soit la congestion, soit l'inflammation aiguë de la matrice, succédant souvent à ces états pathologiques, et surtout à l'inflammation aiguë dont elle est la terminaison la plus commune, la métrite chronique présente les mêmes symptômes, se caractérise par les mêmes signes que la métrite aiguë, mais à un bien plus faible degré. Mais elle ne conserve pas long-temps cette forme morbide, parce que l'état pathologique qui la constitue se transforme d'ordinaire plus ou moins promptement en un autre. La métrite passe à l'état d'induration; transition inappréciable quand elle a lieu, changement difficile à reconnaître quand il est opéré, parce que les signes de ces deux affections utérines ne diffèrent que par des nuances imperceptibles. L'induration, à son tour, se confond très-facilement avec le squirrhe dont elle n'est considérée que comme le premier degré, par quelques médecins. Aussi est-il vrai de dire que ces trois états pathologiques, la métrite chronique, l'induration et le squirrhe de l'utérus, ne peuvent réellement être distingués les uns des autres dans un très-grand nombre de cas. En effet, tous trois reconnaissent les mêmes causes ou succèdent aux mêmes circonstances, tous trois ont des symptômes communs, et très-peu de propres à chacun d'eux, ou s'il en

existe, ils sont tellement inconstans qu'ils deviennent plutôt négatifs que positifs ; enfin, ces trois
états peuvent procéder les uns des autres, tout en
affectant cependant dans ces transformations cet
ordre, que l'induration succède à la métrite, et
l'état squirrheux à l'induration ; de sorte que souvent on pourrait, à la rigueur, regarder ces trois
états comme les trois degrés d'une même maladie.
Il résulte de tout cela que l'on essaierait en vain de
tracer une histoire bien tranchée, bien caractéristique, de chacune de ces altérations morbides. Com-
parez entre elles les descriptions particulières que
les auteurs ont affectées à ces maladies, et vous trou-
verez entre elles tant d'analogie et si peu de différence dans les détails comme dans l'ensemble, que
ces descriptions ne diffèrent essentiellement que par
leur titre. Aussi, pourrait-on impunément les échan-
ger, sans que la vérité du tableau y perde beaucoup. Ainsi on pourrait aussi bien donner à l'histoire de la métrite chronique, le titre d'*induration,*
à la description de celle-ci l'intitulé *squirrhe,* etc., et
réciproquement.

J'ai pensé que pour mieux apprécier ce que ces
divers états pathologiques ont entre eux d'analogie
et de différences, il serait plus convenable de réunir
leur histoire en une seule. Ces affections étant mises
ainsi en parallèle sous toutes leurs faces, ou compa-
rées sous tous les points de vue sous lesquels elles se
présentent, il sera plus facile, en montrant ce qu'elles

ont de commun, de mieux saisir les nuances qui les distinguent, et de faire ressortir ceux de leurs symptômes ou de leurs signes, qui, étant propres à telle ou telle de ces altérations, peuvent servir à les caractériser et à les faire distinguer sur le vivant.

Nous espérons aussi retirer de cette marche nouvelle des avantages pour la pratique. Après avoir tracé à grands traits le traitement dont les bases sont absolument les mêmes dans les trois cas, nous pourrons plus clairement préciser les indications applicables plus spécialement à chacun d'eux, et tracer des règles thérapeutiques plus précises qu'on ne l'a fait jusqu'à présent.

Je réunirai donc, en une seule, les histoires de la métrite chronique, de l'induration et du squirrhe, sous la dénomination commune d'*engorgemens durs de la matrice*, d'abord parce que ce nom collectif ne laisse rien préjuger sur la nature des états morbides qu'il désigne, et parce que tous se présentant sous cette forme, c'est sur ce caractère commun que le praticien fonde son premier diagnostic sur le genre d'altération dont est affectée la matrice.

ENGORGEMENS DURS DE LA MATRICE.

Synonymie : Phlegmasie blanche, engorgement dur, métrite chronique de la plupart des modernes. — Induration, état carcinomateux, squirrhe de l'utérus.

Caractères anatomiques. — On peut bien sur le cadavre, ou à l'inspection anatomique d'un engorgement, reconnaître s'il consiste en un état *squirrheux*, ou en une simple phlegmasie chronique avec *induration ;* mais encore ces deux états offrent-ils de telles analogies, dans quelques circonstances, qu'il est parfois embarrassant de prononcer auquel des deux appartient la pièce d'anatomie pathologique que l'on a sous les yeux.

Le *squirrhe* se caractérise par la couleur blanche avec une teinte bleuâtre ou grisâtre de son tissu, qui est demi-transparent, très-dur, résistant et criant sous l'instrument qui le divise. Selon la disposition alvéolaire ou rayonnée de sa trame, et sa couleur plus ou moins blanche, il présente l'aspect du marron, du navet, des cartilages ou des ligamens intervertébraux. Ordinairement on ne trouve, dans sa composition, que peu ou même point de traces du tissu propre à l'organe au milieu duquel cette altération s'est développée.

Dans l'engorgement par *induration*, le tissu qui le compose, et qui offrait sur le vivant une dureté analogue à celle du squirrhe, est, sinon ramolli, du moins souple ; la couleur du tissu qui en est le siége a seulement pâli : on distingue encore assez facilement ce tissu dont les fibres ne sont qu'écartées par la présence d'une matière fibro-albumineuse plus ou moins concrète, et que l'on peut parfois exprimer par la pression ou le grattage, surtout après une macération de quelques jours. Il semblerait qu'ici il y a seulement mélange du produit de la phlegmasie chronique avec le tissu de l'organe, tandis que dans le squirrhe il y aurait une sorte de combinaison qui donne à l'altération un aspect plus homogène. A mesure que l'induration devient plus ancienne, les différences anatomiques qui la distinguent du squirrhe diminuent et s'effacent; le tissu de l'organe s'affaisse et disparaît; la matière infiltrée devient de plus en plus concrète, et, en passant à une sorte d'état cartilagineux, elle prend la couleur plus grise et la teinte plus transparente qui caractérisent l'état squirrheux. Voilà encore une des raisons pour laquelle, sans doute, beaucoup de pathologistes considèrent ces deux états, l'*induration* et le *squirrhe*, comme deux degrés seulement d'une même maladie.

Caractères diagnostiques.—S'il est parfois difficile de reconnaître, à l'inspection anatomique, quand un engorgement appartient à l'*induration* plus ou moins avancée ou au squirrhe cru, il l'est bien plus encore de distinguer ces deux états pathologiques chez le malade. Causes, symptômes, terminaisons, tout est semblable ou commun; ou bien, s'il y a quelques signes pathognomoniques propres à l'un et étrangers à l'autre, les variétés de ces signes, et surtout leur inconstance, font disparaître ces différences diagnostiques ou les rendent peu appréciables.

Or, voyons la valeur de ces signes diagnostiques: Ils portent sur la forme, la consistance, la couleur apparente du tissu, sur le caractère des douleurs auxquelles il donne lieu, et sur les troubles qu'ils entraînent dans les fonctions de la matrice, considérée comme émonctoire menstruel, etc.

I. *Forme*. — On a dit que la tumeur, produite par l'inflammation chronique ou l'induration, présentait une surface égale, tandis qu'elle était mamelonnée, bosselée dans le squirrhe ; mais bientôt, pressé par les faits, on a contradictoirement avoué que ce signe était très-variable et inconstant. (GARDIEN, NAUCHE, etc.) Nous ajouterons qu'il n'est pas exclusif aux engorgemens squirrheux.

Et en effet, on trouve des cols utérins squirrheux, de forme globulaire, sans inégalité aucune à leur surface ; tandis que d'autres engorgemens qui, par leur peu d'ancienneté, la nature des causes auxquelles ils ont immédiatement succédé, la promptitude avec laquelle on a pu en obtenir la résolution, portaient évidemment et d'une manière non équivoque le caractère essentiellement inflammatoire chronique ou d'induration, présentaient néanmoins des bosselures.

Hâtons-nous de le dire, cependant, les bosselures, dans le cas de métrite chronique et d'induration du col utérin, ont en général une disposition particulière. Elles sont séparées par des sillons plus ou moins profonds, perpendiculaires à l'orifice utérin vers lequel ils convergent ; et, comme je n'ai jamais observé cette disposition des engorgemens du col utérin que chez les femmes qui avaient eu un, et le plus souvent plusieurs enfans, j'ai pu m'en rendre raison de la manière suivante : le pourtour de l'orifice externe de l'utérus a pu être déchiré ou fissuré lors du passage de l'enfant, et ces fissures auront formé des cicatrices qui n'ont pas dû prêter, comme les parties voisines, à la distension que l'engorgement morbide a fait éprouver au col utérin. Ces sillons correspondent ordinairement aux commissures du museau de tanche, et quelquefois existent aussi en avant ou en arrière, ce qui fait paraître l'engorgement comme formé par plusieurs tumeurs globulaires adossées les unes aux autres.

Parfois, le fond de ces fissures s'excorie et devient le siége d'un suintement qui pourrait en imposer pour l'existence d'ulcères squirrheux. Je n'ai trouvé dans les auteurs qu'un seul fait bien circonstancié qui puisse se rapporter à cette disposition singulière.

TRENTE-NEUVIÈME OBSERVATION.

« Une femme, âgée de trente-huit ans, ayant eu un accouchement très-laborieux, l'orifice de la matrice, et surtout la lèvre postérieure, présenta au toucher une dureté rugueuse, saignante et douloureuse. Malgré l'usage des pilules de ciguë, continué quelque temps, la maladie fit des progrès rapides : perte de l'embonpoint, diminution des forces, visage pâle, céphalalgie, petite toux sèche, insomnie, dégoût, inquiétude, écoulement blanc et séreux abondant par le vagin ; *les menstrues, précédemment abondantes et irrégulières, ont cessé maintenant ; pesan-*

teur vers l'anus ; douleurs et difficulté d'aller à la selle ; pouls fébrile. La même malade, observée à une époque postérieure, a offert les symptômes suivans :

« 1° Tumeur squirrheuse très-dure, et l'orifice de la matrice comme gercé et divisé en lobules, avec écoulement abondant d'un fluide séreux et glaireux du vagin ; et dans les interstices des gerçures, humeur blanchâtre et purulente que la malade a soin d'enlever fréquemment pour éviter la mauvaise odeur qui pourrait en résulter. Développement très-sensible, depuis six mois, des parties tuméfiées ; 2° perte des forces, maigreur, visage décoloré et quelquefois plombé ou bouffi ; couleur jaune de la peau, perte absolue de l'appétit, nausées fréquentes, petite toux, insomnie, douleurs vagues, diarrhée légère, urine fréquente et fétide, qui ne peut être rendue que lorsque la malade est debout ; fièvre hectique avec paroxysme vers midi ; voix enrouée, impatience, inquiétudes continuelles : que peut-on présager, si ce n'est une terminaison funeste (1) ? »

On remarquera l'origine de cette maladie, un accouchement laborieux, les symptômes qu'elle présenta dans l'origine, et qui caractérisent surabondamment un état inflammatoire, puis la dégénérescence présumée squirrheuse et cancéreuse.

II. *Consistance.*—Les humeurs qui gorgent les tissus malades ajoutent à la consistance propre des engor-

(1) Pinel, *Médecine clinique*, 3ᵉ édition, page 342.

gemens par inflammation chronique et par induration, et peuvent leur donner une apparence de fer-
meté, de dureté analogue à celle qui est propre au
squirrhe ; mais cette consistance disparaît après la
mort ou après la séparation de la partie malade.
Parmi les pièces anatomiques communiquées aux
sociétés académiques par un chirurgien célèbre pour
l'amputation des cols utérins, nous en avons vu plusieurs que l'on donnait comme ayant offert tous les
caractères du squirrhe, et traitées en conséquence
par le bistouri, qui maintenant prouveraient, par la
souplesse et la mollesse de leur tissu, qu'elles n'é-
taient pas même frappées d'induration, mais qu'elles
avaient été simplement affectées de phlegmasie chronique peu avancée, et surtout très-susceptibles d'être
guéries sans opération. Nous aurons l'occasion de
citer des exemples analogues plus circonstanciés.

La dureté des engorgemens utérins ne peut donc
fournir de signe positif sur leur nature.

III. *Couleur.* — La couleur d'un engorgement quelconque de l'utérus n'est appréciable que quand celui-ci
occupe le col de l'organe. On peut alors la reconnaître, soit directement, en écartant les grandes lèvres, quand la matrice est basse, soit au moyen du
spéculum, ce qui est possible dans tous les cas.

Nous retrouvons dans un ouvrage moderne, déjà
cité, la couleur rouge plus ou moins brun, donnée
comme signe du squirrhe. Or, cette couleur ne saurait dépendre ni du squirrhe, ni de l'engorgement

par inflammation chronique ou par induration, puisque ces deux genres d'altération sont caracté-risés par la blancheur plus ou moins grande de leur tissu : tout au plus pourrait-elle coexister avec ces affections, et par suite de l'inflammation rouge que leur présence peut développer, soit dans la tunique muqueuse qui, prolongée du vagin, recouvre le museau de tanche, soit dans la couche plus ou moins épaisse du tissu propre de l'organe, non encore envahie par l'altération, circonstance néanmoins fort rare, si j'en juge d'après mes observations. J'ai vu bien des engorgemens durs, et jamais je n'ai trouvé cette couleur rouge brun mentionnée par la plupart des auteurs qui, sur ce point comme sur tant d'autres, se sont copiés sans vérifier les faits. Dans le grand nombre des cas que j'ai observés, toujours la surface du museau de tanche engorgé présentait une teinte rosée superficielle, ou une simple arborisation rouge sur un fond blanchâtre.

Il est donc probable que l'on aura confondu, avec l'engorgement squirrheux ou induré, ceux produits par une congestion sanguine avec hémorrhagie, maladies qui ont pour effet de donner au tissu qui en est affecté une couleur rouge plus ou moins foncée. On peut en dire autant de ces autres signes ; la *mollesse*, *l'état comme spongieux du col*, et la facilité d'en *exprimer du sang* par le toucher ; signes propres aux altérations sanguines sus-énoncées, et que nous n'avons jamais vus, que l'on ne peut réellement trou-

ver, quoi qu'on en ait dit, dans des engorgemens indurés ou squirrheux au premier degré. Quand ces
engorgemens ont passé à l'état de ramollissement,
d'ulcération, en un mot, ont revêtu la forme cancéreuse, ils peuvent présenter des signes analogues,
mais alors la maladie a changé, elle appartient aux
affections cancéreuses confirmées, et elle offre en
outre des signes particuliers qui ne permettent pas
de confondre ce nouvel état avec l'engorgement
sanguin simple et primitif.

Ainsi, la couleur de l'altération peut bien servir
à caractériser celle qui est produite par l'engorgement sanguin; mais elle n'offre point de signes diagnostiques spéciaux pour distinguer l'engorgement
par induration ou la métrite chronique de l'engorgement squirrheux.

IV. *Douleurs.* — Nous n'avons à nous occuper pour
le moment que du genre particulier de douleurs assigné comme caractère pathognomonique du squirrhe,
et qui consiste en des élancemens aigus, vifs et
prompts, que le docteur Cruveilhier a heureusement
peints par la dénomination expressive d'*éclairs de
douleurs.*

Or, d'une part, ces douleurs ne sont rien moins
que constantes, et c'est au point que les médecins
qui se sont occupés de l'étude des affections cancéreuses, dont le squirrhe fait partie, ont avancé avec
raison que l'altération squirrheuse était indolente
par sa nature, et que l'on devait attribuer les dou-

leurs dont elle peut être le siége, soit au voisinage de filets nerveux, soit à ce que quelque nerf se trouve lui-même compromis dans l'altération.

D'une autre part, des engorgemens qui paraissent évidemment loin d'être parvenus au degré squirrheux, s'accompagnent de douleurs tellement aiguës et insupportables, que les expressions dont se servent les malades pour les dépeindre sont bien de nature à embarrasser l'observateur le plus prévenu.

Ainsi donc encore, le diagnostic ne peut trouver dans les douleurs de signes distinctifs entre l'engorgement par phlegmasie chronique ou l'induration et l'engorgement squirrheux.

Ces deux états offrent encore moins de différences diagnostiques quand on les considère sous les divers points de vue de leurs causes, des phénomènes locaux et généraux qu'ils déterminent, de leur marche et de leur terminaison. Otez à la description affectée à chacun de ces états, le titre que les auteurs lui ont assigné, et je défie qu'il soit possible de dire, telle description appartient à la métrite chronique, telle autre à l'induration, telle autre à l'engorgement squirrheux. C'est du moins ce que nous avons éprouvé, non seulement à la lecture, mais à la méditation attentive de l'histoire de ces maladies, et dans les traités spéciaux, et dans les ouvrages sur les accouchemens et les maladies des femmes.

Force nous est donc de confondre l'histoire de ces deux états, comme ils sont ordinairement indistincts dans la pratique, d'autant plus que les indications, ainsi que les moyens propres à les remplir sont à peu près les mêmes dans les deux cas. Nous nous réservons toutefois de signaler en temps et lieu les circonstances qui peuvent concourir à faire présumer leur nature réciproque et les modifications que chaque affection doit imprimer à leur thérapeutique. Jusques là, nous croyons donc être en droit de les réunir et de les désigner par la dénomination collective d'engorgemens durs.

Causes. — L'utérus peut être affecté d'engorgemens durs, soit dans sa totalité, soit seulement dans quelqu'une de ses parties; quelquefois le corps seul est engorgé, le plus communément l'engorgement est borné au col, ou même à une de ses lèvres, et dans ce dernier cas l'engorgement porte plus souvent sur la lèvre postérieure que sur la lèvre antérieure du museau de tanche.

Les causes de ces engorgemens sont toutes les circonstances capables de produire l'inflammation elle-même, et qui déjà ont été signalées dans ce travail. Il suffira de rappeler ici les principales, qui sont la précipitation du sang vers l'utérus, par l'usage de substances excitantes et stimulantes, la masturbation, etc., la suspension du flux sanguin pendant le molimen menstruel, ou du dégorgement de l'utérus par les lochies après l'accouchement, ou des flux hémorrhagiques accidentels, alors que le mouvement congestif qui les occasione n'est pas encore arrêté ou détruit. Ces suspensions ou suppressions sont le résultat de l'action du froid ; des agens styptiques ou astringens, des émotions morales, etc., telles sont encore les irritations directes de la matrice par le coït, la présence d'un pessaire, l'état de grossesse, un avortement, le travail de l'enfantement, ou les violences exercées par l'emploi des instrumens, par des manœuvres mal dirigées, faites dans l'intention, soit d'activer la délivrance, soit d'opérer la version de l'enfant, soit de détacher ou d'extraire le placenta, soit de vider l'utérus du sang qui s'y serait épanché, soit enfin pour faire cesser un état d'inertie de cet organe.

La fatigue, les efforts, les chutes et les commotions qui portent leurs effets sur la matrice, sont également susceptibles d'en provoquer l'engorgement. L'âge critique agit aussi comme cause déterminante ou prédisposante de cet engorgement, soit par les changemens que cette époque amène dans l'organisation de l'utérus, soit par les dérangemens qu'elle provoque dans la menstruation.

L'engorgement dur de la matrice peut enfin succéder et à la phlegmasie aiguë de cet organe, quelle qu'en soit la cause, et à son engorgement sanguin chronique.

Quelques circonstances de siéges et de rapports entre les engorgemens durs et leurs causes, et surtout relativement aux époques de leur développement, peuvent fournir des indices sur la nature in-

flammatoire ou squirrheuse de ces engorgemens.
Voici quelques résultats généraux obtenus de la comparaison d'un grand nombre de faits.

1° Les engorgemens qui affectent l'utérus chez les filles portent en général le caractère fluxionnaire ou inflammatoire. Ils affectent alors aussi le plus ordinairement, pour ne pas dire toujours, la totalité de l'organe.

2° Il en est de même de ceux qui ont succédé à l'accouchement à terme ou avant terme, mais à l'inverse des précédens, le plus ordinairement ils intéressent le col de l'utérus exclusivement.

3° Les engorgemens durs, quels que soient leur siége et leur cause, qui ont lieu chez les femmes jeunes encore, appartiennent en général à l'induration bien plus souvent qu'à l'état squirrheux.

4° Ces engorgemens peuvent conserver leur caractère de métrite chronique ou de simple induration pendant plusieurs années; mais à l'approche de l'âge critique ils ont de la tendance à passer, par l'état squirrheux, au cancer confirmé. Que s'ils dépassent cette époque sans changer de nature, ils éprouvent successivement les transformations cartilagineuse et osseuse.

5° Les engorgemens qui surviennent pendant l'âge critique sont en général, et de prime abord, de nature squirrheuse, cérébriforme, etc., et quand ils commencent par un état inflammatoire, celui-ci n'est que transitoire et dure peu.

6° Les engorgemens qui naissent et se développent un certain laps de temps après la cessation normale de la menstruation, ce qui, pour le dire en passant, arrive le plus rarement, offrent un tissu extrêmement compacte, squirrheux. Ces engorgemens n'occasionent presque jamais d'autres incommodités que celles qui résultent pour les organes voisins, de leur volume et de leur poids.

7° Les engorgemens qui ont acquis assez promptement un certain volume, constituent plutôt une métrite chronique, d'après l'application ordinaire de ce nom, qu'un squirrhe, dont le développement est en général plus lentement graduel. Aussi toutes choses égales d'ailleurs, préférerais-je avoir à traiter un engorgement volumineux du col, plutôt qu'un de ces endurcissemens partiels qui sont comme perdus ou isolés au milieu du parenchyme de cette partie. Lorsqu'après avoir obtenu la résolution des engorgemens comme diffus ou généraux, il reste de ces petits noyaux durs dans les lèvres du museau de tanche, il faut craindre la récidive. (*Voy.* Obs. 71.)

Symptômes, signes et phénomènes accidentels des engorgemens durs.

Quoique dans quelques cas les engorgemens durs de la matrice puissent exister et même acquérir un développement parfois extraordinaire, sans occasioner de phénomènes marqués, le plus ordinairement cependant, ils donnent lieu à des symptômes variés, à des accidens plus ou moins intenses. Est-il besoin de redire que ces phénomènes et ces accidens attirent seuls l'attention de la plupart des praticiens qui, négligeant de remonter à la source qui les produit, fatiguent la malade de traitemens symptomatiques qui, outre leur inefficacité, laissent à la maladie fondamentale le temps de marcher, si toutefois ils n'en activent pas le développement ultérieur, bien qu'il suffise souvent de ne s'occuper que de l'engorgement pour voir disparaître ces accidens; toutefois, ils peuvent offrir un tel degré de violence et d'intensité qu'ils réclament l'usage de moyens particuliers et directs. Mais ce traitement symptomatique, alors indiqué, ne doit jamais faire négliger le traitement de l'altération principale.

A. *Descente de matrice.* Le plus fréquent de ces accidens locaux est la chute de l'utérus. La pesanteur qu'acquiert l'organe par le fait de son engorgement en occasionera d'autant plus facilement la précipitation, que ses soutiens ordinaires auront perdu leur résistance, que les ligamens auront été relâchés, le vagin élargi, etc., par une ou plusieurs grossesses antérieures.

Cet accident fournit le moyen de s'assurer plus directement de l'état de la matrice; malheureusement, on sait rarement en profiter. On ne voit que la descente, on applique un pessaire, et l'on s'étonne ou qu'il ne puisse être supporté, ou que, loin de faire cesser la gêne et les douleurs variées que l'on attribuait au déplacement, la présence de cet instrument les exaspère, ou devient ainsi la cause déterminante d'altérations plus graves, d'ulcères cancéreux, comme on en a des exemples rapportés dans les auteurs.

La position et le repos suffisent toujours pour faire disparaître cette infirmité, et la résolution de l'engorgement peut seule la guérir radicalement.

Nous répéterons que le coït conseillé dans l'intention de provoquer une grossesse, prétendue curative de la descente de matrice, est dans ce cas plus préjudiciable qu'utile. Car, ajoutant à l'intensité de la cause, ce moyen ne saurait par conséquent qu'aggraver ses funestes résultats.

Dans les cas où l'on a trouvé la matrice cancérée hors de la vulve, croit-on que c'est le déplacement qui est devenu la cause de l'altération cancéreuse? N'est-ce pas plutôt l'engorgement ancien et négligé qui a déterminé la chute de l'organe et la source de son altération cancéreuse?

La descente de matrice contribue avec l'augmentation de volume de l'organe à comprimer plus ou moins douloureusement le canal, le méat urinaire et le rectum, d'où la dysurie ou la rétention des urines, le ténesme et la constipation plus ou moins opiniâtre.

B. *Douleurs.* — L'engorgement de l'utérus, quelles que soient sa cause et sa nature, produit un sentiment de gêne, d'embarras dans le bassin, de la pesanteur sur le siége, la sensation d'un corps qui voudrait s'échapper de la vulve, sensation comparable quelquefois à celle que produit la tête de l'enfant engagée dans l'excavation du bassin, des tiraille-mens douloureux dans les reins et les aines. Il existe fréquemment de l'engourdissement dans les membres pelviens, des douleurs contusives au devant des cuisses, et cette région acquiert une sensibilité quelquefois si exquise que le plus léger contact en est insupportable par la vivacité des douleurs qu'il produit. Les femmes, dans ce cas, se plaignent aussi comme d'un sentiment de pression désagréable dans les muscles fessiers, ou d'une constriction semblable à celle que produirait un cercle de fer fortement serré autour du bassin.

Outre ces douleurs, qui dépendent de la gêne, de la compression et des tiraillemens que l'utérus exerce sur les parties environnantes par le fait de l'augmentation de son poids et de son volume, et de son déplacement, il en est d'autres qui ont leur siége dans l'organe même, quoique les malades les rapportent aux régions sacro-lombaires et coxal placées au niveau des parties malades. Ces douleurs consistent: soit en une sensation de chaleur et de brûlure, soit en des douleurs aiguës térébrantes, pongitives, lancinantes, plus ou moins continuelles, ou passant comme des éclairs. La marche, la station droite ou assise trop long-temps prolongées les augmentent. La position horizontale les calme ou les suspend, si ce n'est cependant la sensation d'ardeur et de brûlure que la chaleur du lit rend quelquefois insupportable.

La susceptibilité naturelle de l'utérus, l'état nerveux de la malade, influent beaucoup sur le caractère et la force des douleurs; elles deviennent plus intenses, ainsi que les autres accidens, aux époques menstruelles, ou lorsqu'une cause quelconque excite la congestion utérine, et surtout quand l'engorgement, ou les parties voisines, sont frappés d'une exacerbation de l'état phlegmasique, s'il existe, ou du développement d'une inflammation plus ou moins aiguë, dans le cas contraire.

En général, il n'existe pas de rapport entre le degré de développement et l'état avancé ou non de l'engorgement, et l'intensité des douleurs; un engorgement volumineux, et parvenu à l'état squirrheux, n'occasione souvent que peu ou même point de douleurs, tandis que d'autres fois, des douleurs extrêmement vives et aiguës coïncident avec un engorgement très-modéré; il arrive même dans certains cas, que les douleurs sont, par leur prédominance, si peu en rapport avec l'engorgement, que celui-ci semble alors n'être que le résultat de ces douleurs, par suite de l'afflux humoral qu'elles provoquent. L'engorgement, à caractère phlegmasique ou fluxionnaire, n'est donc ici que symptomatique; les douleurs constituent l'affection primitive; elles présentent alors le caractère essentiellement névralgique, non seulement par leur nature, leur essentialité, mais surtout par la marche plus ou moins régulière qu'elles

affectent. Je citerai, à l'appui de ces considérations,
deux faits remarquables, dont l'un est inédit et l'autre
a été inséré dans la *Nouvelle Bibliothèque médicale*
(juin 1828) par M. le docteur Jolly, à qui je l'ai
communiqué.

QUARANTIÈME OBSERVATION.

Névralgie utérine intermittente avec fluxion locale; exaspération
sous l'influence d'un traitement antiphlogistique dirigé contre
une prétendue métrite; guérison prompte par le sulfate de quinine.

Madame R. C***, âgée de vingt-huit ans, d'une
stature élevée, d'une constitution sèche, mais robuste, accouche heureusement dans les premiers
jours d'octobre 1827; elle ne nourrit pas, les menstrues se rétablissent après six semaines et reparaissent régulièrement, comme auparavant, jusqu'au
mois de février suivant : elles ne viennent point alors
à l'époque ordinaire, sans qu'aucune cause appréciable explique cette suspension; mais après huit
jours de retard, l'écoulement reparaît et est accompagné de douleurs extraordinaires qui affectent particulièrement la région iliaque droite, d'où elles se
propagent dans le bassin et jusques dans la région
iliaque opposée. Ces douleurs, dit la malade, portent
sur le fondement, comme dans le travail de l'enfantement; elles sont vives, lancinantes, déchirantes,
durent d'une à plusieurs minutes, ne laissant entre
elles que de courts intervalles, et leur violence est

telle qu'elles arrachent des cris à la malade, la jettent dans un état d'anxiété inexprimable, provoquent du délire et des mouvemens convulsifs. Ces phéno- mènes, qui avaient paru dans la matinée, se cal- mèrent dans le milieu de la nuit, alors que Ma- dame C***, épuisée par un état aussi violent, avait à peine la force de se plaindre; elle dormit profon- dément le reste de la nuit, et le lendemain, quand elle se réveilla, elle ne ressentit plus des accidens de la veille, qu'un peu de fatigue : elle se leva et se livra aux occupations ordinaires de son ménage et de son commerce; mais à midi, les mêmes douleurs, occupant le même siége, reparaissent avec le même caractère, la même marche, la même durée que dans l'accès précédent. Depuis cette époque, les accès revinrent tous les jours aux mêmes heures; les dou- leurs, d'abord faibles et rares, augmentèrent gra- duellement de force et de fréquence; dans leur inter- valle, le sang continuait de couler, mais en petite quantité; il paraissait avoir bien plus d'abondance durant l'accès. L'accoucheur, appelé environ le hui- tième jour après l'invasion des accidens, les attribua à un avortement probable, mais leur prolongation au-delà du terme accoutumé, lui fit penser qu'il y avait peut-être phlegmasie utérine; d'après cette idée, les émissions sanguines, le repos, les fomen- tations et cataplasmes émolliens, les boissons adou- cissantes, les lavemens, les demi-bains, etc. , furent mis en usage; mais, loin de diminuer, les accès étaient

parfois plus violens. Je vis la malade le 14 mars, à
dix heures du soir, vingt-cinquième jour environ de
la maladie; elle était tombée dans un état de maigreur extrême; l'appétit s'était conservé; la langue
était douce, la couleur naturelle et sans aucun
enduit; la température de la peau était alors plus
élevée, le pouls fréquent et irrégulier; et, au milieu
même de l'accès, le ventre était mou, plat, nulle-
ment sensible au toucher; la pression réveillait bien
un peu de douleur dans les régions iliaques et hypogastriques, mais elle n'était pas en rapport avec la
violence de celles qui avaient lieu spontanément
dans ces parties. Je ne sentis rien dans ces régions,
dont les parois étaient facilement dépressibles, qui
pût faire soupçonner une lésion organique quelconque des ovaires ou du corps de l'utérus. Je trouvai
le col utérin un peu gonflé et entr'ouvert, mais pas
autrement qu'il ne l'est ordinairement pendant la
menstruation. En saisissant la matrice entre les deux
doigts explorateurs du toucher, et l'autre main
enfoncée au-dessus des pubis, je m'assurai que cet
organe était dans son état naturel, pour son volume
comme pour sa force, sa consistance. Pouvait-on
méconnaître une névralgie utérine, une hystéralgie
périodique régulière? Je crus pouvoir rassurer Madame C*** sur son état, qu'elle croyait désespéré,
en lui promettant que probablement l'accès, qui
n'était pas encore terminé, serait le dernier; je
prescrivis 8 *grains de sulfate de quinine*, en 4 pi-

lules, à prendre le lendemain 15 dans la matinée, et ce médicament produisit les heureux effets sur lesquels j'avais compté. Les douleurs ne revinrent pas à l'heure accoutumée ; quelques unes parurent dans la soirée, mais elles étaient rares, légères, sourdes ; quant au flux sanguin, il devint plus abondant et fut le seul phénomène de l'accès qui devait se montrer.

Le 16, même prescription. Non seulement la malade éprouve le calme le plus parfait, mais l'écoulement sanguin diminue sensiblement ; il est arrêté complètement le 17 : ce jour je prescrivis encore, par précaution, 6 grains de sulfate de quinine; la maladie avait définitivement disparu.

QUARANTE-UNIÈME OBSERVATION.

Hystéralgie périodique irrégulière d'abord, puis régulière avec hystérie, et coïncidant avec un engorgement du col de l'utérus. — Résolution de celui-ci par un traitement antiphlogistique. — Guérison de la névralgie par les pilules de Méglin à haute dose.

Madame M***, a perdu son mari à l'âge de vingt-six ans ; elle n'a pas eu d'enfans, ce qu'on attribuait à l'ardeur de son tempérament, qui depuis lui rendit impossibles les privations du veuvage. D'un autre côté, la crainte de devenir mère la forçait à ne se satisfaire que d'une manière incomplète. Il en résulta un état d'excitation douloureux des organes génitaux; les règles devinrent de moins en moins abondantes, bien que paraissant toujours aux

époques; bientôt des douleurs aiguës se manifestèrent; elles étaient d'abord fixées comme au bas
de la region sacrée, mais dans leur période d'accroissement elles s'irradiaient de ce centre aux
reins, aux parties externes de la génération, au
col de la vessie, où elles produisaient des envies
fréquentes d'uriner; elles diminuaient au bout de
quelques minutes, ou disparaissaient brusquement
pour reprendre de la même manière. Lorsqu'elles
devenaient intolérables, ce qui arrivait principalement aux époques menstruelles, ou quand la malade éprouvait de la contrariété, elles occasionaient
des phénomènes hystériques généraux, parfois très-
alarmans. La durée totale de ces accès était d'une
à six heures; ils revenaient quelquefois à deux reprises dans la même journée, mais le plus ordinairement ils mettaient d'un à deux ou trois jours
d'intervalle. On était parvenu plusieurs fois à calmer
ces accidens par des émissions sanguines, des bains,
des préparations opiacées, un régime lacté, le séjour
à la campagne. Leur retour, plus violent que jamais,
engagea un ami de cette dame à me prier de la voir
et de lui donner mes soins : elle était alors assez
calme (24 avril 1828, à 10 heures du matin). Les
règles avaient paru, mais à peine, huit jours auparavant; depuis, les accès de douleurs étaient revenus
tous les jours, tantôt une fois, tantôt deux; elle
éprouvait de plus que de coutume un sentiment
pénible de pesanteur, avec des épreintes qui l'obli-

geaient à faire des efforts d'expulsion, comme pour l'accouchement ou l'excrétion alvine. Je m'occupais beaucoup alors de l'étude clinique des maladies de l'utérus ; je trouvai par le toucher l'utérus abaissé, son col appuyé sur la fourchette, du volume d'une noix et paraissant incompressible ; il était d'une sensibilité assez grande, car le toucher donna lieu à des douleurs sacro - lombaires, et réveilla le ténesme utérin. Je crus alors pouvoir expliquer tous les accidens auxquels était en proie cette veuve, âgée de trente-deux ans. La descente de matrice était occasionée par l'engorgement inflammatoire chronique de la matrice ; de là résultaient aussi et la dysménorrhée et les douleurs. L'expérience du passé me fit promettre une guérison possible, et pour l'obtenir, je soumis madame M*** à un repos absolu, le siége tenu élevé ; je fis des émissions sanguines par la lancette et par les sangsues appliquées, à plusieurs reprises, sur le bas-ventre ; je conseillai des cataplasmes, des bains, des injections émollientes et narcotiques, la diète presque complète, etc.

Après quinze jours de ce traitement, très - exactement suivi, l'utérus était remonté à sa place naturelle, le ténesme utérin, le sentiment de pesanteur dans le bassin, avaient disparu, mais le col de l'utérus conservait le même engorgement ; les accès de douleurs et d'hystérie, d'abord affaiblis et suspendus même pendant cinq jours, avaient récidivé la veille, l'avant-veille et le jour même.

Le 16 mai, j'applique 8 sangsues au col utérin ; l'introduction du spéculum fut très-douloureuse ; les piqûres de sangsues furent à peine senties. *Continuation des autres moyens prescrits ;* apparition des règles pendant la nuit, et disparition le lendemain matin.

Le 17, le col est moins volumineux, mais surtout plus souple ; il a repris presque son volume ordinaire le 19 ; néanmoins les accès de douleurs reparaissent tous les jours, mais à des heures irrégulières. Je prescris *les pilules dites de Méglin (composées d'extrait de jusquiame noire, d'extrait de valériane et d'oxide de zinc, un grain de chaque)*, à la dose de 6 par jour.

Le 20 ; l'accès a eu lieu la veille au soir, comme de coutume, et avec autant de violence : 8 *pilules ;* elles provoquent quelques éblouissemens, des nausées ; le soir il n'y a pas d'accès.

Dix pilules le 21 ; je fais ensuite diminuer graduellement la dose jusqu'à ce que la malade n'en consomme que 3 par jour, dose que la malade continua de prendre jusqu'au 15 de juin. A cette époque les règles viennent avec une abondance inaccoutumée ; depuis le 20 il n'y a pas eu d'accès ; la malade a pris en tout 115 pilules de Méglin, sur l'usage desquelles j'ai insisté aussi long-temps, afin de détruire bien complètement la disposition qu'une névralgie aussi ancienne aurait pu avoir à récidiver.

Cette dame est partie en août pour le Havre,

où elle a dû prendre des bains de mer, pour faire cesser une leucorrhée qui lui était survenue depuis sa guérison.

Ce serait peut-être ici le lieu de chercher à établir les rapports qui peuvent exister entre l'affection nerveuse, appelée hystérie, et l'état pathologique de la matrice. Nous dirons seulement qu'il résulte pour nous de l'observation d'un grand nombre de faits, 1° que les phénomènes nerveux généraux, dont l'ensemble constitue l'hystérie, s'établissent parfois sans qu'il y ait altération organique, ou affection vitale de l'utérus ou de ses annexes; 2° que néanmoins c'est à l'un ou l'autre de ces états pathologiques des organes génitaux, et surtout à une excitation nerveuse, locale, le plus souvent associée à une phlegmasie de l'utérus, que le plus ordinairement l'hystérie doit son existence, ou son développement; que par conséquent, cette maladie, ou forme morbide, est tantôt essentielle, et purement nerveuse, d'autres fois consécutive ou symptomatique; 3° nous ajouterons que, dans ces derniers cas, il arrive que des accès hystériques essentiels, ayant perturbé les fonctions utérines, ont introduit dans cet organe un élément d'altération, qui réagit ensuite sur le système nerveux, et rappelle à son tour les phénomènes hystériques, qui pour lors reprennent le caractère symptomatique; 4° enfin, on a dû remarquer qu'il y a en général peu de rapport entre le degré d'affection, ou d'altération de la

matrice, et l'intensité ou la violence des accès hystériques.

Relativement à la chlorose, on pourrait la consi-
dérer comme un état pathologique, entièrement
opposé à l'hystérie symptomatique. Dans celle-ci il
y a évidemment surcharge d'innervation vers les
organes générateurs; dans la chlorose il semble y
avoir plutôt défaut d'innervation utérine.

Je ne puis omettre de mentionner ici, que quelques femmes sont, aux approches du retour d'âge,
tourmentées par des douleurs qui ne paraissent pas
avoir de point de départ bien fixe, mais qui, atta-
quant les parties contenues dans le bassin, ou avoi-
sinant cette région, pourraient en imposer et faire
croire à l'existence d'une altération cancéreuse de
l'utérus. Ces douleurs sont plus fortes qu'aiguës,
plutôt térébrantes, compressives et contusives, que
lancinantes; elles s'étendent du fond du bassin, aux
parties externes de la génération et à l'anus, troublent les excrétions alvines et urinaires; elles reviennent par accès plus ou moins rapprochés, et dont
la durée varie d'une heure à plusieurs jours; elles
ont pour effet constant, du moins l'ai-je remarqué
dans les quatre cas que j'ai eu l'occasion d'observer,
de jeter les femmes qui en sont affectées, dans un
état inquiétant de mélancolie, de morosité et d'hypo-
condrie, probablement déterminé par les inquiétudes qu'inspire le siége des douleurs et par la crainte
qu'elles ne soient les indices d'une affection cancé-

reuse. Nous avons vu de très-habiles praticiens, très-embarrassés sur le diagnostique de ce genre de maladie; et cependant une exploration attentive montre aisément que ces douleurs ne sont liées à aucune altération organique, ou affection quelconque de l'utérus; elles constituent une espèce particulière de névralgie. L'exercice et la distraction suffisent ordinairement alors pour éloigner le retour des accès, les rendre moins intenses, ou les faire disparaître. D'autres fois, ces douleurs paraissent le résultat de quelque affection rhumatismale, qui, auparavant erratiles, semblent s'être fixées vers les organes sexuelles.

QUARANTE-DEUXIÈME OBSERVATION.

Une boulangère avait toujours été fatiguée par un enchifrènement insupportable, avec sentiment de constriction à la racine du nez. Elle quitta son commerce, vécut très-retirée, l'enchifrènement disparut, mais il fut remplacé par le développement de douleurs dans le bassin, le vagin, l'anus, etc.; je diagnostiquai une névralgie. De tous les grands praticiens consultés, M. Marjolin fut le seul qui émit une opinion semblable à la mienne, et rassura la malade sur la nature de sa maladie, dont on lui avait exagéré les dangers; quelques petites saignées, et le séjour à la campagne, ont dissipé les accidens. Depuis, les douleurs se sont manifestées dans des régions différentes, et notamment aux épaules, et ont lieu surtout lorsque le vent souffle de l'ouest.

Une autre dame, traitée pour un cancer présumé du corps de l'utérus, était dans le même cas. Après trois ans de durée, les douleurs disparurent pour faire place à une mydriase rebelle. Cette dame n'avait pas été touchée; on avait fondé le diagnostique alarmant, sur la nature et le siége des douleurs, le dérangement de la menstruation, et un écoulement leucorrhéique, cependant peu abondant.

L'engorgement dur du corps de l'utérus occasione moins souvent des douleurs fortes et aiguës, qui sont un des plus constans caractères de l'engorgement du col.

C. *Trouble des fonctions de l'utérus.* — Quand l'engorgement est peu considérable, qu'il n'affecte qu'une partie limitée du corps de l'utérus, ou seulement le col, il peut ne pas s'opposer à la fécondation et à ses résultats. Il existe un grand nombre d'exemples d'engorgemens, dits squirrheux, du col de l'utérus, qui, ne s'étant pas opposés à l'accomplissement de la fécondation, ni à la marche de la grossesse, ont apporté, à la sortie de l'enfant, un obstacle tel, qu'on a été dans la nécessité de recourir à l'instrument tranchant, pour que l'accouchement pût se terminer. On se rappellera toutefois que nous avons démontré plus haut, que ce que les accoucheurs ont regardé comme des engorgemens par induration, paraissait plutôt dépendre, dans un certain nombre de cas, d'une hypertrophie (page 56 et suivante), et que la bel-ladone est alors la pierre de touche avec laquelle on lève tout doute à cet égard. On conçoit que quand l'engorgement affecte entièrement le col de l'utérus, et surtout le corps de cet organe, la fécondation n'est plus possible, mais la fécondité peut être rétablie, dès que l'on a obtenu la résolution de l'engorgement, comme nous en donnons plus loin des exemples. (Observ. 54, 56, 63.)

Tout engorgement dur, sans ulcération, doit aussi suspendre ou diminuer, rendre en un mot, plus difficile la sécrétion menstruelle; et en effet, la dysménorrhée est le signe le plus constant de ces affections. Lorsque l'engorgement est limité, il peut bien par les tiraillemens, l'irritation que sa présence occasione sur les parties restées saines, déterminer des congestions sanguines et des flux hémorrhagiques plus ou moins abondans; mais ces cas sont extrêmement rares. C'est d'après l'examen attentif, et sur la comparaison des faits que nous avons eu l'occasion d'observer, que nous croyons pouvoir établir en thèse générale, et à peu d'exceptions près, 1° *que la dysménorrhée est un caractère diagnostique des engorgemens durs ; comme les pertes habituelles sont le résultat ordinaire des engorgemens sanguins ou congestifs.*

2° *Que le toucher qui dans ces derniers provoque constamment l'écoulement du sang, ne produit pas d'ordinaire d'effet semblable dans l'engorgement dur.*

A mesure que la résolution s'opère, les règles deviennent plus abondantes et reprennent leur cours accoutumé.

D. *Ecoulemens utérins et vaginaux.* —Comme des engorgemens plus ou moins volumineux peuvent exister sans produire d'écoulement, on doit tout naturellement en conclure que quand il y a des écoulemens, ils dépendent, non de l'altération elle-même qui, ce nous semble, doit plutôt avoir pour effet de suspendre ceux dont la partie affectée pourrait être le siége, mais de circonstances accessoires telles que l'existence antérieure et habituelle d'une leucorrhée vaginale et utérine, ou le développement de cet écoulement par suite de l'irritation que doit produire sur le canal vaginal la présence d'une tumeur résultant de l'engorgement du col. Dans le plus grand nombre de cas, l'orifice utérin est sec, ou bien il ne laisse suinter que quelques filamens muqueux plus ou moins teints de sang, ou une très-petite quantité de sérosité limpide ou rougeâtre, mais cela en si petite quantité, que tout se perd dans le vagin, et qu'on ne l'aperçoit qu'en maintenant le spéculum appliqué pendant quelques instans. (Obs. 58.)

On ne peut non plus fonder de signes diagnostiques sur l'odeur de la matière des écoulemens, quand ils existent, puisqu'elle n'est pas le produit immédiat de l'altération, ou de la partie du tissu qui en est affecté; aussi tantôt elle est inodore, d'autres fois elle présente une odeur, soit acide, soit fade, soit fétide et infecte. Ce dernier caractère tient alors à une idiosyncrasie particulière, car on l'observe chez quelques femmes affectées de simple leucorrhée, sans autre altération de l'utérus ou de ses annexes.

Ainsi les écoulemens vaginaux ne peuvent fournir de signe diagnostique sur l'existence et la nature des engorgemens durs de l'utérus.

Symptômes généraux ou sympathiques.

L'utérus peut être affecté d'un engorgement dur très-considérable, sans occasioner d'autres troubles dans les fonctions que ceux qui résultent du volume de la tumeur qui pèse sur les organes voisins et les gêne (Obs. 9ᵉ et 10.) Quant aux autres, ils sont très-variés et peu constans. Le ventre est alternativement bouffi ou flasque et affaissé, les digestions sont dérangées, suspendues, ou il y a des appétits capricieux, des signes de gastrite, de gastro-entérite, coïncidant avec la maladie ; mais le phénomène sympathique le plus constant, c'est le vomissement. Il se manifeste à des heures irrégulières, que l'estomac soit vide ou plein ; l'exploration la plus soigneuse ne fait alors découvrir aucune affection dans l'estomac ou son voisinage, qui puisse expliquer cet accident ; ou, s'il existe une gastrite, par exemple, le vomissement n'en persiste pas moins après que l'on a fait disparaître cette phlegmasie par un traitement approprié.

Chez la dame Lévêque, qui fait le sujet de notre soixante-sixième observation, j'ai soupçonné d'après ce signe seul, une altération de la matrice sur les autres symptômes de laquelle la malade se taisait par une pudeur mal entendue ; *quand il existe en même temps que la dysménorrhée, le vomissement devient un signe diagnostique presque certain d'un engorgement dur de la matrice.*

La fièvre est très-rarement produite par les engorgemens durs de l'utérus ; elle n'a lieu en général que quand il se fait vers cet organe des congestions violentes, ou qu'il se développe de l'inflammation franche, soit aux limites de l'altération, soit dans son centre. Mais aussi, alors, les symptômes locaux annoncent un état actif, et présentent les caractères propres à la métrite aiguë.

Différentes névroses sont souvent le résultat des engorgemens durs, comme de toutes les maladies de l'utérus. Elles prennent le plus ordinairement la forme hystérique. Le caractère des femmes devient impatient, irascible, emporté, colérique ; elles acquièrent une impressionnabilité exquise, et alors la plus légère sensation, la moindre émotion, produisent comme une commotion électrique qui va retentir jusque dans le bassin et y réveille les douleurs.

Il résulte évidemmment des considérations que nous venons de présenter, et qui ne sont que l'interprétation rigoureuse des faits, que le diagnostic précis et propre à chaque espèce d'altération qui peut constituer les engorgemens durs de l'utérus est très-difficile à établir.

L'inflammation chronique, l'induration et le squirrhe de la matrice peuvent donc revêtir et offrent en effet le même aspect dans le plus grand nombre des cas. Ces trois états ont des signes communs; ceux qui sont spéciaux à l'un ou l'autre de ces états pathologiques ne sont pas constans. On n'a donc, pour distinguer les unes des autres, ces trois affections, que la ressource des circonstances accessoires relatives à la manière dont l'engorgement a pris naissance, et à la nature des causes qui en ont provoqué ou favorisé le développement, au rapport de temps ou d'ancienneté de la maladie, à l'âge de la malade. Mais on sent combien doivent être incertains ces signes commémoratifs ou indirects.

Nous déduirons aussi des remarques cliniques faites à l'occasion, soit des engorgemens sanguins, soit des engorgemens durs, cette thèse générale et qui n'admet que peu d'exceptions, que *les désordres, quels qu'ils soient, de la menstruation ne constituent que très-rarement des états pathologiques essentiels, mais qu'ils ne sont le plus souvent qu'une des manifestations, le résultat ou la conséquence de l'existence d'altérations organiques de la matrice.*

L'engorgement dur du col de l'utérus est facile à reconnaître, et à distinguer d'autres maladies, pour peu que l'on examine avec attention. Les maladies avec lesquelles on pourrait le confondre sont le boursoufflement et le renversement du vagin, le développement d'une tumeur dans les parois de ce canal, comme on en trouve une observation curieuse dans l'ouvrage de M. Patrix (1), le déplacement et le renversement de la matrice.

Mais il n'en est pas de même des engorgemens du corps de l'utérus, le signe pathognomonique essentiel de cet état, l'augmentation de volume, lui est commun avec toutes les circonstances pathologiques et physiologiques susceptibles de produire ou de simuler la dilatation de la cavité de l'organe, telles une grossesse ordinaire ou extra-utérine, la présence d'une môle, d'hydatides, de concrétions crétacées d'un polype, de masses fibro-celluleuses particulières dont nous avons publié une observation dans la *Bibliothèque médicale*, et dont nous n'avons pas encore vu d'analogue rapporté par les auteurs ; la rétention du produit de la menstruation dans la cavité utérine, par suite de l'oblitération de son orifice ; oblitération qui peut survenir accidentellement chez des femmes auparavant bien réglées et ayant eu même des enfans, ainsi que M. Dance en a fourni un exemple remarquable. (*Archives générales de médecine*).

Nous ne ferons qu'une remarque sur ces maladies diverses : ou bien elles ne produisent que des accidens peu alarmans, et alors on peut attendre sans grand inconvénient que l'état pathologique ou physiologique qui les constitue se dessine par des

(1) *Traité sur le cancer de la matrice*, 1820.

signes plus propres à le faire reconnaître et à lever tous les doutes; ou bien elles occasionent des accidens insupportables ou dangereux dont les plus ordinaires sont, pour tous les cas, des hémorrhagies et des douleurs. Or, alors le traitement symptomatique ou propre à ces accidens, est pour ainsi dire le seul qui convienne. On rétablit ainsi les choses dans leur première condition, et l'on peut attendre.

QUARANTE-TROISIÈME OBSERVATION (1).

«Une jeune femme, enceinte de cinq à six mois, reçut sur le ventre un coup de genou, qui détermina, au bout de quelques jours, l'avortement. De violens chagrins la rendaient indifférente à son état, et elle ne prit d'elle aucun soin particulier. Ses règles revinrent avec peine, et ne coulèrent qu'irrégulièrement. Il se manifesta des douleurs dans l'hypogastre, les aines, les lombes, à la tête, dans l'estomac; et il se fit un écoulement abondant par la vulve. Cet état durait depuis un an, quand elle se mit à travailler dans un atelier de passementerie : elle y était appuyée des jours entiers sur un métier de tissage, dont la barre lui pressait l'abdomen. Il se manifesta des douleurs tellement vives et des syncopes si fréquentes, qu'elle se décida à entrer à la Charité, dans le service de M. Fouquier. On recon-

____

(1) Nauche, *des Maladies propres aux femmes*, tome Ier, page 341, et *Clinique des hôpitaux*, 31 juillet 1828.

nut le siége de la maladie, mais on fut indécis sur sa nature. On appliqua, en attendant, de nombreuses sangsues à la vulve et jusque sur l'utérus lui-même. La malade fut bien soulagée. Cependant, le gonflement du corps de cet organe et l'écoulement âcre et purulent qui l'accompagnaient ne diminuant pas, M. Fouquier consulta M. Roux. Après l'examen le plus attentif de l'utérus, l'altération de ce viscère fut jugée cancéreuse; l'extirpation de la partie affectée fut proposée à la malade, qui l'accepta avec empressement. Chaque jour, M. Roux s'arrêtait long-temps à son lit, procédait au toucher, explorait les parties affectées avec un soin extrême, et chaque jour, malgré les instances de la malade, il remettait l'opération : enfin, cette dernière fut décidée.

« Déjà cette personne était sur la table, les aides à leur place, l'appareil instrumental disposé ; déjà même l'opérateur avait saisi le col de l'utérus, et, le bistouri à la main, se disposait à couper, quand tout à coup il s'arrête, retire l'airigne introduite dans le vagin, et interrompt l'opération qu'il avait commencée. Il se manifeste une péritonite qui fut combattue par des applications réitérées de sangsues; on traite de nouveau l'inflammation chronique par les antiphlogistiques et les émolliens de toutes sortes : peu à peu le gonflement du corps de l'utérus se dissipa, le flux puriforme disparut, les règles revinrent, et la malade se regarda comme guérie. Une année entière s'écoula sans qu'elle eût de ressentimens de cette affection : ayant éprouvé alors une vive contrariété, il survint de nouvelles douleurs, ainsi qu'un écoulement par la vulve, d'une matière jaunâtre, qui irritait et ulcérait les parties voisines. La malade rentra à l'hospice de la Charité. On reconnut que le col de l'utérus formait une tumeur rouge, aplatie, très-sensible, surmontée d'inégalités, d'une dureté squirrheuse, présentant en avant une ulcération de forme irrégulière et de la largeur d'une pièce de 3o sous. Le ventre était tuméfié près du pubis, quoique indolent. Des sangsues, des bains entiers, des demi-lavemens, des fomentations, des cataplasmes injectés dans le vagin, enfin toute la série des adoucissans fut mise en usage.

« Elle amena bientôt une amélioration marquée ; le col utérin devint progressivement plus mou, perdit de son volume et de sa sensibilité. Cependant le ventre se tuméfia de nouveau, la malade y sentit des mouvemens par secousses, et l'on crut s'apercevoir qu'elle était enceinte, ce qui détermina sa sortie de l'hospice. »

Marche. — Les altérations qui nous occupent se développent, en général, lentement. Elles restent de temps en temps stationnaires, pendant quelques semaines, quelques mois, et même des années. Les époques menstruelles, les émotions morales, activent leur marche. L'âge critique a, surtout sur les engorgemens, une influence fâcheuse. C'est alors qu'on

les voit promptement passer à l'état de cancer confirmé (*voy*. ce mot). La marche se rallentit quand
l'époque critique s'est passée sans autres accidens;
et dès lors la maladie ou reste stationnaire, ou ne
fait plus que des progrès insensibles. C'est dans l'in-
timité de l'altération que s'opèrent alors les changemens les plus remarquables. Elle acquiert de plus en
plus de consistance, et devient successivement cartilagineuse et osseuse.

Durée. — D'après ce qui vient d'être dit, la durée
des engorgemens durs de l'utérus est indéterminée.

Terminaisons. — Des engorgemens peu considérables peuvent se résoudre spontanément si la femme
se trouve placée au milieu de conditions hygiéniques
convenables, et surtout éloignée des causes qui ont
déterminé et entretiennent l'engorgement. Dans le
cas contraire, et si l'on ne s'est pas rendu maître de
l'altération, si on ne l'a pas combattue à temps,
et fait disparaître par des moyens convenables, elle
tend le plus souvent, quelle qu'en soit d'ailleurs la nature, à marcher vers des altérations plus profondes.
L'induration passe à l'ossification ou se change en
squirrhe; celui-ci se ramollit, la matière cérébriforme
s'y joint, l'ulcération s'établit et s'étend, et de cette
combinaison d'altérations avancées résulte le cancer
confirmé ou incurable.

On ne peut guère compter pour les engorgemens
ou autres altérations de l'utérus, comme pour les
mêmes affections dans des organes externes, des ma-

melles, par exemple, sur le sphacèle des parties malades et leur séparation spontanée des parties saines,
dans lesquelles s'est établie une inflammation aiguë
salutaire. Cette heureuse terminaison n'est possible,
et n'a été observée que dans des cas de précipitation
de la matrice hors de la vulve. De là est née l'idée
première de la possibilité de pratiquer l'extirpation
de cet organe.

Pronostic.—Méconnus dans leur nature, et partant traités sans règles, les engorgemens durs de
l'utérus ne pouvaient que se terminer, en général,
d'une manière fâcheuse; aussi les auteurs portent-
ils un pronostic très-grave sur ce genre d'affection.
Plus heureux, nous avons éprouvé que ces engorgemens sont susceptibles de guérison, et nous pouvons fonder sur une masse assez imposante de faits,
un pronostic à beaucoup près moins défavorable.

*Tout engorgement général ou partiel qui a lieu
chez les filles, et succède aux causes qui troublent la
menstruation; ceux qui se développent plus ou moins
immédiatement après l'accouchement, précoce ou à
terme, sont, presque sans exception aucune, susceptibles de résolution, qu'ils soient simplement dus à
une métrite chronique, à un état d'induration, ou
qu'ils offrent des signes qui fassent présumer leur
nature squirrheuse.*

*Le pronostic est plus fâcheux pour les engorge-
mens qui se développent ou augmentent, chez les
femmes sur le retour de l'âge. Néanmoins, il n'est*

pas impossible de les guérir, ou du moins de les rendre stationnaires.

Les engorgemens qui naissent après l'époque critique sont en général incurables; mais par la lenteur de leur marche et de leur développement, ils ne font pas courir des dangers immédiats aux malades.

Les engorgemens qui, en se développant, restent durs, sans inégalités, qui n'occasionent ni douleurs insupportables, ni dérangemens notables dans les fonctions, soit générales, soit des organes voisins, doivent inspirer moins de crainte pour leur terminaison fâcheuse, que ceux qui se couvrent de bosselures molles, qui font éprouver des élancemens vifs et profonds. Pour ceux-là, la transformation prochaine en cancer ulcéré n'est pas douteuse.

Le pronostic est moins grave pour l'engorgement borné au col de l'utérus, que pour celui qui affecte l'organe tout entier.

L'engorgement qui a commencé par un ou plusieurs petits tubercules, peut être considéré comme étant essentiellement squirrheux; le pronostic est funeste.

TRAITEMENT DES ENGORGEMENS DURS DE LA MATRICE.

Que l'engorgement dur de l'utérus soit formé par une phlegmasie chronique, avec induration, ou qu'il soit dû à un état squirrheux, les indications thérapeutiques nous paraissent devoir être les mêmes dans les deux cas.

Rappelons-nous que ces deux états pathologiques sont le résultat d'une sorte d'exagération de la vitalité du tissu fibro-cellulaire, trame fondamentale des tissus accidentels, comme des tissus naturels; exagération simple comme dans toute phlegmasie pour l'induration, avec altération spéciale pour le squirrhe.

Rappelons-nous que tous deux sont formés par une matière plus ou moins concrète, déposée dans les mailles et les interstices du tissu malade, et que cette matière est fournie par le sang, soit par un acte de sécrétion, comme probablement dans l'induration, soit par un acte de nutrition anormale, comme pour le squirrhe.

Les indications thérapeutiques, déduites de cette manière d'envisager ces altérations organiques, doivent donc, en dernière analyse, avoir pour but :

1° *D'écarter ou d'éloigner de l'organe malade les élémens matériels de l'altération;*

2° *De modifier ou de détruire l'exagération des fonctions sécrétoires ou nutritives par lesquelles ces élémens sont séparés du sang et assimilés à l'organe affecté.*

3° *De provoquer ou favoriser la résorption de la matière morbide déposée.*

Première indication. — Écarter ou éloigner de l'organe malade les élémens matériels de l'altération.

Comme tous les êtres organisés, l'économie humaine est soumise au double mouvement de composition et de décomposition. Il est aussi d'observation que ces deux mouvemens existent dans des rapports inverses, de manière que, plus l'un est actif, plus l'autre se trouve rallenti ; autrement, le corps ou les organes qui le composent ne changeraient point de volume ni de dimension.

Les tissus accidentels paraissent aussi bien soumis à cette loi, ou règle générale, que les tissus naturels ; nous en avons déjà fourni des preuves ; de nouveaux témoignages surgiront des considérations que nous présenterons sur ce sujet.

Or, tout ce qui peut arrêter ou entraver le mouvement de composition, doit faire prévaloir le mouvement de décomposition ; donc, en privant l'économie des sources du renouvellement de ses élémens organiques, naturels ou accidentels, on provoquera l'activité du mouvement de décomposition, d'où résultera l'amaigrissement des tissus naturels et l'atrophie des tissus accidentels, qui sont le produit d'une sorte de nutrition anormale : ou bien, si les altérations sont formées par sécrétion ou exhalation, la suppression des élémens de renouvellement ou d'entretien devra avoir pour effet d'en arrêter le développement ultérieur.

On considère, à juste titre, le sang comme le stimulant naturel des organes, et principalement des fonctions nutritives et sécrétoires, dans l'état physiologique, et à plus forte raison, n'exerce-t-il pas cette action plus activement dans les états pathologiques. Il n'est pas moins certain que c'est ce fluide qui fournit, ou dans lui que sont puisés les matériaux des altérations organiques, qu'ils en soient séparés par un acte nutritif, ou par un acte sécrétoire. Il est évident qu'en enlevant ou modifiant cette source des élémens pathologiques, on obtiendra, pour premier résultat, la suspension du développement de l'altération organique ; première condition indispensable avant d'arriver à d'autres résultats. Aussi est-ce parmi les modificateurs de la circulation ou de la composition du sang, que se trouvent les moyens propres à remplir la première indication du traitement des engorgemens durs de l'utérus, comme de toute altération organique par excès.

On tarit, si je puis m'exprimer ainsi, cette source matérielle des altérations organiques, 1° en soustrayant de la masse générale, par *les émissions sanguines* opérées par *la lancette*, par *les sangsues* et par *les scarifications* avec *ventouses ;* 2° en dégorgeant directement le système vasculaire de la partie malade, par l'application immédiate des sangsues ; 3° en modérant l'activité de la circulation : soit d'une manière générale, comme par l'usage des boissons tempérantes, de la digitale, du nitrate de potasse, par le repos absolu; soit particulièrement de l'organe malade, en donnant, par exemple, au corps une position horizontale, ou inclinée de telle sorte que la région affectée se trouve sur un plan plus élevé que le reste du corps; 4° en appelant, ou dirigeant plus spécialement, l'activité circulatoire sur d'autres parties, vers d'autres régions plus ou moins éloignées; effet que produisent les saignées locales dérivatives, les ventouses sèches, les frictions cutanées, les bains chauds, les sinapismes, etc.

Outre ces modificateurs de la circulation, l'art possède les moyens d'agir sur la composition même du sang. En première ligne se range *la diète*, qui prive ce fluide du renouvellement de ses élémens réparateurs; viennent ensuite les excitans des diverses sécrétions naturelles, qui, par leur abondance, soustraient au sang une partie de ses matériaux, et le rendent moins propre à fournir aux sécrétions anormales ou aux nutritions pathologiques. Ainsi *les vomitifs*, et surtout *les purgatifs*, *les diurétiques*, *les diaphorétiques* et *les exutoires*.

Enfin il est des substances auxquelles on a cru reconnaître la propriété de modifier ou d'altérer le sang, et principalement d'agir chimiquement sur ceux des élémens organiques de ce fluide, qui paraissent plus spécialement concourir à la formation des engorgemens chroniques, ou qui constituent même essentiellement ceux de ces élémens matériels.

dont ils sont le plus ordinairement formés ; savoir :
l'albumine, la fibrine et la graisse, comme le prouvent les analyses chimiques. Nous citerons *la potasse*
et ses *préparations savonneuses* dont l'usage prolongé
rend évidemment le sang diffluent et pauvre en matériaux organiques.

Reprenons en sous-œuvre les principaux de ces
agens modificateurs de la circulation et de la composition du sang, et faisons connaître le mode particulier
de leur action dans les engorgemens durs de l'utérus,
et les règles que l'on doit suivre dans leur application spéciale, aux diverses altérations qui les constituent.

J'observerai que le traitement des affections cancéreuses, du moins de celles qui procèdent des
altérations simples qui nous occupent maintenant,
reposant sur les mêmes bases que celles-ci, nous
serons souvent obligés de parler, par anticipation,
de son application à ces affections.

1° *Emissions sanguines.*

Les émissions sanguines, aidées de précautions
hygiéniques qui seront rappelées ailleurs, ont dans
un certain nombre de cas, et sans autres moyens thérapeutiques, amené la fonte d'engorgemens utérins
qui, par leur volume, leur forme, leur dureté, les
douleurs dont ils étaient le siége, auraient pu être
considérés comme étant de nature squirrheuse, et

qui paraissaient conséquemment devoir être incurables, ou ne pouvoir être détruits que par un traitement chirurgical. (*Voy.* les Obs. 5 1 , 54.)

A plus forte raison doit-on compter sur leur succès, lorsque l'engorgement est évidemment le résultat d'une métrite chronique.

En outre, l'observation attentive des faits prouve que dans tout engorgement dur quelconque, l'état inflammatoire, qu'il soit primitif ou consécutif, essentiel ou symptomatique, aigu ou chronique, oppose un obstacle insurmontable à l'action des résolutifs les plus puissans, des fondans les plus héroïques. Non seulement ces médications échouent alors, mais souvent encore elles ne produisent que des effets fâcheux et tout opposés à ceux que l'on se promettait de leur emploi. Or, comme dans la majorité des cas d'engorgemens durs il y a eu phlegmasie essentielle ou complication de cet état pathologique, c'est à le détruire que doivent tendre les premiers efforts du médecin, avant de passer à d'autres moyens thérapeutiques.

La médication antiphlogistique à la tête de laquelle sont les émissions sanguines, sera donc toujours ou à très-peu d'exceptions près, le traitement curatif essentiel pour quelques engorgemens durs de l'utérus, et le traitement préparatoire indispensable pour tous les autres.

Cette règle de conduite pratique n'est pas seulement nécessairement applicable aux engorgemens chroniques de l'utérus, elle l'est également à la plupart des altérations organiques sous forme d'engorgemens, quel que soit leur siége. Je suis convaincu que si les altérations viscérales ou autres désignées sous les noms de squirrhe, d'induration, de tumeurs splanchniques ou viscérales, d'obstruction, etc., résistent aussi souvent aux traitemens qu'on leur oppose, c'est parce que l'on n'insiste pas suffisamment sur la nécessité de cette règle générale, ou qu'on en néglige l'application.

Ainsi, les émissions sanguines ne peuvent dans les cas d'engorgemens durs de l'utérus que produire de bons effets, lorsqu'on les emploie en temps opportun, et avec discernement. Elles détruisent ou détournent la congestion sanguine et le mouvement fluxionnaire qui alimentent l'altération et entretiennent la sur-excitation vitale qui préside à son développement. Aussi voit-on, après ces premiers résultats obtenus, la plupart des engorgemens, s'ils ne disparaissent pas par la seule influence de cette médication, céder avec facilité à l'action des autres moyens résolutifs, même les moins énergiques, tandis qu'auparavant les plus héroïques n'avaient fait qu'aggraver le mal.

Je pourrais rapporter bon nombre d'observations d'engorgemens internes ou viscéraux même très-considérables, même très-anciens, et contre lesquels avaient échoué les efforts réunis de médecins justement réputés, engorgemens qui marchèrent rapidement vers la résolution par un traitement dirigé d'après les règles que je viens d'énoncer. Entre autres faits, les suivans m'ont paru dignes d'être cités, bien qu'ils ne se rattachent que d'une manière indirecte à notre sujet.

QUARANTE-QUATRIÈME OBSERVATION.

Engorgement prodigieux de l'ovaire droit. — Nullité d'action des résolutifs. — Efficacité du traitement antiphlogistique, et guérison terminée par l'usage d'une simple boisson diurétique.

Une dame à tempérament sanguin, d'une stature moyenne, ayant un embonpoint raisonnable, douée d'une bonne constitution, n'avait jamais eu d'autres dérangemens de santé que ceux occasionés par la grossesse et l'accouchement. Elle avait eu trois enfans dont le dernier à l'âge de trente ans. De quarante-cinq à quarante-six ans les règles se supprimèrent après avoir présenté quelques variations dans leur cours. Bientôt après, cette dame éprouva des douleurs sourdes, constantes et prenant de temps en temps un caractère plus aigu dans la région iliaque droite; le ventre prenait du volume. A quarante-huit ans je constatai l'existence d'une tumeur s'élevant du côté droit du bassin, assez régulièrement arrondie, remplissant la région iliaque correspondante, et offrant le volume d'une tête d'enfant à terme. Comme les douleurs étaient habituellement supportables, que la malade conservait du reste l'appétit, le sommeil et toutes les apparences de santé, elle ne voulut pas se soumettre à un traitement thérapeutique, pas même à quelques précautions hygiéniques réclamées non seulement par sa maladie, mais par l'époque viagère dans laquelle elle se trouvait. Une saignée pratiquée de loin en loin, quelques bains furent les seuls moyens qu'elle mit en usage. Aussi le volume du ventre fit-il des progrès au point qu'à cinquante-deux ans il pouvait être comparé à celui d'une femme enceinte à terme de deux enfans. La malade n'était bien que couchée, le tronc à demi élevé et appuyé sur le dos; toute autre position réveillait des douleurs dans l'abdomen, ou était insupportable par l'imminence de suffocation qui en résultait. Lorsqu'elle se levait, elle marchait avec peine, le corps renversé en arrière, position qu'elle était encore forcée de tenir étant assise, pour éviter la suffocation. En même temps l'amaigrissement général se prononçait de plus en plus, il y avait insomnie et perte d'appétit, malgré laquelle on s'efforçait de prendre des alimens par la crainte vulgaire de ne pouvoir vivre sans manger. Cependant, parvenue à cet état, force fut de prendre plus à la lettre les avis du médecin. Après quelques émissions sanguines, je passai à l'usage des médicamens réputés fondans ou résolutifs, les frictions avec le calomel en pommade, les pilules savonneuses avec addition de scille et de digitale, quelques purgatifs. La maladie allait, néanmoins, s'aggravant. Réfléchissant alors sur l'état positif de l'état pathologique que j'avais à traiter, j'établis ainsi mon diagnostique : Engorgement par phlegmasie chronique de l'ovaire droit avec hydropisie à plusieurs foyers probables. Je fondai ce jugement : 1° sur le siége primitif des douleurs vers la région iliaque et le flanc du côté droit; 2° sur la présence à cette époque d'une tumeur occupant ces mêmes régions, tumeur qui, presque complètement sphéroïde dans le principe, avait offert, en se développant, quelques variations dans la forme de manière que maintenant qu'elle remplissait et distendait toute la capacité abdominale, elle présentait plusieurs bosselures larges, mais peu saillantes et séparées par des sillons peu profonds; une autre bosselure plus saillante proéminait du côté gauche; 3° sur les douleurs, non pas celles profondes et obscures qui pouvaient être le résultat de la distension, mais ces douleurs vives que la malade ressentait assez fréquemment dans plusieurs points de cette énorme tumeur, qui en ces endroits était sensible au toucher ou à la pression, et paraissait plus dure; symptômes évidens d'un état phlegmasique que dénotait encore le mouvement fébrile continuel avec redoublemens vespériens, auquel la malade était en proie; 4° enfin, sur la sensation de fluctuation, obscure il est vrai, mais appréciable qui se remarquait surtout au sommet des bosselures que présentait la tumeur.

Je voulus abandonner l'usage des résolutifs et des fondans sur lesquels la malade fondait le seul espoir de soulagement, et revenir sur le traitement antiphlogistique exclusivement, mais on s'effraya de la proposition de nouvelles saignées et d'une diète rigoureuse. Comment pourrait-on supporter ce traitement dans l'état de faiblesse, de marasme, d'épuisement auquel on était parvenu??? Une consultation fut proposée, et M. Fouquier choisi pour la faire. Voici quel fut son diagnostique et le pronostic qu'il porta : *Tumeur enkystée de l'ovaire droit, ayant peut-être envahi le gauche, à parois en partie squirrheuses, avec plusieurs foyers d'épanchemens séparés par des cloisons, circonstance qui, jointe à la consistance présumable du liquide épanché, rend la fluctuation obscure. La distension violente produite par le développement graduel de la tumeur excite l'inflammation dans quelques points de ses propres parois, ou du péritoine qui lui sert d'enveloppe extérieure. Tout ce que l'on peut espérer c'est de rendre la maladie stationnaire ou supportable en combattant et prévenant les symptômes inflammatoires, sauf plus tard, quand par leurs progrès les épanchemens isolés se seraient reunis et que la fluctuation serait devenue plus patente, d'essayer comme moyen de soulagement la ponction; mais cette maladie est incurable, et doit un peu plus tôt, un peu plus tard, se terminer inévitablement d'une manière funeste.* M. Fouquier approuve et sanctionne l'utilité du traitement antiphlogistique comme moyen le plus efficace, non pas curable, mais palliatif, sauf, quand l'engorgement serait devenu indolent sous son in-

fluence, à revenir à l'usage des résolutifs et des fon-
-dans.

Ainsi étayé de la décision et des conseils d'un
praticien distingué, dont l'opinion, sur le diagnostique
de la maladie, ne différait de celle que j'avais mani-
festée que par des nuances légères, il me fut plus
facile de vaincre les scrupules de la famille et de
décider la malade à se soumettre entièrement au
traitement *débilitant*, que j'avais eu tant de peine à
faire adopter. Plusieurs *saignées du bras*, *de* 8 *à* 10
onces, furent faites à quelques jours de distance;
des sangsues furent ensuite appliquées sur les points
les plus douloureux de l'abdomen ; on couvrit continuellement cette partie avec *des cataplasmes ou
des fomentations émollientes; tisane de chiendent,
petit-lait, orangeade;* quelques cuillerées de *lait
coupé, de bouillon léger, ou de potage,* composèrent
toute la nourriture. La malade prit par semaine *deux
à trois bains* de une à deux heures. Après deux mois
de ce traitement, l'abdomen, sans avoir perdu de
son volume, était devenu complètement indolent;
il ne gênait plus que par sa masse. Les points autrefois douloureux avaient perdu leur résistance, en
même temps qu'ils étaient devenus indolens et insensibles à toute pression; la fluctuation était plus
manifeste, plus superficielle, plus généralement égale.
Les urines étaient rares, en petite quantité, rouges
et fortement sédimenteuses. Quand la malade se levait, ce qu'elle faisait plus facilement, les jambes

s'infiltraient. La fièvre avait disparu. J'étais sur le point de pratiquer la ponction, mais je voulus auparavant essayer de quelques résolutifs. Je prescrivis donc l'usage du *pareira brava*, dont j'avais plus d'une fois constaté la puissante propriété diurétique, quoique cependant cette substance eût été sans effet avantageux chez cette malade quelques mois auparavant, probablement à cause de l'état inflammatoire qui s'opposait alors à son action. Pour cette fois, les effets furent si actifs que je n'eus pas besoin de recourir à d'autres médicamens : dès les premières tasses de son administration en décoction (deux onces pour une pinte d'eau, réduite d'un tiers par l'ébullition), les urines coulèrent avec une abondance extraordinaire; le vase, d'un assez grand diamètre, était rempli deux à trois fois dans les vingt-quatre heures. On voyait en même temps le ventre s'amollir et s'affaisser, et en moins de six semaines, il fut réduit au point où il était avant la maladie. La fluctuation disparut complètement, et maintenant on n'aperçoit plus qu'une sorte de bouffissure à l'hypogastre. La tumeur ovarique ramollie, concentrée dans le bas-ventre, devient encore de temps en temps le siége de douleurs qui cèdent à l'instant à la saignée et aux sangsues. Du reste, la malade a recouvré l'exercice régulier de toutes ses fonctions. Elle peut fournir des promenades à pied de deux à trois heures de suite sans se reposer et sans fatigue. Le sommeil est bon; l'appétit excellent.

QUARANTE-CINQUIÈME OBSERVATION.

Tumeur présumée épiploïque. — Résolution sous l'influence du traitement antiphlogistique et d'un régime atonique, après avoir long-temps résisté aux traitemens résolutifs les plus énergiques.

Je ne ferai qu'indiquer un autre fait, non moins curieux, d'une jeune fille de dix ans qui portait dans l'abdomen une tumeur dure, du volume du poing d'un adulte, mobile, et paraissant avoir son siége dans l'épiploon gastro-colique. Traitée par moi d'abord, puis par M. Deguise fils, enfin par M. Guersent, on nous réunit ensuite tous trois, et j'eus bientôt après la direction spéciale du traitement. Nous étions convenus d'employer simultanément les antiphlogistiques et les fondans, parmi lesquels nous avions choisi le calomel. Les préparations d'iode furent aussi employées; le tout sans succès, ainsi que les pilules savonneuses; la ciguë à l'intérieur en extrait, et intérieurement sous forme emplastique, échoua également : l'engorgement n'en faisait pas moins des progrès; il était parfois le siége de douleurs atroces, occasionant des convulsions et un état d'anxiété difficile à dépeindre. La malade était d'une maigreur squelettique. Voyant l'inutilité de tous nos efforts, je conseillai comme palliatif seulement, car je ne comptais guère sur la possibilité d'une guérison; je conseillai, dis-je, d'arrêter l'usage de tout médicament dit résolutif, tant externe qu'interne ; de se borner à un traitement débilitant composé : de *l'application des sangsues sur les points les plus douloureux ;* de *fomentations émollientes,* de *bains prolongés,* de *boissons douces,* d'un régime tenu et en grande partie lacté, et de l'usage de quelques médicamens seulement calmans, tels que l'eau de laitue, le sirop de pavot blanc. La petite malade fut en même temps placée dans une pension très-bien aérée, aux Champs-Élysées. L'engorgement cessa bientôt d'être douloureux, et à quelques mois de là, je ne fus pas peu étonné de ne trouver à la place qu'une sorte d'empâtement. Le corps avait repris de l'embonpoint et de la croissance. Et maintenant que la demoiselle approche de sa quatorzième année, elle présente toutes les apparences de la plus belle santé.

C'est principalement dans les engorgemens de l'utérus, quelle qu'en fût la nature, que j'ai vu l'application de cette méthode féconde en avantages, et plusieurs des observations que je rapporterai plus loin en font foi.

Le nombre des saignées que l'on doit faire, la quantité de sang qu'il faut tirer, seront relatifs à l'âge, au tempérament, à la force du sujet, et basés sur le degré de prédominance des phénomènes congestifs ou phlegmasiques locaux, et sur l'état de la réaction générale.

De petites saignées de deux à trois poilettes, mais souvent répétées, sont infiniment préférables à des saignées plus abondantes et moins fréquentes. Par ce moyen de produire ou d'entretenir une dérivation plus soutenue, on contre-balance avec plus de succès le mouvement fluxionnaire ou congestif qui tend à perpétuer ou accroître l'engorgement. On ménage aussi bien mieux des forces suffisantes pour que les malades puissent supporter la longueur quelquefois inévitable du traitement, forces qui ne seront pas moins utiles à une période plus avancée, pour entretenir ou exciter une réaction générale avantageuse. Le moment le plus favorable pour la saignée est quelques jours avant l'époque probable des règles, et plus ou moins immédiatement après.

Avant cette époque, la saignée modère le molimen menstruel, le mouvement congestif que nous avons dit être cause de l'exacerbation des accidens et des progrès de l'engorgement dans la plupart des cas.

Après cette époque, la saignée détruit la congestion que la fluxion menstruelle a pu laisser subsister dans l'organe malade, et qui ne peut qu'ajouter à l'engorgement, en favoriser les progrès ultérieurs et s'opposer à l'action des autres moyens résolutifs.

Est-il nécessaire de dire que pour rendre la saignée le plus dérivative possible, elle doit être pratiquée aux bras, préférablement aux pieds. La diminution, et même la suppression complète des menstrues, n'apportent pas de contre-indication à cette règle ; car ce n'est pas parce que le sang ne se porte pas à l'utérus que la menstruation est troublée dans le cas d'engorgement, mais parce que la maladie ôte à l'organe la faculté de se débarrasser de ce fluide. Si la saignée du pied produisait l'effet sur lequel on se fonde pour la préférer (l'appel du sang vers l'utérus), il est évident qu'en excitant cette fluxion on n'obtiendrait par ce moyen d'autre résultat que d'augmenter l'engorgement. Ces réflexions s'appliquent également à l'apposition des sangsues à la vulve ou à l'anus employée dans les mêmes intentions que la saignée du pied. Est-il donc étonnant que ces opérations manquent si souvent le but que l'on se propose de leur emploi, le rétablissement de la menstruation?

Au contraire, et les faits que nous avons déjà rapportés, et ceux que nous citerons dans la suite le prouvent, la saignée du bras pratiquée peu avant l'époque menstruelle, rend l'excrétion sanguine plus facile et plus abondante.

Dans les cas de suppression des règles, alors et depuis aveuglément considérée comme état pathologique essentiel, Pasta ne pratiquait la saignée du pied qu'après deux ou trois saignées du bras. La diminution de la masse du sang a rendu, par ces précautions préalables, la congestion utérine moins à craindre, et la saignée du pied peut, comme l'aurait probablement fait celle du bras réitérée, favoriser la résolution définitive de l'engorgement. C'est de cette manière que Mercatus obtint un succès frappant de la saignée du pied dans un cas donné comme exem-

ple d'aménorrhée, mais dans lequel on reconnaît tous
les signes indiquant d'une manière positive l'existence d'un engorgement de l'utérus. Voici ce fait rapporté par Barthez.

QUARANTE-SIXIÈME OBSERVATION.

« Une dame, à la suite *d'une répression violente*
« *d'une hémorrhagie utérine*, souffrait des douleurs
« horribles dans les régions lombaire et hypogas-
« trique, qui revenaient tous les mois au temps des
« règles, et duraient environ quinze jours à chaque
« reprise. Les saignées du bras et les narcotiques
« avaient été employés sans succès. (Les narcotiques
« inconsidérément administrés, n'auraient-ils pas pu
« entretenir la congestion utérine et contrarier l'action
« des saignées de bras?) Mercatus prescrit la saignée
« du pied aux deux retours suivans des périodes des
« règles, et dès lors celles-ci se rétablissent. »

La saignée n'est pas seulement un des meilleurs
moyens curatifs des engorgemens utérins, elle peut
prévenir leur formation et leur développement ultérieur.

Si l'on pratiquait des saignées peu abondantes,
mais répétées aux approches de l'âge critique, ne
pourrait-on pas détourner la tendance aux fluxions
utérines désormais anormales, et conséquemment
prévenir les engorgemens qui résultent souvent de
ces congestions, qui ne trouvent plus dans l'excré-

tion sanguine, désormais empêchée par suite des changemens que l'âge opère dans l'organisation de la matrice, un émonctoire naturel, et par là un moyen spontané de résolution? De petites saignées répétées et juste suffisantes pour ne pas permettre des stases ou fluxions sanguines locales, ne sauraient occasioner un affaiblissement préjudiciable à la santé des femmes, et pourraient prévenir le développement d'altérations redoutables.

Cette précaution prophylactique est surtout indiquée chez les femmes, qui, par leur tempérament, leur constitution, par des antécédens particuliers ou par quelques symptômes actuels, paraissent offrir des prédispositions aux engorgemens et autres altérations organiques de la matrice.

2° *Ventouses scarifiées.* — Les ventouses scarifiées promenées sur les reins, le bas-ventre, voire même les cuisses, ajoutent à l'effet dérivatif de la saignée qu'elles opèrent, et peuvent être employées avec avantage.

3° *Sangsues.* — On obtient des effets analogues par les sangsues appliquées sur l'hypogastre, les lombes et les reins; il faut beaucoup de réserve dans leur application aux cuisses, aux aines, aux grandes lèvres ou à l'anus. Il convient alors d'en mettre une quantité suffisante pour obtenir une forte saignée; autrement, l'on pourrait ou manquer le but, ou exciter davantage encore la fluxion pelvienne. Le développement ou la propagation de l'inflammation aux annexes de l'utérus, extension qui se dévoile par les douleurs dans les régions iliaque et hypogastrique, la sensibilité et la tension de ces parties, indiquent l'emploi des sangsues sur ces régions.

Sangsues sur le col de l'utérus. — J'appellerai l'attention des praticiens sur l'application des sangsues au col de l'utérus, moyen dont j'ai obtenu les plus heureux effets dans les cas d'engorgemens, soit du corps, soit du col de l'organe, alors même que tout faisait présumer leur nature squirrheuse, et qu'ils avaient déjà résisté aux traitemens ordinairement indiqués contre cette redoutable affection. La rapidité avec laquelle la résolution s'opère alors, est telle, dans certains cas, qu'il faut en avoir été le témoin pour n'être pas tenté d'accuser de prévention ou d'exagération celui qui énoncerait de pareils faits.

Le premier effet de l'application des sangsues au col de l'utérus, effet qui a constamment lieu, quand même la maladie n'est pas de nature à pouvoir guérir, ou dans les cancers confirmés eux-mêmes, c'est de calmer comme par enchantement les douleurs sacro-lombaires, les élancemens, enfin toutes les sensations pénibles qui sont les compagnes ordinaires des altérations profondes de la matrice.

Le nombre des sangsues doit être proportionné au volume de l'engorgement, au degré de prédominance des symptômes inflammatoires et à l'état général des forces. Je remarquerai, cependant, que cette saignée directe produit moins de faiblesse, toute proportion gardée, que la saignée générale; aussi, peut-elle être employée dans des cas où celle-ci pourrait être préjudiciable, comme dans les derniers degrés du cancer, par exemple.

Observons qu'en général les accidens les plus insupportables des affections cancéreuses de l'utérus, sont moins le résultat de ces maladies elles-mêmes que de l'inflammation qui peut s'y développer ou qu'elles déterminent. Ainsi, les squirrhes, comme les masses encéphaloïdes ramollies, ne s'ouvrent pour devenir ulcérés qu'après que l'inflammation s'y est développée, comme le prouvent les phénomènes qui accompagnent ce travail éliminatoire et la nature des matières qui s'échappent. (*Voy.* pag. 155.) C'est alors surtout que se manifestent ces douleurs atroces qui caractérisent les progrès des cancers, ou quelquefois en décèlent l'existence jusque là inaperçue; eh bien! dans ces cas, les sangsues appliquées sur la tumeur en travail, arrêtent l'inflammation, suspendent les douleurs qu'elle avait occasionées ou exaspérées, et peuvent ainsi retarder la marche de la maladie, éloigner l'époque fatale de leur funeste terminaison.

Dans les cas d'ulcère cancéreux, il est aussi d'observation que la maladie n'envahit les parties voisines qu'après y avoir développé l'inflammation sous forme de bourrelets, d'engorgemens, dont la couleur rouge et la sensibilité douloureuse attestent la nature inflammatoire. Dans ces cas encore, les sangsues appliquées sur ces parties, arrêtant l'inflammation, font cesser par conséquent les douleurs qu'elle produisait, et peuvent encore suspendre la marche envahissante de l'ulcère.

Ainsi donc, les sangsues, appliquées sur le mal lui-même, provoquent sa guérison ou fournissent dans les altérations incurables un des plus puissans palliatifs que l'art possède.

Ce n'est pas seulement quand l'engorgement occupe le col utérin qu'elles conviennent, elles ne produisent pas de moins bons effets dans les engorgemens de l'utérus lui-même. (Obs. 63e.)

Procédés et règles à suivre dans l'application des sangsues au col de l'utérus.

Lorsque la matrice est basse, et qu'en écartant les grandes lèvres on aperçoit son col, on peut faire une application immédiate des sangsues. Un hasard m'a fourni l'occasion de faire cette application sans le vouloir, et non sans quelques inquiétudes sur les suites qu'elle pourrait avoir. Je n'ai pas su pour lors tirer parti pour ma pratique des résultats heureux et inattendus qu'elle produisit. (*Voy.* Obs. 48e.) Il était réservé à l'imagination praticienne de M. Récamier de prévoir les avantages qu'on pourrait obtenir de ce moyen précieux.

Dans les autres cas où l'utérus occupe sa place normale, le spéculum sert à mettre le col de l'utérus à découvert et à porter les sangsues jusque sur cette partie.

Quand on a placé l'instrument comme nous l'avons dit pour l'exploration, et de manière à ce que la circonférence de son ouverture embrasse exactement et exclusivement le col, afin que les sangsues ne mordent pas au-delà, on injecte à grande eau, pour nettoyer ses parties des matières qui, par leurs qualités, pourraient empêcher les sangsues de prendre.

On les introduit dans le tube, on les pousse et on les maintient près du col, en enfonçant après elles un bouchon ou tampon de linge, afin qu'elles ne ressortent pas; on enlève ce tampon dès que les sangsues sont attachées. Elles s'attachent ordinairement très-promptement. Au grand étonnement des malades les piqûres et la succion sont à peine senties; quelquefois cependant, les malades, pendant cette petite opération qu'elles redoutent beaucoup à cause de l'état habituellement douloureux de l'utérus malade, ressentent dans la région sacrée et le bassin du chatouillement, de la chaleur et des élancemens vifs. Mais toutes ces sensations sont aisément supportables.

En dix ou douze minutes les sangsues ont pris, se sont gorgées et tombent; elles se glissent et échappent hors du spéculum, ou bien on les en retire avec les doigts ou une pince à pansement. Enfin, on fait quelques injections à grande eau, puis on retire l'instrument.

J'ai cru remarquer que quand l'engorgement paraissait être de nature squirrheuse par sa dureté, son ancienneté, la blancheur de la tumeur, les piqûres saignaient très-peu après la chute des sangsues; et que, quand au contraire le col de l'utérus était coloré, d'une dureté modérée, en un mot, quand l'engorgement était plus inflammatoire qu'induré, la saignée était plus abondante, et pouvait même devenir inquiétante. Mais il est facile de se rendre maître du sang par le tamponnement, comme on en trouvera un exemple dans notre 61ᵉ Obs. Presque constamment aussi, l'écoulement sanguin se montre de plus en plus abondant à mesure que les premières applications, en ramenant le tissu de l'utérus à son état anatomique naturel, le rendent plus perméable au sang.

Il faut avoir égard à toutes ces circonstances pour se déterminer sur le nombre de sangsues à appliquer. Le plus que nous ayons mis ne dépassait pas douze à la fois; six à huit suffisent le plus ordinairement pour produire une saignée assez copieuse : on diminue ce nombre dans les applications subséquentes.

On a dit que les piqûres de sangsues sur un col utérin engorgé ne se cicatrisaient pas, qu'elles restaient béantes, sans toutefois s'ulcérer. J'avoue qu'il m'a été impossible de revoir les traces des piqûres des premières sangsues lorsque je répétais plus tard les applications; mais ceci pourrait bien résulter du retrait de la partie engorgée qui amène nécessairement une diminution proportionnée dans l'étendue des piqûres, comme on voit des incisions profondes sur une partie tuméfiée, la langue, par exemple, être réduites en divisions linéaires imperceptibles après le dégorgement.

Les succès inespérés que j'ai obtenus de l'application des sangsues au col utérin dans les engorgemens, non moins que dans les altérations plus profondes et plus avancées de l'utérus, m'autorisent à placer ce moyen en tête de tous ceux qu'on a préconisés contre ces redoutables maladies. La guérison des unes, le soulagement des autres, ont été en grande partie dus à ce moyen. Il ne faut pas cependant négliger les autres moyens thérapeutiques qui, en général, aident à l'efficacité de celui-ci, ou qui, dans quelques cas, produisent des effets avantageux que l'on n'aurait pu obtenir de la saignée locale.

Toutefois, on ne doit avoir recours à l'application des sangsues sur le col de l'utérus, qu'après avoir pratiqué une ou plusieurs saignées générales ou dérivatives, afin de prévenir les congestions consécutives qui rendraient alors l'emploi de ce moyen plus préjudiciable qu'utile. (*Voir* les Obs. 55, 58, 6o.)

2° *Régime, diète, abstinence,* cura famis.

Depuis long-temps on a observé que l'abstinence des alimens avait sur les altérations organiques sous forme d'engorgement, et quelle qu'en fût d'ailleurs la nature, une action résolutive remarquable. Aussi quelques médecins ont-ils fait de ce moyen la base essentielle ou même le traitement exclusif de ces maladies. On a donné à ce mode de traitement le nom de *cura famis;* nous dirons que dans les cas où on a obtenu de l'usage de la ciguë, de l'aconit et autres médicamens prétendus résolutifs, des succès contre les affections squirrheuses et cancéreuses, une grande part peut être revendiquée en faveur du régime sévère, de la diète rigoureuse employés en même temps. Ce qui paraît le prouver, c'est que l'usage exclusif et sans précautions diététiques de ces médicamens héroïques, amène bien rarement des résultats marqués, tandis que sous l'influence de la diète seule et sans le secours d'aucun moyen thérapeutique, on a vu des engorgemens revêtus de tous les caractères du squirrhe, se fondre et se guérir.

En appauvrissant le sang, l'abstinence doit nécessairement suspendre le développement des engorgemens, parce qu'ils ne trouvent plus dans ce fluide de matériaux suffisans pour leur alimentation, et que d'une autre part il a perdu proportionnellement de ses propriétés stimulantes propres à entretenir l'excitation anormale, principe de l'altération. Jusques là on conçoit que la maladie a pu être rendue stationnaire. Mais comment s'opère la fonte, la résolution subséquente? N'est-ce pas par suite de cette loi organique par laquelle le mouvement de composition étant arrêté, celui de décomposition n'en continue pas moins, quelquefois même avec plus d'activité; ou par suite de cette autre loi équivalente que l'action sécrétoire étant suspendue dans un organe ou un tissu, la faculté résorbante se développe ou devient plus active? Les phénomènes que produit l'abstinence viennent confirmer ces assertions.

Un résultat constant de l'abstinence sévère et prolongée est l'amaigrissement; il porte d'abord sur le tissu cellulaire ou adypeux, d'où résulte l'amaigrissement proprement dit, et plus tard sur tous les tissus mous, et notamment sur le système musculaire à fibres rouges, ce qui constitue le marasme ou l'atrophie.

Ainsi, l'abstinence a pour effet premier et immédiat la résorption des produits naturels de l'exhalation ou de la sécrétion du tissu cellulaire; savoir : la sérosité et la graisse. Elle agit donc en excitant la faculté résorbante de ce tissu, ou plutôt en lui rendant toute la plénitude de la faculté absorbante dont il est douë. Or, admettons-nous que quelques engorgemens résultent de l'infiltration, ou de l'épanchement, ou du dépôt d'élémens organiques anormaux plus ou moins concrets, à la place de la graisse qui remplit les mailles du tissu fibro-cellulaire, ou de la sérosité qui en lubréfie naturellement les interstices, comme il paraît en être ainsi pour les engorgemens par induration, par exemple? On conclura dès lors que l'abstinence pourra tout aussi bien rappeler ou faire prédominer la faculté résorbante dans cette portion malade du tissu fibro-cellulaire, que dans le système tout entier, et que la résorbtion s'opérera là sur les produits anormaux de ce tissu, comme elle opère ici sur ses produits physiologiques.

Par la prolongation de l'abstinence, les tissus parenchymateux dépérissent à leur tour. Les rapports entre les mouvemens de composition et de décomposition sont changés. Le premier s'arrête par défaut de matériaux réparateurs, le second marche toujours; les organes s'atrophient. Cet effet s'observe d'une manière plus marquée encore dans les organes en lesquels il y avait excès anormal de nutrition, en un mot hypertrophie. Il semble même que ce soit par eux que la nature conservatrice commence l'atrophie, laquelle paraît localement se consommer dans la partie malade, avant de devenir générale; et en effet le *cura famis*, appliqué au traitement de l'hypertrophie du cœur, par exemple, ramène souvent cet organe à ses proportions naturelles, avant d'avoir produit un marasme proportionnel dans toute l'économie.

Or, en admettant que quelques unes des altérations organiques sous forme d'engorgement sont le résultat d'une nutrition anormale, d'une hypertrophie, soit simple, soit par aberration plus ou moins spéciale, on concevra comment le mouvement de composition y étant arrêté par le fait de l'abstinence, le mouvement de décomposition auquel ces altérations ne sont pas moins soumises que les autres parties de l'économie, comme nous l'avons démontré par des faits à l'appui desquels nous aurons bientôt l'occasion d'en apporter de plus concluans encore; ce mouvement de décomposition, dis-je, continuant, amènera nécessairement la fonte, la résolution de l'engorgement.

Ainsi donc, que les altérations organiques soient le résultat d'une nutrition parenchymateuse exagérée ou altérée, ou le produit d'une sécrétion anormale, l'abstinence peut en opérer la guérison. Des faits nombreux pourraient au besoin être extraits des archives de la médecine, pour prouver cet heureux effet de l'abstinence.

Le *cura famis* deviendra donc entre les mains du praticien un moyen précieux contre les engorgemens durs de l'utérus, comme il l'a été contre les affections squirrheuses des autres organes.

On peut éviter de soumettre les malades à une diète par trop rigoureuse ou trop long-temps prolongée, en faisant concourir avec ce moyen, quelques autres capables d'en seconder et d'en activer les résultats, tels par exemple que les sédatifs, les saignées, etc.

Dans tous les cas d'affections chroniques, il pourrait être dangereux de soumettre trop brusquement les malades à une diète rigoureuse. Il convient de n'y arriver que par gradation. Il faut du reste proportionner le régime à l'état général des forces, aux habitudes, au degré d'intensité ou de ténacité de l'altération.

Les alimens que l'on permet doivent être choisis parmi les plus doux pour ne point éveiller la stimulation des organes, et en même temps les moins substantiels et les plus faciles à digérer. Le régime lacté complet nous a paru généralement le plus convenable. Si la malade ne peut le supporter, on la nourrit avec de légers potages ou bouillons de poulet ou de veau ou bouillons d'herbes; des fruits cuits ou cruds; des légumes herbacés; des racines pulpeuses ou charnues, du lait caillé, du fromage blanc, des œufs frais, du poisson; on permet peu de pain, ou on le remplace par quelques échaudées.

La privation de toute boisson fermentée, de toute liqueur alcoolique ou spiritueuse, ou aromatique, doit être rigoureuse.

Repos. — Position.

Par sa situation dans la partie la plus déclive de l'abdomen, par sa mobilité, suite de la laxité des soutiens qui la maintiennent au milieu de l'excavation du bassin, la matrice se trouve exposée à ressentir, plus que tout autre organe, les secousses et les commotions que produisent la marche, la course, le saut, la danse, les exercices du cheval ou en voiture mal suspendue. Nous avons dit qu'une chute sur les pieds, les genoux ou les fesses, pouvait imprimer à cet organe une commotion assez forte pour occasioner son engorgement.

Quand celui-ci existe déjà, les effets de ces causes sont plus à craindre; elles doivent tendre à augmenter l'état pathologique déjà existant.

Il convient donc de prescrire aux femmes en traitement, un repos absolu dans une position horizontale, et même le bassin tenu plus élevé que le reste
du tronc. Ces précautions ont pour objet de prévenir
les stases et les congestions passives de l'utérus ; elles
sont aussi indiquées dans les cas où cet organe est
descendu, et suffisent toujours alors pour le faire remonter. On en obtient donc ce premier avantage,
de voir disparaître les sensations pénibles de tiraillemens dans les reins et de pesanteur sur le rectum,
résultant de la descente de la matrice.

Comme dans ces affections, les malades sont souvent tourmentées par les sensations de chaleurs
insupportables dans les reins, le siége ou le dos, et
que la position couchée tend à produire et à augmenter ces sensations pénibles, on prévient en
partie ces inconvéniens en les couchant sur un
sommier de crin, et en composant avec de la balle
d'avoine le coussin qui doit tenir le bassin élevé.
C'est dans ces cas que l'on se trouve bien sur des
matelas ou coussins en tissus imperméables aérifères.
Une dame ne put trouver de soulagement aux chaleurs brûlantes qu'une affection cancéreuse avancée
de l'utérus répandait dans les régions sacrée et lombaire, qu'en se couchant dans un hamac formé par
un filet qu'elle avait fait suspendre au milieu de sa
chambre. Les oscillations qu'on lui imprimait tenaient
ses reins dans un état permanent de fraîcheur, et par
leur bercement uniforme elles finissaient par provo-

quer un sommeil qu'on ne pouvait obtenir que très-difficilement par tout autre moyen, les sédatifs ayant été épuisés par l'habitude.

Nous comprenons sous ce titre toutes les médications qui ont pour effet de rétablir les sécrétions ou excrétions supprimées, ou de les augmenter.

Évacuans.

Ils peuvent être un bon moyen pour enlever au sang une certaine quantité de ses matériaux, pour contre-balancer et détruire l'activité de la circulation capillaire de l'utérus malade, en la disséminant et la reportant sur d'autres organes. Sous ce rapport, les boissons diaphorétiques, diurétiques, et délayantes ou laxatives, sont indiquées dans le traitement des engorgemens dont nous nous occupons.

On pourrait penser que les vomitifs seraient capables d'exercer une sorte de dérivation générale par l'ébranlement qu'ils produisent dans toute l'économie ; mais, outre que les médications violentes et promptes ont très-peu d'influence sur les états pathologiques chroniques, il serait à craindre que les secousses imprimées à la matrice par les efforts du vomissement, n'augmentassent la maladie dont elle est affectée.

Comme les purgatifs violens, administrés par les voies supérieures ou en lavemens, provoquent dans les intestins une irritation qui peut se propager par contiguité d'une manière désavantageuse à l'utérus, ce n'est qu'avec réserve qu'on doit y avoir recours. Les minoratifs légers conviennent seuls, en général, pour combattre et prévenir une constipation toujours défavorable dans les cas de maladies utérines.

Dérivatifs. — Les dérivatifs extérieurs concourent avantageusement avec les autres moyens à favoriser la résolution des engorgemens de l'utérus. On promène des sinapismes sur la surface extérieure du corps; on fait porter des vêtemens de flanelle à la malade; on pratique des frictions sèches ou animées par quelque liniment alcalin; on couvre les régions sacro-lombaires de ventouses sèches ou scarifiées, ou l'on applique sur ces parties un large emplâtre de poix de Bourgogne simple ou stibié; des moxas, des cautères temporaires, des sétons peuvent être aussi établis au voisinage du bassin.

Si la malade a été autrefois affectée de rhumatisme, de maladies cutanées, il est bon d'établir sur ou près des parties qui en étaient le siége, des exutoires permanens. Ceux-ci conviennent, dans tous les cas, pour contre-balancer la tendance aux récidives.

Deuxième indication. — Modification de l'innervation.

Les médications qui précèdent suffisent quelquefois pour, en privant le tissu affecté de ses stimulans ordinaires, le sang et ses élémens, faire disparaître l'exagération de sa vitalité, et la ramener à son état normal. On peut, et l'on doit cependant faire concourir au traitement, les médications essentiellement propres à détruire cette exagération. C'est par l'intermède des modificateurs de l'innervation que l'on influe artificiellement sur la vitalité de l'organe altéré, comme c'est par l'intermède de la circulation et du sang que l'on agit sur les matériaux de l'altération.

L'influence de l'innervation ou des nerfs dans les affections squirrheuses, même ulcérées, a été signalée par quelques auteurs ; mais, comme ils n'ont établi leurs opinions que sur une interprétation contestable de faits peu positifs, elle a été combattue et rejetée par le plus grand nombre.

Le fait que je vais rapporter pourra servir à donner la mesure de l'influence de l'innervation dans les altérations organiques qui constituent les formes les plus ordinaires des affections cancéreuses.

QUARANTE-SEPTIÈME OBSERVATION.

Cancer du sein gauche disparu en quelques jours à la suite d'une hémiplégie du côté correspondant.

Madame B***, propriétaire de la maison n° 13 de la rue des Rosiers, y demeurant, s'aperçut du développement progressif d'un engorgement dur, avec élancemens vifs dans le sein gauche, en approchant de sa quarantième année. Elle était d'une haute stature, d'une forte constitution, et sa santé jusque là n'avait pas encore reçu d'atteinte. Le mamelon s'effaça, et à sa place il se développa un ulcère. Plusieurs hommes de l'art, successivement consultés, furent unanimes sur la nécessité de l'opération. Madame B.

né voulut pas s'y soumettre, et après bien des essais infructueux elle se confia à un empirique qui lui promit de faire tomber les parties malades sans opération (47 ans). Il les couvrit, en effet, d'une espèce de pâte rouge (probablement le caustique du frère Côme, ou quelque autre analogue), qui produisit des douleurs atroces, de la fièvre, du délire, et une inflammation locale très-intense. Au bout d'une quinzaine de jours l'emplâtre tomba, entraînant avec lui une masse noire, et laissant une large surface vermeille; cette plaie se rapetissa, mais, parvenue à un certain degré de cicatrisation, le centre se creusa, ses bords se durcirent, des mamelons durs et douloureux se développèrent, et ne tardèrent pas eux-mêmes à s'ulcérer; le sein prit un aspect tellement hideux, que madame B. ne voulut plus jamais que personne ne le vît, pas même ceux qui lui tenaient de près. Elle eut dès lors le bon esprit de ne plus appliquer sur l'ulcère que des médicamens émolliens. ou narcotiques, et de le nettoyer matin et soir par des lotions de même nature.

L'altération fit des progrès insensibles; néanmoins, à cinquante-deux ans, la violence des douleurs, la fétidité de l'odeur décidèrent madame B. à me demander des conseils. Ce ne fut qu'avec beaucoup de peine qu'elle me laissa voir son affreuse maladie. Il y avait une excavation centrale assez profonde pour y loger la grosse extrémité d'un œuf, et entourée d'autres excavations moins larges, mais toutes profondes.

Elles paraissaient creusées dans des espèces de tumeurs demi-sphériques, dont la réunion présentait
une masse qui pouvait bien avoir de 4 à 5 pouces
de diamètre. De la réunion des excavations par des
points plus ou moins étendus de leur circonférence,
résultait une plaie générale irrégulière, à bords iné-
galement élevés, mais partout coupés à pic, d'un
blanc rosé en quelques points, d'un brun rouge
dans d'autres, mais partout extrêmement durs. Le
fond de ces ulcérations était d'un gris verdâtre, et
laissait suinter une sérosité sanieuse d'une odeur
infecte, et qui rougissait et excoriait la peau saine
du voisinage. Souvent du sang s'échappait des vaisseaux envahis par l'ulcération, et plusieurs fois il
en était résulté des hémorrhagies inquiétantes :
toutefois, la malade dit s'être toujours trouvée soulagée à la suite de ces pertes de sang. Comme la
malade avait été très-replète, il restait encore, en
dehors de cette masse et inférieurement, des parties
intactes de la mamelle. Le cordon des vaisseaux lymphatiques était tuméfié et dur; il y avait sous l'aisselle quelques glandes mobiles, dures, douloureuses
à la pression, et siéges d'élancemens assez fréquens.

Cette masse, profondément altérée, était inamovi-
blement fixée sur la poitrine. Le membre pectoral
correspondant était réduit à une immobilité volon-
taire, par la crainte fondée de réveiller les douleurs
du sein et de l'aisselle; en outre, il était souvent
gonflé. Je prescrivis l'application de vingt sangsues

sur les bords durs et rouges de ce vaste cancer; et le fis couvrir avec des plumasseaux trempés dans une solution de chlorure de soude étendue dans trente fois son poids d'eau de guimauve. C'était au mois de mai 1829. La malade retira de l'emploi de ce moyen du soulagement dans les douleurs et la suspension de la mauvaise odeur; du reste, l'altération offrit peu de changemens.

Le 5 octobre de la même année, madame B., éprouvant depuis quelques jours plus de douleurs, se plaignait de pesanteurs de tête, de vertiges. On était sur le point de me faire demander pour savoir s'il ne serait pas nécessaire de réitérer l'application des sangsues. On la trouva, ce jour-là, étendue dans sa chambre, et, en la relevant, on s'aperçut qu'elle avait une hémiplégie complète du côté gauche. *La saignée du bras, des sangsues derrière les oreilles, des sinapismes,* etc., rendirent la parole perdue. La jambe commença à sentir et à se remuer le huitième jour. La garde s'était chargée de panser le sein. Un mois environ après l'événement, madame B. se levait et commençait à faire quelques pas dans sa chambre. C'est alors qu'elle me demanda *si pendant son attaque j'avais emporté son mal de sein;* elle me fit voir en même temps que son interpellation n'était pas tout-à-fait une plaisanterie, comme je le pensais. Le cancer avait *complètement disparu.* Plus de gonflement squirrheux, plus de plaie, plus de suintement d'aucune espèce. La peau s'était rapprochée de la circonférence au centre, et avait formé une cicatrice sans perte apparente de substance, mais plissée comme la cicatrice qui reste après l'amputation du sein cancéré. Si je n'avais pas vu la malade de temps en temps avant l'attaque de paralysie, et tous les jours depuis, j'aurais été persuadé qu'elle s'était fait opérer. La paralysie a presque complètement disparu, et depuis il y a imminence de récidive. Le pourtour de la cicatrice se gonfle et se durcit dans quelques points; son centre suinte, mais fort peu.

Les conclusions qui se déduisent naturellement de ce fait remarquable, ne sont-elles pas : 1° que les nerfs, même cérébro-spinaux, exercent sur les altérations squirrheuses et cancéreuses une influence indispensable, puisque la suspension de l'action de ces nerfs a suffi pour faire disparaître en très-peu de temps un énorme cancer ulcéré; 2° que l'on peut espérer de trouver dans les modificateurs de l'innervation les moyens de faire disparaître la sur-excitation morbide de la vitalité d'un tissu frappé d'altération organique, non seulement quand il y a simple exagération, comme dans les engorgemens par induration, mais même quand il existe une aberration spéciale, comme dans les engorgemens squirrheux, cérébriformes, etc.?

Si Willis avait appuyé sur une pareille observation son système sur la nature du cancer, quel plus grand nombre de partisans n'aurait-il pas séduits? Tout en ne partageant pas l'opinion de cet homme célèbre, reproduite dans ces derniers temps par le professeur Dubois, opinion qui fait consister le cancer dans une altération des nerfs, nous ne pouvons nous empêcher de reconnaître le rôle éminent que joue l'innervation ou l'influence nerveuse dans ces maladies; et n'est-ce pas d'ailleurs parmi les modificateurs de l'innervation que sont pris les médicamens préconisés comme remèdes souverains, efficaces, spécifiques même, contre les affections squirrheuses et cancéreuses? J'ai nommé la ciguë et ses congénères. Bien qu'on ait reconnu que les propriétés de ces médicamens avaient été singulièrement exagérées, nous voyons encore des hommes éminens par leurs connaissances profondes en médecine, et leur grande pratique, les conseiller comme les plus avantageux entre tous ceux que l'art possède. Si les résultats que l'on en obtient sont si souvent incertains ou nuls, ne faut-il pas l'attribuer à l'inopportunité de leur emploi, ou à ce qu'on ne tient pas assez compte des conditions qui favorisent, ou entravent, ou neutralisent leur action?

Au reste, je crois que c'est à tort que l'on attribue à la ciguë et ses congénères la puissance de produire par une action spéciale la fonte et la résorption des matières qui forment les engorgemens squirrheux cérébriformes, et tous autres désignés par le nom d'obstruction. Je ne reconnais pas non plus dans ces substances une propriété spéciale d'exciter la faculté résorbante de ces tissus affectés. Je pense plutôt que ces médicamens agissent exclusivement sur le système nerveux, et qu'ils ont pour unique effet de *ramener l'innervation exagérée ou altérée du tissu malade à son degré physiologique, condition nécessaire pour qu'en perdant sa faculté sécrétoire anormale, ce tissu récupère sa faculté absorbante physiologique.*

Lorsque je parlerai des résolutifs proprement dits, je trouverai l'occasion toute naturelle de revenir sur cette assertion, et de lui donner les développemens suffisans pour faire passer dans l'esprit des lecteurs ma conviction.

Quoi qu'il en soit, *la ciguë* est de toutes les substances appartenant aux modificateurs de l'innervation, celle dont on a généralement obtenu le plus d'effets avantageux dans le traitement des engorgemens squirrhiformes, et des affections cancéreuses en général. M. Récamier, dont le nom se présente toutes les fois que l'on traite de ce sujet, a expérimenté et reconnu que l'extrait de ciguë préparé à la vapeur acétique ou alcoolique, jouissait de propriétés résolutives plus actives; et qu'ainsi préparé, il n'avait pas les inconvéniens attachés à l'usage des extraits ordinaires qui fatiguent l'estomac et en troublent les fonctions. L'extrait préparé à la vapeur semble au contraire remonter le ton de l'estomac et rétablir les digestions si souvent dérangées dans ces cruelles maladies.

Il ne faudrait cependant pas accorder à cette substance plus de puissance qu'elle n'en a réellement, et lui donner une confiance exclusive, comme à une panacée. Les succès que l'on a obtenus de son administration sont en partie revendiqués par les autres médications conjointement employées.

M. Récamier a bien pu voir, comme il l'affirme, la résolution d'engorgemens squirrheux et autres de l'utérus, du foie, de la rate, des seins, des testicules et des membres, obtenue par l'usage de l'extrait alcoolique ou acétique de ciguë. Mais ce médicament n'a pas été employé seul, sans autres précautions hygiéniques; celle par exemple de soumettre les malades à une diète rigoureuse a contribué pour une bonne part à amener la guérison. L'extrait de ciguë seul ne produit que peu d'effets; l'abstinence absolue opère seule la résolution de beaucoup d'engorgemens. Par le concours de ces deux moyens, on peut compter sur des succès qui tiennent du merveilleux.

On donne l'extrait de ciguë préparé à la vapeur et sous la forme pilulaire, à la dose de deux grains par jour, que l'on peut porter graduellement jusqu'à un gros. On divise ces doses en deux ou plusieurs parties que l'on administre matin et soir; M. Récamier fait prendre par dessus chaque dose une tasse de décoction de squine (une demi-once par pinte d'eau).

Les remarques sus-mentionnées sont applicables à *l'aconit* (extrait d'aconit napel), qui partage avec la ciguë les honneurs de la spécificité dans les affections cancéreuses.

Viennent ensuite *la belladone, le jusquiame, la*

morelle, et enfin l'*extrait de laitue* montée (*thridace*), genres de sédatifs, moins puissans ou moins expérimentés que les précédens.

L'opium et ses préparations sont d'un puissant secours pour calmer les douleurs, alors que tous les autres sédatifs ont épuisé leur action, ou que la maladie est arrivée au point de ne plus laisser d'autre espoir que de la rendre supportable. Mais comme ce médicament a sur le système capillaire une action telle qu'il en active la circulation, ou du moins y rend le sang stationnaire de manière à produire une congestion active ou plutôt passive, son emploi dans les cas qui nous occupent ne peut convenir comme moyen curatif, ni même préservatif; c'est donc comme palliatif qu'on doit y avoir recours. Cependant ces motifs d'exclusion ne sont pas applicables à quelques produits de l'opium, à *la morphine*, à *l'acétate*, ou au *sulfate de cet alcali végétal*.

Je me tais à dessein sur l'*acide hydrocyanique* qui n'a produit que des effets incertains et contestables dans les engorgemens chroniques comme dans les affections cancéreuses de l'utérus. Ses avantages douteux sont loin dans tous les cas de racheter les dangers que son administration peut entraîner.

Lorsqu'on emploie les narcotiques plus particulièrement dans l'intention d'assoupir les douleurs, on n'oubliera pas toute la réserve qu'exige leur usage. On sait que l'économie s'accoutume facilement à leur action, et que bientôt leurs effets sont nuls. C'est pour ces médicamens qu'il est nécessaire de procéder par doses insensiblement progressives, d'en suspendre l'usage de temps en temps, d'en varier les formes, les préparations, et de changer de voies d'administration.

Les médicamens les plus simples ou dont l'action paraît faible produisent souvent des effets calmans très-marqués. J'ai vu rarement l'insomnie occasionée par les sensations douloureuses ou pénibles que provoquent les altérations organiques de l'utérus, résister à l'usage d'une potion émulsionnée, composée seulement d'*eau de laitue distillée et recoobée*, d'*eau distillée de pivoine*, de *quelques amandes* et de *sirop simple* ou *de pavot blanc*.

Les *médications adoucissantes*, *relâchantes*, *tempérantes*, *émollientes*, sont aussi d'un grand secours dans le traitement des engorgemens durs de l'utérus. Si l'action de la plupart des agens qui composent ces médications semble être en partie physique, et avoir pour effet de détendre la trame parenchymateuse des altérations organiques, de détremper et ramollir pour ainsi dire la matière infiltrée, et de la rendre ainsi plus facilement résorbable, ils en ont une plus manifeste, c'est celle de tempérer la vitalité exagérée du tissu malade, ou pour mieux dire de modérer l'innervation, élément physiologique de cette vitalité, de la ramener au degré normal indispensable au retour de la faculté résorbante.

Tous les médicamens, soit calmans, soit sédatifs, sont administrés sous toutes les formes et par toutes les voies : par la bouche, en *boissons*, en *potions*, en *pilules;* par le rectum, en *lavemens*, ou mieux encore en *injection épaisse*, susceptible de séjourner dans cet intestin et d'opérer par le moyen du voisinage une action plus directe sur l'utérus malade. Nous avons quelquefois réussi à calmer des douleurs hystériques aiguës en ajoutant à des quarts de lavemens composés de la décoction de plantes narcotiques et émollientes, 6 à 10 gouttes de laudanum de Rousseau, ou 5 à 6 grains de poudre de belladone.

Injections.—Par leur moyen, on porte directement les médicamens sur l'organe malade, aussi retire-t-on de leur emploi des avantages très-grands dans le traitement des maladies de la matrice, surtout quand elles affectent le col.

On compose la matière des injections avec les décoctions de racine de guimauve, de graine de lin, de laitue, de mauve, de feuilles de bouillon-blanc, de pariétaire, de seneçon, de morelle, de tiges de pomme de terre, de tête de pavot, de stramonium, de mandragore, de ciguë, de jusquiame, etc. On y ajoute des teintures ou solutions aqueuses des extraits d'opium, de belladone, ou mieux de la morphine ou des sels de cet alcali végétal.

Dans les cas d'engorgemens durs, indolens, sans ulcérations du col de l'utérus, l'injection peut être poussée avec force ou administrée en douche.

Lorsqu'au contraire il y a de l'irritation, de l'inflammation, quand l'engorgement est douloureux et que le col de l'utérus est en outre ulcéré, l'injection doit être poussée doucement et lentement. Le clysoir a ici sur les seringues ordinaires des avantages précieux. La pénétration du liquide injecté au moyen de ce nouvel instrument est plus égale, plus douce, et peut être prolongée sans interruption, aussi long-temps qu'on le veut. Les avantages incontestables qui résultent de ce contact prolongé des médicamens avec la partie malade ont rappelé à notre confrère M. Guillon l'heureuse idée de porter dans le vagin des médicamens dans un véhicule assez consistant pour qu'ils puissent y être tenus à demeure pendant plusieurs heures. Au beurre fondu, aux pulpes de potiron et de carotte autrefois employés, il a substitué des cataplasmes à demi-consistans pour qu'ils puissent être injectés, composés avec l'une des décoctions indiquées plus haut, suffisamment épaissies par l'addition de la fécule de pomme de terre. On peut remplacer celle-ci par l'amidon, la farine d'orge ou de riz.

Pour administrer ces injections, on se sert d'une seringue à injections ordinaire, armée d'une canule droite, courte, et dont le canal soit d'un diamètre un peu fort.

La femme est tenue couchée en supination, le bassin un peu élevé; on empêche la matière injectée de s'échapper en couvrant la vulve d'un tampon que l'on maintient par le croisement des cuisses, ou mieux encore à l'aide d'un bandage en T.

Bains. — Les bains généraux à la température de trente à trente-deux degrés, et de courte durée, portent sur la peau une excitation dérivative avantageuse dans quelques cas. On obtient cet effet plus fortement par les bains médicamenteux, aromatiques, thermaux. Mais ils ne conviennent ainsi que dans les engorgemens squirrheux indolens. Dans les cas contraires, des bains tièdes et prolongés d'une à deux ou trois heures sont préférables.

Les bains de siége ou de fauteuil ne doivent être pris qu'à une température peu élevée, de vingt-quatre à vingt-huit degrés par exemple; autrement, ils pourraient attirer ou entretenir vers les organes pelviens une fluxion sanguine que l'on a tant d'intérêt à éviter ou à détruire.

J'ai connu une dame affectée d'un cancer ulcéré de la matrice très-avancé, qui, après avoir épuisé tous les sédatifs, ne trouvait plus de soulagemens à ses cruelles souffrances que dans l'eau froide administrée en bain de siége, en injection et en lavement.

On peut rendre les bains de siége calmans et adoucissans en les composant de la décoction des mêmes plantes qui servent aux injections.

Enfin, des cataplasmes composés de la même manière pourront contribuer par leur application sur le bas-ventre, autour des reins, à combattre les douleurs que les altérations utérines divergent jusque dans ces régions, et concourent plus ou moins directement à la guérison.

Les autres moyens hygiéniques qui ont sur le système nerveux une action propre à en modérer l'influence, à rétablir l'harmonie de sa répartition et à empêcher par conséquent sa concentration anormale et funeste sur les organes affectés, viennent aussi prêter l'appui de leurs précieux secours.

Il est d'observation que toute impression forte portée par une circonstance ou une cause quelconque sur le système nerveux, va, lorsque l'utérus est malade, retentir sur cet organe et aggraver ses symptômes morbides, ou les réveiller s'ils étaient assoupis. C'est surtout ce qui arrive dans les cas d'engorgemens durs et dans les affections cancéreuses de l'utérus. J'ai vu quelquefois les traitemens les plus appropriés à la maladie et sur lesquels j'avais droit de fonder l'espoir du succès, échouer par cela seul que les malades étaient tourmentées par la surveillance des soins domestiques, par les contrariétés et les inquiétudes des affaires commerciales ou d'intérêt, par la fatigue des devoirs sociaux, et surtout par les peines, les chagrins et toutes émotions violentes, tristes ou gaies, pénibles ou seulement désagréables, que l'habitude des villes entraîne fréquemment à sa suite. Quelquefois il a suffi de faire transporter ces malades à la campagne loin du fracas des villes, des affaires et des habitudes domestiques, pour voir des engorgemens opiniâtres marcher alors rapidement vers la résolution. L'influence de l'air pur de la campagne a d'ailleurs l'avantage de contre-balancer les effets pernicieux que peuvent produire sur l'économie la sévérité du régime et l'action atonique des moyens qui forment la base du traitement le plus rationnel.

C'est dans le même but que l'on permettra les exercices passifs, qui par les oscillations qu'ils impriment à toute l'économie, ou par le changement d'air qu'ils procurent, entretiennent une répartition égale de la puissance vitale, et en activant l'exercice de toutes les fonctions, empêchent les concentrations qui occasionent ou entretiennent les altérations organiques.

L'excitation périphérique sera aussi entretenue par l'usage de vêtemens chauds, et surtout par le port habituel de flanelle sur la peau, les frictions sèches, etc.

Troisième indication. — Provoquer ou favoriser la résorption des matières morbides qui forment les engorgemens. — Cette indication constitue le traitement résolutif proprement dit.

Traitement fondant direct.

On vient de voir que les premières indications peuvent suffire dans un grand nombre de cas pour provoquer la résolution d'engorgemens résultant, soit d'une phlegmasie chronique, soit de l'induration, voire même de quelques uns qui, selon toutes les apparences, portaient le caractère squirrheux. Ces indications, et les moyens propres à les remplir, pourraient donc être considérés comme formant *un trai-*

tement résolutif indirect. Mais il existe en outre des moyens susceptibles d'agir directement sur l'organe malade, de manière à exciter ou favoriser la résorption des substances morbides ou des matériaux organiques anormaux qui composent les engorgemens ou constituent les altérations. A ces agens, appartiennent plus spécialement les noms de *résolutifs,* de *fondans* et *d'incisifs,* de *discussifs,* *d'obstruans,* etc. Leur usage compose le *traitement résolutif direct.*

Appliquant à cet objet la marche analytique qui a été suivie précédemment, nous diviserons les *résolutifs directs,* ou proprement dits, 1° en ceux qui modifient les matériaux morbides dans leur état physique ou dans leur composition, de manière à les rendre plus facilement résorbables; 2° et en ceux qui, par l'action qu'ils exercent sur la trame organique des altérations, y développent ou y réveillent la faculté absorbante.

1° *Modificateurs des matériaux,* ou *élémens des altérations organiques.*

De ces modificateurs, les uns agissent physiquement, d'autres mécaniquement, d'autres chimiquement.

Nous rapporterons aux modificateurs physiques les agens thérapeutiques qui paraissent n'agir qu'en ramollissant, détrempant ou macérant, pour ainsi dire, les substances organiques concrètes anormales, tels que les applications émollientes liquides, les applications emplastiques qui, pour la plupart, agissent moins par les propriétés médicamenteuses des substances qui les composent, que par l'espèce de bain de vapeur qu'elles entretiennent sur les parties avec lesquelles on les met en contact.

En tête des agens mécaniques se placent les compressions, moyen dont M. le professeur Récamier a obtenu des effets si remarquables dans les engorgemens squirrheux externes. Son application serait difficile, et ne serait pas sans de graves inconvéniens, dans les cas d'engorgemens durs de l'utérus, à moins cependant que l'altération n'existât au col et ne fût bornée à cette partie. Dans ce cas, des disques d'agaric ou de peau de daim, ou des gâteaux de charpie, pourraient être appliqués sur le col engorgé, et être maintenus par une cuvette métallique ou en ivoire, peu profonde. Une tige, fixée au centre de cette cuvette, comme dans le pessaire en bilboquet, servirait à fixer l'instrument et à exercer la compression à l'aide d'un bandage en T.

Viennent ensuite les douches ascendantes qui, bien dirigées sur la partie malade, graduellement renforcées et suffisamment prolongées, agissent à la manière de la compression et peuvent favoriser la résolution, comme on en a, je crois, rapporté quelques exemples.

Si la potasse, ou les préparations savonneuses, ont la faculté de détruire ou de modifier, dans le sang, les élémens organiques qui doivent entrer dans la composition des altérations morbides, ainsi que les faits semblent le prouver, on peut penser que ces mêmes substances, prises à l'intérieur à haute dose, pourront être portées par la circulation jusque dans le parenchyme des altérations, et que là, par leur contact immédiat, elles modifieront les matériaux qui les composent, de manière à les rendre plus faciles à être résorbés. Les succès obtenus de l'usage soutenu des pilules savonneuses dans les obstructions viscérales et autres engorgemens, sont fondés sur un trop grand nombre de faits, pour que l'on puisse les révoquer en doute. Pour nous, nous nous sommes souvent bien trouvés de leur usage dans des cas d'engorgemens chroniques variés, et nous croyons particulièrement devoir attribuer à ces médicamens leur part d'action dans la résolution de quelques engorgemens durs de l'utérus. (*Voyez* les Observations ci-après consignées.)

2° *Modificateurs de la vitalité de la trame organique des engorgemens durs propres à y exciter la faculté absorbante.*

C'est ici le lieu de rappeler ce que nous avons indiqué précédemment sur les conditions vitales qui donnent aux tissus de l'économie la faculté absorbante ou la leur rendent. Etablissons donc sur des preuves irrécusables que l'acte de la résorption est en raison inverse de l'exagération vitale des tissus; que cette résorption, n'importe sur quoi elle s'exerce, n'est conséquemment jamais plus active que quand la vitalité des tissus est à l'état naturel ou même au-dessous du degré physiologique. On sait avec quelle promptitude sont absorbés des liquides injectés dans les cavités séreuses ou dans le tissu cellulaire chez les sujets sains; que, par suite d'une violence extérieure, du sang se trouve infiltré ou même épanché, soit dans le tissu cellulaire, soit dans un sac séreux synovial, quels sont les moyens les plus efficaces pour en provoquer la résorption? Ne sont-ce pas les agens propres à déprimer pour ainsi dire la vitalité, à l'empêcher ainsi de monter jusqu'au ton phlegmasique? Parmi ces agens, le froid tient le premier rang. Aucun moyen n'est plus propre à déterminer dans un espace de temps souvent fort court la résorption du sang infiltré ou épanché, et à prévenir l'inflammation et les désordres redoutables qui résulteraient nécessairement de la phlegmasie développée dans ces circonstances.

Dira-t-on que le froid agit dans ce cas en excitant les forces vitales, lorsque l'on sait positivement que cet agent a une action essentiellement déprimante ou sédative? N'est-ce donc pas au contraire en produisant cet effet sédatif qu'il prévient la sur-excitation, précurseur de l'inflammation? Ainsi donc, le froid ne peut alors favoriser la résorption des liquides infiltrés ou épanchés qu'en maintenant la vitalité des tissus au degré normal, ou en l'amenant au-dessous du degré physiologique. Tant qu'un bubon est rouge, chaud, douloureux, l'abcédation et la rupture extérieure sont imminentes ; mais du moment où par une cause quelconque ces signes de la sur-excitation vitale disparaissent, on peut espérer que malgré la certitude de l'épanchement purulent déclaré par une fluctuation manifeste, la résolution, ou pour mieux dire la résorption, aura lieu. On provoque très-bien cette résolution, qu'il y ait ou non fluctuation, en déprimant l'inflammation par l'application du froid. Il est peu de praticiens qui n'aient fait ainsi disparaître en très-peu de temps des bubons plus ou moins volumineux en les couvrant de glace.

Dans les hydropisies essentielles, dites aiguës et actives, et même dans quelques unes de celles qui sont symptomatiques, les émissions sanguines souvent si efficaces pour provoquer la résolution de ces vastes épanchemens, en suspendraient seulement les progrès, si elles ne faisaient que détruire l'activité vitale exagérée jusqu'à l'inflammation ou seulement jusqu'à la sur-excitation, qui a présidé à la sécrétion ou à l'exhalation anormale. Force donc est de reconnaître et d'admettre que par le fait seul du rappel de la vitalité ou de l'excitation vitale à son rythme physiologique, l'acte exhalant se trouvant suspendu, la faculté absorbante reprend son empire ; aussi la rapidité avec laquelle la résorption s'opère dans ces cas tient-elle du merveilleux.

Il serait facile d'exhumer des archives de la médecine un grand nombre de faits confirmatifs des exemples généraux que nous venons de rapporter. Mais ce
que nous avons dit suffira, je crois, pour démontrer
que *la résolution*, dans tel cas que ce soit, ne *doit
pouvoir s'obtenir qu'en ramenant la vitalité exagérée
ou sur-excitée* du tissu malade *à son état naturel, ou
même à un degré inférieur, condition indispensable
pour que ce tissu, en perdant sa faculté sécrétoire
anormale, récupère sa faculté résorbante physiologique.*

Que l'on fasse l'application de ces considérations
au traitement des engorgemens durs de la matrice,
et même à celui de toute altération organique quelconque sous forme d'engorgement, et l'on trouvera
la clef de la manière dont beaucoup d'agens thérapeutiques produisent la résolution dans ces cas; elles
serviront d'une autre part à éclairer le praticien dans
l'appréciation, et à le diriger dans le choix des nombreux résolutifs prétendus qui ont tour à tour été
préconisés; il pourra aussi en déduire les règles non
moins importantes et de leur opportunité, et de leur
mode le plus convenable d'administration.

On concevra aussi, d'après ces considérations, que
les noms de résolutifs, de fondans, etc., sont applicables et conviennent à toute médication susceptible
d'agir en déprimant, diminuant la vitalité des organes ou des tissus. Ainsi 1° à la médication antiphlogistique, qui outre qu'elle prive, par les saignées, la

diète, etc., la partie engorgée des élémens de renouvellement, lui enlève la sur-excitation qui présidait
à la formation de l'altération, et ramène ainsi sa vitalité à l'état ou au-dessous du degré normal; 2° à plus
forte raison, à des médications sédatives, stupéfiantes, narcotiques, qui produisent les mêmes effets
d'une manière plus active et plus directe. Je répéte-
rai donc ce que j'ai avancé plus haut, que je suis
fondé à croire, que les médicamens sédatifs, stupéfians, narcotiques, préconisés comme résolutifs spécifiques des engorgemens squirrheux, n'agissent de
cette manière qu'en faisant cesser l'exagération vitale
avec aberration particulière qui préside au développement de ces altérations, ou qui, comme je l'ai
dit, en constitue l'élément vital ou physiologique
anormal.

Il est probable que si l'on pouvait employer ces
médicamens avec largesse, on obtiendrait des effets
plus marqués et plus constans. Mais on sait qu'on ne
pourrait, sans s'exposer à des accidens graves, les
administrer à doses un peu élevées; si on y parvient
par gradation, l'habitude que l'économie et notamment le système nerveux prennent, réduit toujours
leur action à un bien faible degré.

Nous ne reviendrons pas sur le mode d'emploi de
ces résolutifs indirects, en ayant suffisamment parlé
aux articles qui les concernent particulièrement.

Maintenant se présente une question importante!
Existe-t-il des médicamens doués de la propriété

spéciale d'exciter l'absorption considérée d'une manière générale, mais plus particulièrement dans les tissus frappés d'altérations organiques? En un mot, existe-t-il des résolutifs spéciaux ou directs?

Si l'on s'en rapporte aux faits sur lesquels on a fondé la préconisation de certains médicamens, la réponse à ces questions paraîtrait devoir être affirmative.

Nous nous sommes suffisamment expliqués sur la ciguë, l'aconit et autres plantes vireuses, sur le mode d'action desquelles nous avons émis notre opinion. Il nous reste à parler d'autres médicamens dont l'action résolutive directe, dans les cas d'engorgemens durs de la matrice, et surtout dans les états squirrheux, est appuyée sur des observations probantes. Ce sont le mercure, l'iode, l'arsenic, auxquels j'adjoindrai le tartre stibié.

Mercure. — Des faits nombreux attribuent au mercure et à ses composés la propriété d'exciter la résorption et de provoquer la résolution des engorgemens formés par l'induration et l'état squirrheux. Cependant ce médicament échoue souvent, et il m'a semblé en général ne donner des résultats favorables dans les cas d'engorgemens durs de l'utérus que lorsque quelques circonstances antécédentes laissaient soupçonner que le principe vénérien n'était pas tout-à-fait étranger à la maladie. Peut-être son inefficacité dans beaucoup de cas dépend-elle de ce qu'on n'a pas rendu la partie malade apte à en recevoir l'action bienfaisante, en la mettant dans les conditions que nous avons démontré être nécessaires pour que la résorption soit possible. Cette remarque est applicable à l'emploi de tous les résolutifs.

On préfère ordinairement *le calomel* (mercure doux, protochlorure de mercure, *aquila alba*) aux autres préparations mercurielles. Préparé à la vapeur, le calomel n'a pas les inconvéniens attachés aux préparations ordinaires, il est aussi dans un état plus complet de division qui rend plus facile sa pénétration dans l'économie, soit qu'on le donne par la bouche, soit qu'on l'administre en frictions. On doit surveiller ses effets et en suspendre ou en modérer l'usage dès que le gonflement et le saignement des gencives, la puanteur de l'haleine, et l'humectation continuelle de la bouche annoncent l'imminence du ptyalisme.

Iode. — On a fondé de grandes espérances sur l'iode, médicament doué d'une action très-énergique. Mais quelle substance n'a pas eu des honneurs analogues de remède héroïque dès les commencemens de son emploi? Le temps et l'expérience prononceront sur le mérite de cette ovation précoce. Toutefois, je pense que les préparations d'iode peuvent être appliquées avec avantage au traitement des altérations organiques de l'utérus; mais pour bien en diriger l'usage, et guider dans l'opportunité de son emploi, il est nécessaire de connaître la manière dont il agit sur l'économie. Or, en observant avec atten-

tion les phénomènes qui résultent de son administration, il m'a semblé qu'il agissait à la manière du
cura famis. Ce qu'il y a de certain, c'est que jamais
je ne l'ai vu opérer la résolution de goîtres, de tumeurs strumeuses ou autres, sans qu'au préalable
il n'ait occasioné un amaigrissement plus ou moins
considérable. Presque toujours aussi, pour ne pas
dire constamment, il déterminait dans ces cas des
signes manifestes d'irritation et même d'inflammation
des voies digestives. On sait que, prises sans mesure
ou sans précaution, les préparations d'iode font pé-
rir les individus après un marasme prompt, et qu'à
l'ouverture des cadavres on trouve des traces non
équivoques de phlegmasie, des ulcérations sur la
muqueuse gastro-intestinale. Ne serait-ce pas à la suspension des fonctions digestives que seraient dus les
effets résolutifs de ces médicamens?

Je n'ai eu qu'une fois l'occasion d'employer l'iode
dans un cas d'engorgement chronique de toute la
matrice (Obs. 44ᵉ); mais comme cette maladie marchait vers la résolution qui était déjà avancée quand
je commençai l'usage de ce médicament, je n'ai dû
tenir compte que des autres effets déjà très-remar-
quables qu'il a produits; savoir : la guérison d'une
leucorrhée vaginale très-abondante qui persévérait
nonobstant la résolution de l'engorgement utérin, et
la résolution d'un goître assez volumineux que la
malade portait depuis plusieurs années, et qui n'avait
pas changé durant le traitement de l'utérus.

Les avantages que l'on peut espérer de l'emploi de l'iode dans les engorgemens de la matrice, sont démontrés par un fait observé par Klaproth. Je remarquerai seulement que le nom de squirrhé qu'il a donné à cet engorgement pourrait bien n'être pas mérité. La constitution lymphatique de la malade, les scrofules dont elle avait été affectée dans son enfance, dénotaient une disposition scrofuleuse qui a bien pu imprimer son cachet particulier à l'engorgement de l'utérus et le rendre conséquemment plus susceptible d'être heureusement influencé par l'action de l'iode.

Voici ce fait curieux : nous l'empruntons à la *Revue médicale*, cahier de mars 1824, page 511.

QUARANTE-HUITIÈME OBSERVATION.

« Wilhesmes, âgée de vingt-cinq ans, fut attaquée de scrofules pendant son enfance, dont elle fut cependant délivrée à l'époque de sa puberté, qui eut lieu à l'âge de treize ans : sa menstruation s'établit régulièrement à cet âge jusqu'à celui de dix-sept ans où elle devint enceinte; la délivrance fut difficile, et l'on dut employer le forceps pour y parvenir. A vingt-deux ans elle avorta, et eut pendant quatre jours une forte perte; quatre mois après, elle eut une nouvelle perte qui dura huit jours. Depuis cette époque les règles ne reparurent plus, et à leur place il s'établit une leucorrhée, d'abord bénigne; mais deux ans plus tard elle s'accompagna de douleurs aux aines et de chaleur vers les parties sexuelles. Six semaines se passèrent ainsi sans secours de l'art, au bout desquelles cependant on eut recours à M. Klaproth.

« Au toucher, il découvrit un endurcissement de l'orifice de l'utérus, accompagné de sensibilité et de chaleur. Il prescrivit à l'intérieur la teinture d'iode, à la dose de huit gouttes trois fois par jour, et à l'extérieur des frictions avec un onguent dans lequel il entrait de la digitale, de la belladone et de la jusquiame. Après que la malade fut arrivée à prendre vingt-huit gouttes de teinture d'iode par dose, la menstruation se régularisa, la leucorrhée diminua beaucoup, et la chaleur des parties sexuelles se dissipa insensiblement : à cette époque, des symptômes nerveux et une grande faiblesse forcèrent de suspendre le médicament, mais bientôt on put le reprendre. Au bout de quelque temps des étourdissemens et des crampes obligèrent de nouveau à la suspension du médicament ; néanmoins la teinture d'iode fut continuée pendant plusieurs mois, quoique souvent suspendue et souvent reprise : et à l'époque où M. Klaproth revit sa malade, la menstruation était entièrement régularisée, la dureté du col de l'utérus, presque entièrement disparue, les douleurs tout-à-fait dissipées, et la leucorrhée guérie. »

Emétique. — Je ne sache pas qu'un autre avant moi ait fait connaître l'application du tartre stibié, administré par l'absorption cutanée, au traitement des engorgemens durs de l'utérus. Ce n'est qu'après avoir bien constaté les propriétés résolutives de ce médicament ainsi employé dans les pneumonies chroniques, avec ou sans épanchement pleurétique, que je l'essayai avec non moins de succès dans les métrites, suites de couches qui tendent à passer à l'état chronique, comme j'en ai donné des exemples dans un des précédens chapitres. Je l'ai aussi expérimenté dans quelques cas d'engorgemens durs de l'utérus, et il m'a semblé qu'il avait contribué pour beaucoup à activer la résolution. On peut en juger en méditant l'histoire des cas dans lesquels j'en ai fait usage. (Obs. 38, 40.)

Afin de favoriser l'absorption du tartre stibié, et pour empêcher en même temps qu'il n'occasione des pustules inutiles pour le but qu'on se propose, quelques précautions sont à prendre dans l'application de ce médicament.

Je fais incorporer une partie d'émétique dans huit d'axonge non lavée (un gros par once). On prend pour chaque friction la valeur d'un demi-gros de cette pommade. Une première friction est faite à la partie interne d'une jambe. Le soir même une seconde friction à l'autre jambe. Le second jour frictions aux cuisses, une le matin, l'autre le soir. Le troisième jour on frictionne également alternativement les deux bras; puis les côtés du thorax le quatrième jour. On recommence ensuite dans le même ordre. On doit frotter avec la paume de la main, largement, légèrement et long-temps. Si quelques pustules se montrent sur une partie, on cesse d'y appliquer d'autres frictions. Si, après avoir employé de cette manière la valeur d'une demi-once d'émétique, on n'aperçoit aucun résultat, il faut cesser.

Je ne ferai mention de l'arsenic et de ses composés que pour rappeler les dangers attachés à l'emploi de cette substance éminemment délétère. Les avantages que l'on en a retirés dans le traitement des affections squirrheuses sont tellement incertains qu'ils sont loin de compenser les accidens graves qu'ils peuvent occasioner.

Quelques faits isolés ont engagé les médecins à regarder et à proposer beaucoup d'autres médicamens comme résolutifs des engorgemens durs, et notamment des affections squirrheuses et cancéreuses de l'utérus. Tels sont le cyanure ou l'hydrocyanate de plomb pris à l'intérieur ou administré en injection et en bain, l'hydrochlorate de baryte, le muriate d'or, les sous-carbonates de plomb et de potasse, les sulfates d'ammoniaque, de cuivre et de fer vert; les muriates de fer ou d'ammoniaque, l'hydriodate et le chromate de potasse, le borate de soude, l'eau oxigénée, etc.

Il est de la plus grande importance de remarquer que la plupart des résolutifs dont il vient d'être question sont pris dans la classe des médicamens stimulans ou irritans. Ils ne sauraient donc convenir avant d'avoir déprimé la vitalité de l'organe engorgé, et arrêté le développement de l'altération par l'usage préalable des médications des deux premières indications. Autrement, non seulement ces médicamens, tel héroïques qu'ils soient, échoueront, mais ils pourront même produire des effets opposés à ceux qu'on en attendait. Si, au contraire, on n'y avait recours que lorsque l'altération est disposée, par les traitemens appropriés à sa nature, à en recevoir pleinement l'action, il est probable que les succès seraient moins rares qu'ils ne l'ont été jusqu'à présent.

Résumé sur le traitement des altérations organiques sous forme d'engorgemens, et notamment des engorgemens durs de la matrice.

1° Le traitement débilitant ou antiphlogistique, ayant pour but de faire prévaloir le mouvement de décomposition sur celui de composition des altérations organiques, en diminuant ou tarissant la source des matériaux qui entrent dans leur formation, et de rendre en même temps à la faculté absorbante du tissu altéré toute son activité, en réduisant l'exagération vitale qui préside à leur développement; ce traitement, dis-je, est essentiellement indiqué dans les engorgemens durs de la matrice, quelle que soit d'ailleurs la nature des altérations qui les constituent.

Il opère seul la guérison lorsque les engorgemens sont le résultat d'une inflammation.

Il convient, dans la presque universalité des cas, pour disposer la partie altérée à recevoir avec avantage l'action des autres médications, et principalement des résolutifs et des fondans proprement dits. Le traitement antiphlogistique forme alors partie préparatoire indispensable, ou auxiliaire obligée des autres méthodes de traitement.

Enfin, c'est encore lui qui fournit, en général, les moyens les plus efficaces pour, dans les cas où l'altération porte le caractère d'incurabilité, en arrêter la marche et modérer plusieurs des symptômes qui sont les plus redoutés de ces maladies. Ainsi, il arrête la complication inflammatoire, qui, le plus ordinairement, est le moyen d'extension de l'altération des parties affectées à celles qui étaient encore saines, ou qui en marque ou active les transformations redoutables, ou rend très-douloureux des engorgemens squirrheux, auparavant indolens.

2° Le traitement sédatif ou stupéfiant peut, en déprimant l'exaltation ou l'exagération vitale qui préside à la formation des engorgemens durs de l'utérus, ou des altérations qui les constituent, arrêter leur développement, et, en laissant à la faculté absorbante du tissu altéré tout son empire, favoriser la résolution. Mais l'obligation dans laquelle on est de n'administrer les médicamens qui composent les médications sédatives ou stupéfiantes qu'avec réserve, vu les dangers qui résulteraient de leur action toxique, s'oppose à ce que l'on puisse retirer de ces médications tous les avantages que l'on aurait droit d'en attendre. Du reste, nous croyons qu'on aurait tort d'attribuer à quelques uns de leurs agens une spécificité absolue.

Les *sédatifs*, les *stupéfians* et les *narcotiques* deviennent des auxiliaires puissans des autres médications. Combinés avec le traitement débilitant, et notamment avec la diète, on peut compter sur de prompts et heureux résultats.

Unis aux résolutifs proprement dits, ils en favorisent aussi les effets en contre-balançant ou empêchant l'action irritante des médicamens qui les composent, action qui pourrait mettre obstacle à l'accomplissement des résultats heureux qu'ils promettent. Ainsi, on unit avec succès les extraits de ciguë, d'aconit, d'opium, etc., au calomélas, aux préparations d'iode, à l'émétique, aux savonneux alcalins, etc.

Enfin, ces médications conviennent spécialement dans les cas de prédominance des symptômes nerveux, comme lorsqu'il existe des douleurs violentes ou très-aiguës, de l'insomnie, des spasmes ou des convulsions, etc.

3° Enfin, les médications résolutives ou fondantes proprement dites ne sont applicables, avec succès, que lorsque après un emploi raisonné des moyens appartenant aux deux indications qui précèdent, il ne reste plus qu'à réveiller ou à activer, d'une manière plus directe ou plus spéciale, la faculté absorbante des tissus, siége de l'altération. Auparavant, ces médications seraient inefficaces ou même préjudiciables.

QUARANTE-NEUVIÈME OBSERVATION.

Engorgement du col et descente de l'utérus, suite de couche; application de sangsues à la vulve, dont quelques unes prennent accidentellement au col utérin. — Résolution rapide.

Je fus appelé, en 1816, au marché Saint-Jean, n° 5, pour voir une grosse et forte domestique, âgée de vingt-deux ans, qui se plaignait de douleurs dans les reins et le bas-ventre, et de quelque chose de pesant qui semblait vouloir sortir de la partie. Je trouvai, en effet, la vulve entr'ouverte par le col utérin, énormément engorgé et d'une couleur rosée; son orifice laissait suinter un peu de sérosité sanguinolente; abdomen souple et indolent, constipation, urines difficiles.

Cette fille était allée accoucher à Versailles quatre mois auparavant; le cinquième jour, elle était revenue de pied à Paris, et aussitôt elle était rentrée domestique dans une maison où elle se fatiguait beaucoup, étant obligée de faire des lits de maître : malgré les douleurs, la pesanteur, les tiraillemens des reins, les engourdissemens qu'elle éprouvait dans les cuisses, elle continuait ses travaux. Les règles n'avaient pas paru dequis la couche. Cette fille continua de travailler jusqu'au moment où l'accroissement des accidens la força d'avouer à sa sœur, chez laquelle je la vis, ce qui s'était passé et ce qu'elle éprouvait. L'appétit s'était assez bien conservé. (*Saignée du bras de 4 poilettes, tisane d'orge miellée, diète, repos.*)

Le lendemain, je trouve la malade levée; elle prétend que le lit augmente ses douleurs de reins, et qu'elle se trouve mieux d'aller et de venir dans la chambre, ce qu'elle fait en se tenant le bas-ventre et en marchant courbée en avant. (20 *sangsues à la vulve.*)

Le troisième jour, je trouve les sangsues, que l'on venait seulement d'appliquer, répandues sur les grandes lèvres, et quelques unes attachées au col saillant de l'utérus, ce qui m'inquiéta d'abord et me fit attendre le résultat avec une sorte d'anxiété; je craignais surtout que les piqûres ne donnassent lieu à une hémorrhagie dangereuse. Je revins deux heures après : le sang coulait modérément. La malade se trouvait soulagée; elle avait pu prendre enfin et garder la position horizontale; l'utérus était remonté de plus d'un pouce, et son col me parut bien moins dur. J'aurais pu être éclairé par ce résultat; mais je ne l'attribuais pour lors qu'à la perte générale du sang : aussi réitérai-je, deux jours et six jours après, l'application des sangsues à la vulve. La malade garda le repos le plus absolu, se soumit, pendant un mois environ, à un régime sévère. Son appétit avait diminué dans les premiers jours du traitement; il revint ensuite. Enfin, le mois étant expiré, l'utérus était entièrement remonté; le col en était souple, plus volumineux que dans l'état ordinaire, mais tout sentiment de douleurs était passé. Je ne revis plus la malade.

CINQUANTIÈME OBSERVATION.

Engorgement chronique du col de l'utérus, avec descente de ce viscère.

Madame R***, âgée de vingt-quatre ans, d'une constitution forte, mais détériorée par une jeunesse malheureuse et un mariage mal assorti, a un accouchement laborieux en juin 1820. Depuis, elle n'a cessé d'éprouver des douleurs dans le bas-ventre, des pesanteurs dans le bassin et des tiraillemens dans les reins; les cuisses sont aussi le siége de douleurs contusives insupportables : ces symptômes augmentent d'intensité par la marche, les veilles laborieuses et les chagrins domestiques. Les menstruations sont rares et peu abondantes; leucorrhée fatigante, digestions pénibles, bouffées de chaleur, fièvre irrégulière, amaigrissement et pâleur générale. La malade redoute les approches conjugales, tant elle en souffre.

Rien n'a été fait pour parer à ces accidens jusqu'au 2 octobre 1821, que je suis consulté, seize mois après l'accouchement. Je trouve la malade pâle, maigre, affaissée, dans un découragement complet. La fièvre était devenue continuelle ou à peu près, avec soif, nausées, insomnie, oppression et toux fréquente, qui inspirent des craintes de phthisie ; besoin d'uriner sans cesse renouvelé ; l'hypogastre est douloureux, mais je n'y sens point de tumeur. Le toucher me fait reconnaître l'utérus plongeant dans le canal vaginal au point que son col était de niveau avec les petites lèvres. Son corps remplissait presque la cavité pelvienne ; cet organe était d'une sensibilité exquise et très-dur. On ne pouvait méconnaître une métrite chronique ; le poids de l'utérus engorgé expliquait sa chute dans le vagin, et l'une et l'autre rendaient raison des envies fréquentes d'uriner, des tiraillemens dans les reins, etc.

L'application quatre fois réitérée de sangsues, tant sur l'hypogastre qu'à la vulve ; les cataplasmes, les injections émollientes, un régime adoucissant, des boissons délayantes et la position horizontale, ainsi qu'un repos absolu, amenèrent un soulagement marqué. Cependant les forces ne se relevaient point, l'utérus conservait encore de la sensibilité et de l'engorgement. Dès que la malade se levait, cet organe se déplaçait de nouveau, et la plupart des accidens se réveillaient avec une nouvelle intensité.

27 octobre. — Dans cet état de choses, je me déterminai à appliquer 6 sangsues sur le col utérin, à l'aide du spéculum de M. Récamier. Les piqûres furent à peine senties ; les sangsues se remplirent, et l'écoulement subséquent du sang put être évalué à deux poilettes environ.

Dès le 28, l'utérus avait beaucoup diminué de volume; le col était plus souple, plus mou, et bien moins sensible; même état général.

Le 29. — Nouvelle application de sangsues au col utérin; dès lors l'utérus se réduisit presque à son volume ordinaire. Depuis, les forces se sont rétablies, la malade a pu marcher et se livrer à des exercices fatigans sans en être incommodée.

CINQUANTE-UNIÈME OBSERVATION.

Engorgement chronique de la totalité de l'utérus avec ulcération du col, offrant les principaux caractères du squirrhe. — Résolution sous l'influence des émissions sanguines locales et des frictions avec la pommade stibiée.

Madame F***, d'une forte constitution, mère de trois enfans, et jusque là bien menstruée, éprouve à 30 ans une suppression des règles par suite de l'impression douloureuse que lui fit la mort presque subite de ses deux jeunes fils. Cette suppression dura six mois, après lesquels l'écoulement utérin se rétablit; mais ce fut pour revenir à des époques irrégulières et sous forme de pertes. Des douleurs très-fortes se manifestent dans le flanc gauche; il survient des étouffemens, des bouffées de chaleur très-incommodes à la tête, un sorte d'oppression des forces musculaires. Ces accidens sont portés au plus haut degré d'intensité lorsqu'il y a plus de quinze jours que la perte est arrêtée; ils diminuent quand elle reparaît. La figure est haute en couleur; les muqueuses sont d'un rouge foncé; les veines superficielles très-développées et le pouls ample, plein et fort. Malgré un régime léger et adoucissant, quelques saignées de bras, l'application plusieurs fois renouvelée des sangsues, la plupart des symptômes relatés persistent, ou ne disparaissent que momentanément. Bientôt il s'en joint de nouveaux, savoir: un écoulement utérin blanc, quelquefois roussâtre, âcre, rubéfiant l'orifice du vagin, et de là des cuissons insupportables, des ardeurs d'urine. Douleurs lancinantes dans l'utérus; douleurs sourdes avec tiraillemens dans les reins; une sensibilité si grande de la partie antérieure des cuisses, que la plus légère pression y est insupportable; douleurs déchirantes dans les aines, se propageant parfois jusque dans les flancs; appétit capricieux, sommeil irrégulier. La malade atteint cependant l'âge de trente-six ans au milieu de tous ces désordres, encore accrus par des chagrins domestiques et des pertes commerciales. Quelquefois consulté dans le cours de 1820, je m'assure par le toucher que l'utérus est engorgé au point d'égaler le volume du poing; le col lui-même, très-gonflé et dur, offre des bosselures séparées par deux sillons profonds correspondant aux commissures de l'orifice utérin; la lèvre antérieure paraît plus volumineuse que la postérieure, et d'une sensibilité exquise; son ouverture à demi-béante laisse écouler tantôt une sérosité limpide ou roussâtre, tantôt des filamens glaireux plus ou moins sanguinolens. J'insiste sur les saignées locales et générales, je prescris des bains de fauteuil, des injections adoucissantes, etc.; mais la malade met beaucoup de négligence dans l'exécution des conseils que je lui donne, parce que des commères lui font croire, et qu'elle se persuade elle-même, qu'elle est dans une époque critique précoce, et qu'il ne faut pas contrarier la nature. Cependant la persistance et l'accroissement des accidens lui inspirent des inquiétudes, et je suis de nouveau consulté en 1821. Ce qu'il y a de remarquable, c'est que malgré le désordre des fonctions, malgré les circonstances morales défavorables qui l'assaillent, cette dame conserve une apparence d'embonpoint; mais la mollesse de ses chairs, la couleur jaune de son teint, annoncent une altération profonde de la santé.

Un traitement antiphlogistique et calmant, tant interne qu'externe, ne procure qu'un soulagement faible et momentané; la malade ne peut bouger de ses appartemens, le moindre exercice développe les douleurs à un degré insupportable; *saignée de deux poilettes le* 19 *août.*

Le 23 août, application de six sangsues au col utérin, injection d'une décoction épaisse de guimauve et de têtes de pavots. Le spéculum me permit de voir le col, formant une tumeur à deux renflemens, l'un postérieur et l'autre antérieur, d'une couleur blanc-rosée, lisse et unie, si ce n'est à la face antérieure de la lèvre postérieure, où il existait une érosion superficielle de six à huit lignes d'étendue transversale. Toutes les douleurs et la plupart des autres symptômes tombent comme par enchantement, le sommeil se rétablit, l'appétit revient, la malade se lève et se promène dans sa chambre sans souffrances. Le col de l'utérus est moins volumineux, moins sensible, moins dur ; il en est de même du col de cet organe, qui paraît beaucoup réduit. Cependant les accidens reparaissent ; une nouvelle application de sangsues est faite, le 29 ; l'ulcération paraissait à peine. Soulagement dans la partie malade, et même, de ce moment, l'utérus a presque repris son volume naturel. Mais de nouvelles peines ramènent de nouveaux désordres qu'il est inutile de faire connaître. Il suffira de dire que l'altération utérine, quoique ancienne, et qui jusque là avait résisté à tout traitement, a sinon disparu complètement, du moins été considérablement mitigée ; que les règles ont eu lieu deux fois depuis cette époque et dans des proportions naturelles. Je suis loin de regarder ici la guérison comme accomplie ; mais, au moins, n'est-il pas douteux que la maladie de l'utérus, consistant en une métrite chronique avec des signes de l'état squirrheux, a cédé pour le moment à l'application de sangsues sur le col utérin ?

Ce qui précède était noté au mois de novembre suivant ; depuis, voici ce qui s'est passé :

Madame F*** a repris ses anciennes occupations,

qui consistent à porter des charges pesantes de bijouterie, soit au contrôle, éloigné de chez elle de plus d'une lieue, soit pour les annoncer dans les hôtels garnis où descendent les commis-voyageurs de province. Les accidens se renouvelèrent à plusieurs reprises, et chaque fois ils cédèrent au traitement qui avait si bien réussi une première fois. Ils s'éloignèrent; mais la malade éprouvait presque constamment des douleurs et des pesanteurs dans les reins; plus tard, elle fut obligée de suspendre ses travaux, ne pouvant supporter la plus légère fatigue. Une petite saignée de temps en temps et un repos imparfait, fut tout ce que je pus obtenir. En 1830, des symptômes de métro-péritonite se déclarèrent. Les saignées, les applications réitérées de sangsues sur l'hypogastre, les bains, etc., rétablirent le calme; j'en profitai pour retenir la malade au lit pendant trois mois. Le col de l'utérus reste engorgé, et il est de temps en temps le siége de quelques douleurs lancinantes. (*Bains, injections, frictions stibiées.*)

La malade peut maintenant faire de longues courses sans trop souffrir ; l'appétit est revenu; les règles sont moins abondantes et moins irrégulières depuis huit à dix mois; les symptômes de l'affection utérine paraissent plutôt diminuer qu'augmenter, et il est permis d'espérer que l'engorgement restera stationnaire; et si l'époque critique se passe sans qu'il éprouve de dégénérescence ou de transformation, peut-être finira-t-il par rester inerte, comme cela se voit pour les engorgemens squirrheux du sein chez quelques femmes.

Remarques. — Sous l'influence d'un traitement antiphlogistique, un engorgement utérin avec ulcération superficielle, existant depuis sept ans, et pouvant très-facilement passer pour un squirrhe, diminue; il cède presque complètement à l'application de sangsues sur la partie malade. L'interruption trop prompte du traitement sur la persévérance indispensable duquel l'expérience ne m'avait pas encore suffisamment éclairé, les fatigues auxquelles la malade est constamment exposée, etc., occasionent une récidive, puis d'autres encore. L'engorgement finit par rester stationnaire. L'époque critique approche; une recrudescence phlegmasique sur-aiguë de l'utérus s'étendant au bas-ventre, se développe alors; un traitement actif, suivi d'un repos prolongé, de l'usage des bains, d'injections, de frictions stibiées, produit un peu de réduction dans l'engorgement utérin, qui depuis est resté stationnaire, mais sans offrir, comme autrefois, des caractères inquiétans, et sans altérer notablement la santé générale. N'est-il pas probable qu'un traitement plus patiemment prolongé aurait amené une guérison complète? On a cependant encore assez gagné, si l'on peut amener la maladie à rester stationnaire, et à prévenir la dégénérescence en cancer confirmé. L'état actuel de la malade donne l'espoir d'obtenir ce résultat, si

elle prend toutes les précautions hygiéniques et thérapeutiques que sa position exige.

CINQUANTE-DEUXIÈME OBSERVATION (1).

« Une jeune dame que nous avions soignée avant
son mariage, d'affections variées, ayant principalement rapport, soit aux névralgies, soit à l'érysipèle,
eut une première grossesse tourmentée par des péritonites circonscrites au bas-ventre, et qui se dissipèrent à l'aide de saignées du bras; des applications
de sangsues, des bains, etc., à l'époque de l'accouchement, nouvelle péritonite, combattue avec succès
et effacée par les mêmes moyens; mais la jeune dame
sort bientôt en voiture, par le froid, et fait ainsi
quatre lieues pour aller voir son enfant qui était en
nourrice à la campagne. De retour au logis, la péritonite se représente, plus considérable, et accompagnée d'une métrite marquée. L'accoucheur
(M. Gardien), appelé de nouveau, reconnaît ces
diverses lésions; un traitement convenable est employé d'une manière prompte et active : on parvient
à faire cesser la péritonite; la métrite elle-même a
beaucoup diminué, mais l'engorgement du corps de
l'utérus persévère, bien qu'on persévère aussi dans
l'emploi des moyens qui paraissent devoir être utiles
particulièrement. De nouvelles saignées révulsives

____

(1) Guilbert, *Considérations pratiques sur certaines affections de
l'utérus*, page 13.

et dérivatives, des bains, des cataplasmes autour du bassin, des vésicatoires volans, et à l'intérieur du vagin, des injections appropriées, etc., tout cet ensemble de moyens demeure sans effet. M. Récamier est appelé en consultation; un examen attentif des régions malades, le toucher méthodique, pratiqué par le vagin et le rectum, lui montrent un engorgement assez marqué de la lèvre postérieure du museau de tanche, et au-dessus, en face du rectum, une tumeur faisant à peu près la saillie que présenterait la moitié d'une noix. La tumeur était rénitente, de manière à faire espérer qu'elle ne cachait pas un de ces petits abcès qu'on rencontre souvent dans la substance de l'utérus, sur la fin des métrites funestes : d'ailleurs, la sensibilité naguère exquise du museau de tanche était diminuée; on prescrivit des douches, émollientes d'abord, puis résolutives; et à l'intérieur, des narcotiques; les douches renouvelèrent les douleurs, et il fallut les abandonner; en un mot, les moyens les mieux calculés restaient sans effet utile, et les parties malades dans le même état.

« Cependant, je considérai que la malade avait été naguère sujette à des affections qui avaient des rapports avec l'érysipèle, et que l'érysipèle admet facilement des engorgemens blancs avec induration. Je devais regarder aussi que cette dame était comme éminemment propre, par son état de femme accouchée, à donner lieu à des engorgemens plus ou moins considérables ; n'ayant d'ailleurs que peu de confiance dans les moyens que j'aurais pu, à l'imitation de ce qui se pratique ordinairement, ajouter à ceux que nous avions conseillés et pratiqués, il me fallut rechercher d'autres moyens qui pussent me faire espérer plus de succès. C'est alors qu'il me vint en pensée de faire appliquer des sangsues sur l'engorgement lui-même, immédiatement sur la lèvre épaissie du museau de tanche, et aussi sur une portion notable de la base de la tumeur. Cette application immédiate de sangsues sur le col de l'utérus est ce moyen de traitement que je recommande à l'attention de mes confrères.

« J'en parlai à M. Récamier, qui goûta fort ce projet.

« Pour rendre cette application facile, j'avais conseillé l'introduction préliminaire du *speculum uteri* de ce praticien : cet instrument rend en effet cette application extrêmement facile et commode pour ainsi dire. M. Récamier proposa l'emploi d'un tube de verre, au moyen duquel on pourrait, à l'aide du souffle, porter chaque sangsue sur un point déterminé.

« On commença par une application de quatre sangsues ; le tube de verre, préparé pour appliquer séparément chaque sangsue, fut inutile, ainsi que la pince à pansement dont on s'était muni pour s'aider dans cette opération : les doigts suffirent ; les sangsues furent dirigées, sans peine, sur les points nécessaires : elles s'y attachèrent en causant moins de douleurs que sur la peau, et elles parurent fournir un peu plus de sang qu'ailleurs. Cette petite saignée, qui avait été d'épreuve, pour ainsi dire, fut réitérée quelques jours après : je ne pensai pas que la première application eût pu être suffisante pour détruire un engorgement tel que celui qui a été décrit; d'ailleurs, des douleurs existaient encore. Cette seconde application fut de six sangsues; la membrane muqueuse du col de la matrice avait pâli, par l'effet de la précédente saignée, apparemment. Cette seconde dissipa les douleurs dont nous avons parlé, et même dissipa tout engorgement et toute tumeur. En effet, l'exploration qui fut faite ne montra plus de tumeur, ne montra plus d'engorgement de la lèvre postérieure du museau de tanche; plus de douleur, plus de rougeur, et toutes choses étaient rentrées dans l'ordre accoutumé. La malade, qui ne pouvait plus supporter la voiture, la supporta sans peine.

« Ainsi nous avons obtenu en quelques heures, pour ainsi dire, des changemens considérables et salutaires, que les moyens ordinaires, accumulés et disposés avec méthode, n'avaient pu nous procurer.

« Cependant, quand s'est représentée l'époque des règles chez cette jeune dame, sujette depuis long-temps à l'aménorrhée, et naguère accouchée, et chez laquelle existe cet état de pléthore dont nous avons parlé, de nouvelles douleurs plus légères se sont aussi représentées : on a employé le même moyen,

qui cette fois n'était peut-être pas indispensable.
On s'en est bien trouvé néanmoins; en même temps
qu'il a suppléé aux menstrues, il a fait cesser les douleurs. »

J'ai rapporté l'observation de M. le professeur
Guilbert, parce qu'au milieu d'une rédaction plus
que négligée, se trouvent des détails curieux et qui
confirment pleinement plusieurs des considérations
dans lesquelles nous sommes entrés, sur les signes
des engorgemens durs de l'utérus, et sur les résultats
efficaces de l'application des sangsues sur la partie
malade.

CINQUANTE-TROISIÈME OBSERVATION.

Engorgement chronique du col de l'utérus avec descente de cet
organe; guérison par le traitement antiphlogistique ordinaire.

Madame Delah. accouche à vingt-sept ans; quelques mois après, elle fait une fausse couche occasionée par une grande frayeur : elle était enceinte
de deux mois au plus. Dès le lendemain, elle vaque
à ses affaires. Le soir, hémorrhagie. Repos pendant
trois jours. Le sang continue de paraître, mais en
petite quantité. Douleurs sourdes dans le bassin;
alternatives de gonflement et d'affaissement du ventre; perte de l'appétit et de l'embonpoint. Quelques
mois se passent, et les règles ne viennent pas. On
conseille l'application de sangsues à la vulve, des
pédiluves irritans et quelques emménagogues. Les

accidens augmentent. Madame Delah. sent comme
un corps étranger dans les parties sexuelles; quand
elle s'accroupit, il lui semble que quelque chose de
gros va s'échapper de la vulve; elle est tourmentée
par des ténesmes utérins, de la constipation : tantôt
ses urines coulent presque involontairement, mais
goutte à goutte; tantôt elles restent plusieurs heures,
une journée même sans être évacuées; mais après
quelques instans de position horizontale, elles coulent en abondance. D'après l'avis de la sage-femme,
approuvé par son médecin, madame Delah. réitère
l'application des sangsues à la vulve. On prescrit le
repos au lit pendant plusieurs jours et l'usage d'un
pessaire. La présence de cet instrument, quoique
très-gênante et très-douloureuse, est cependant sup-
portée, la malade désirant à tout prix se débarrasser
de son infirmité. Par la suite, les menstrues paraissent à peine, et chaque fois, les douleurs de reins
et de bas-ventre augmentent d'intensité. C'est sur
ces entrefaites qu'ayant été appelé en consultation
pour le fils de madame Delah., malade d'une gastro-
entérite avec symptômes cérébraux alarmans, on me
fit part de l'état de la mère (huit mois après l'avortement). J'enlevai le pessaire, et je trouvai le col de
l'utérus du volume d'un gros œuf, très-dur, chaud
et douloureux; c'est-à-dire qu'en le comprimant, la
malade se plaignait que je lui faisais beaucoup de
mal aux reins. Je présumai que le déplacement de
l'utérus pouvait n'avoir été que le résultat de l'en-

gorgement de cet organe; je conseillai en conséquence
les saignées, les injections, les bains, un repos absolu
pendant cinq ou six semaines, et un régime très-doux.
Ces moyens, employés avec constance, firent disparaître complètement l'engorgement. Quatre saignées
furent pratiquées, les règles se rétablirent, et depuis
il n'y eut plus de signes ni de descente ni d'engorgement de la matrice.

CINQUANTE-QUATRIÈME OBSERVATION.

Engorgement chronique avec ulcération du col de l'utérus, suites
de métrite aiguë, et paraissant entretenu par une cause vénérienne présumée. — Traitement antiphlogistique, frictions mercurielles, résolution., récidive.

Madame L*** s'était mariée, contre son goût, et
pour plaire à sa famille, à un homme repoussant
sous tous les rapports. Elle perdit bientôt son ancienne fraîcheur, ne conserva qu'en apparence sa
gaîté naturelle, et eut une leucorrhée habituelle.
Craignant d'ajouter aux malheurs qui avaient acca-
blé sa famille, en lui faisant part de ses chagrins
domestiques, elle concentrait ses peines en elle-
même. Cependant elle eut trois enfans. Quelques
jours après la dernière couche (27 septembre 1822),
et malgré sa faiblesse et sa souffrance, elle se leva
pour vaquer aux affaires de son ménage, afin de ne
pas s'exposer aux reproches et aux mauvais traitemens accoutumés de son mari. Une métrite aiguë

ne tarda pas à se manifester : le traitement antiphlogistique en triompha, ou du moins en arrêta la
marche; mais, faute de précautions assez long-temps
continuées, la maladie passa à l'état chronique, et
bientôt le dérangement profond de la santé commença à inspirer des craintes sérieuses au mari lui-
même, qui vint m'en faire part.

L'examen de la malade me fit découvrir un engorgement dur et mamelonné du col de l'utérus, qui
dilatait et remplissait le fond du vagin. Sa surface,
lisse, présentait cependant une dépression avec inégalité en dehors de la commissure gauche du museau
de tanche; et là où le toucher devenait beaucoup plus
douloureux, il me sembla qu'il existait une ulcération. La malade ne voulut pas se soumettre à l'exploration par le spéculum. Il s'écoulait incessamment, par la vulve, une humeur jaunâtre et parfois
sanguinolente, d'une odeur fade et nauséeuse. Outre
les douleurs continuelles des reins et la sensation
d'une brûlure dans le bas du bassin, des douleurs
lancinantes revenaient à des intervalles assez rapprochés, et pendant la nuit réveillaient subitement la
malade, quand, accablée par le mal et les fatigues,
elle se livrait à quelques courts instans de repos. Le
traitement fut le même que dans les cas précédens,
seulement je fis ajouter aux injections un gros de
laudanum pour chacune; je fis faire à la partie interne des cuisses des frictions avec le calomel incorporé dans de l'axonge. C'était moins comme résolutif

que j'employai ce médicament, que parce que les affections vénériennes qu'avait eues le mari dans sa jeunesse, me faisaient soupçonner que l'engorgement ulcéré de l'utérus pouvait bien être entretenu par cette cause, quoique cet homme, dont j'avais la confiance, m'eût assuré que dès long-temps avant son mariage tout symptôme syphilitique avait disparu, sans que depuis il ait eu aucun indice de retour. En moins de trois mois, le col de l'utérus reprit son volume ordinaire, et les règles se rétablirent. Mais depuis quelques années elles se sont dérangées de nouveau, et tout annonce que la maladie a récidivé. Mais la malade, lasse de la triste vie qu'elle mène, ne veut plus se soumettre à aucun traitement, dans l'espoir que ses malheureux jours en seront abrégés.

CINQUANTE-CINQUIÈME OBSERVATION.

Descente de matrice par engorgement chronique du col de cet organe. — Guérison par les saignées, le repos et la diète. — Grossesse consécutive.

Madame Havet, ébéniste, âgée de trente ans, d'une petite stature, et fortement musclée, demeurant faubourg Saint-Antoine, n° 101, portait une descente de matrice depuis trois ans et demi qu'elle était accouchée de son second enfant. Elle attribuait cet accident à ce que, douze jours environ après sa couche, elle avait voulu porter un meuble, de ses ateliers jusqu'à la Porte Saint-Antoine. Depuis lors elle avait senti des tiraillemens douloureux dans les reins et l'estomac, de la pesanteur sur le siége, et les approches de son mari lui étaient très-pénibles. Les règles étaient réduites à peu près à rien. La sage-femme qui avait accouché madame Havet, lui conseilla un pessaire qu'elle ne put garder, à cause des douleurs violentes que sa présence produisait dans les reins. Néanmoins, d'après le conseil de M. Dupuytren, elle voulut le replacer, mais elle fut bientôt encore obligée de le retirer. Plusieurs tentatives ayant été infructueuses, elle prit son mal en patience. Mais l'état de souffrance et de gêne qu'elle éprouvait, l'impossibilité où elle était de soulever des corps un peu lourds, ce qui l'empêchait même de faire son lit comme de coutume, l'engagèrent à retourner voir M. Dupuytren, qui lui conseilla de mettre un pessaire ou de faire un autre enfant. Les essais pour ce dernier moyen, ayant augmenté beaucoup les accidens, je fus demandé, le 11 juillet 1818, pour placer un pessaire, pensant que j'aurais l'adresse de le faire sans occasioner de souffrances : mais l'état dans lequel je trouvai le col de l'utérus m'ôta toute envie de me rendre au désir de la malade. Cette partie était très-tuméfiée, dure, très-sensible au toucher. Je pensai que les accidens que la malade éprouvait, et la descente elle-même, pouvaient bien dépendre de cet engorgement. Je fis coucher sur-le-champ la malade, en lui recommandant de garder le lit pendant un mois au moins ; je lui pratiquai une *saignée du bras*, que je renouvelai de huit jours en huit jours, à la quantité seulement de deux poilettes chaque fois : je la soumis à un régime doux et modéré. Quand au bout de quatre jours la matrice eut repris sa place naturelle, je prescrivis des *injections émollientes*, et des *bains entiers* tous les deux jours.

Tous les quatre ou cinq jours la malade prit *une cuillerée d'huile de ricin* qui suffisait pour provoquer deux ou trois selles, et combattre la constipation qui la fatiguait.

Quand je commençai le traitement, l'époque des règles approchait, l'écoulement eut lieu en effet le surlendemain, mais aussi peu abondant que de coutume.

A l'époque suivante, menstruation plus abondante, mais qui ne dure qu'un jour. Le col de l'utérus a diminué de plus d'un tiers, il est plus souple. (*Deux saignées.*)

A la troisième époque, le col de l'utérus, qui avait repris, à peu de chose près, son volume et sa forme ordinaires, se tuméfia ; cependant, la perte du sang dura toute la journée (7 septembre) avec assez d'abondance. Le lendemain, *saignée de deux poilettes.*

La malade, qui a bon appétit et qui sent ses forces renaître, se lève malgré ma défense. Néanmoins aucun accident n'a lieu. A l'époque suivante, les règles coulent deux jours pleins, ainsi que cela avait lieu autrefois. Enfin, la cinquième époque ne parut pas. Madame Havet vient elle-même me trouver, craignant une récidive. Mais le toucher me montre le col de l'utérus en très-bon état; je soupçonnai un commencement de grossesse, qui en effet existait.

L'accouchement eut lieu à terme, et aussi facilement qu'aux deux précédens; mais, par précaution, je tins la malade couchée pendant quinze jours, et je ne lui permis de sortir et de se livrer à ses exercices domestiques qu'après que les six semaines furent expirées. Depuis, rien de particulier ne s'est manifesté du côté de la matrice.

CINQUANTE-SIXIÈME OBSERVATION.

Engorgement chronique du col de l'utérus; infécondité. — Amendement par le traitement antiphlogistique suivi rigoureusement. — Séjour à la campagne. — Résolution prompte d'un reste d'engorgement par l'application de sangsues sur la partie engorgée.

La femme d'un officier de gendarmerie éprouvait des douleurs violentes lors des approches conjugales; mariée depuis quatre ans, elle se désespérait de n'avoir pas d'enfant. Les règles, copieuses lorsqu'elle était fille, paraissaient à peine depuis son mariage; quelquefois cependant, elles s'étaient montrées sous forme de pertes plus ou moins abondantes : elle avait en outre une leucorrhée à laquelle on attribuait et ses douleurs, et son amaigrissement, et son infécondité.

Le toucher me montra que le col de l'utérus était

engorgé et dur; la lèvre postérieure faisait surtout une saillie du volume d'un œuf de pigeon placé transversalement : cette partie se trouvait à environ deux pouces et demi de la vulve. Je ne sentis rien à l'hypogastre. Voici la prescription que je fis :

Aller passer six semaines à la campagne (le motif se conçoit); se faire pratiquer *une* ou *deux saignées* du bras dans l'intervalle des règles; tenir constamment *une position horizontale;* ne se nourrir que de *laitages* et de *légumes.* Environ huit mois après, cette dame vint me trouver, et je ne pus d'abord la reconnaître, tant elle avait pris d'embonpoint, et surtout de fraîcheur. De retour à Paris depuis quinze jours, elle n'avait pas voulu cohabiter avec son mari avant de m'avoir consulté; car, malgré le bon état dans lequel elle se trouvait, elle était toujours inquiétée par des douleurs sourdes de reins, et ses règles, plus abondantes, ne l'étaient cependant pas encore autant qu'autrefois. Je trouvai la cause de ces accidens dans un reste d'engorgement de la lèvre postérieure du museau de tanche. Elle avait le volume du pouce, était très-dure. Je proposai l'application de sangsues sur le lieu même; elle fut acceptée. Huit furent mises dès le lendemain. Deux jours après, l'engorgement était diminué de plus de moitié, et la partie rendue plus souple. Le surlendemain, *six nouvelles sangsues;* le dégorgement fut complet. J'engageai la malade à faire lit à part pendant encore quelques mois.

·Elle devint enceinte en 1823; mais comme elle partit avec son mari, dans le Midi, je n'en ai plus. eu de nouvelles.

CINQUANTE-SEPTIÈME OBSERVATION.

Engorgement chronique du col de l'utérus, datant de sept années; leucorrhée, descente de l'utérus, hystérie aiguë, sangsues à l'utérus, frictions stibiées. — Guérison en moins de trois mois. — Grossesse peu de temps après.

Madame Humblot, âgée de vingt-sept ans, tenant restaurant et maison garnie, était affectée de flueurs blanches abondantes qui dataient de sept ans. Elle avait perdu à cette époque son premier et unique enfant âgé de trois mois : elle attribuait sa leucorrhée, le dérangement de ses règles et les douleurs qu'elle éprouvait dans le bassin, au chagrin que lui avait occasioné cette perte; aux douleurs continuelles des reins, du bas-ventre, des cuisses, etc., vinrent se joindre des accès violens d'hystérie, dus à des douleurs lancinantes qui interrompaient le sommeil ou surprenaient la malade au milieu de ses occupations, ou bien étaient occasionés par des contrariétés même légères, par l'extrême irritabilité que la malade avait acquise par suite de ses souffrances, et qui l'avaient rendue très-facilement colérique. Ces accès arrivaient aussi plus fréquemment aux époques menstruelles, et alors aussi les autres symptômes devenaient plus intenses.

De cinq ou six médecins qui avaient été appelés successivement pour lui donner des soins, l'un n'avait prescrit que des moyens prétendus anti-leucor-rhéiques; un autre des emménagogues. Un troisième prétendait que tous les accidens étaient uniquement dus à la descente de la matrice, qui existait en effet, et il avait en conséquence posé et reposé à plusieurs reprises, des pessaires de différentes formes, de différens volumes et de différentes matières. La malade ne put en supporter aucun. Lasse enfin d'employer des moyens inutiles, elle avait renoncé à tout traitement, sinon à l'envie de devenir une seconde fois mère, autant par le désir qu'elle en avait que par l'espoir qu'on lui avait donné qu'une grossesse la guérirait. Mais ses souffrances devinrent enfin insupportables, elle perdit l'embonpoint qu'elle avait en partie conservé jusqu'à la fin de la cinquième année; elle ne pouvait rester levée plus de deux heures par jour, éprouvant un sentiment général de faiblesse auquel elle opposait des alimens substantiels, bien qu'elle les prît avec répugnance. Des nausées, des indigestions, une diarrhée fréquente en furent le résultat.

Madame H. se fit conduire chez moi le 23 août 1828. L'énumération qu'elle me fit de ce qu'elle éprouvait me fit soupçonner une affection de la matrice. Le toucher changea ces soupçons en certitude. Le col de l'utérus se présentait entre les nymphes, ayant le volume et la forme du fond d'une fiole de verre blanc à goulot, de la capacité de six onces; il était dur et d'un blanc rosé. La couleur rouge foncé de pommettes contrastait avec la teinte pâle et jaunâtre du reste de la peau; mais la malade me dit qu'elle avait toujours eu les joues très-colorées. La langue était rouge et pointue, il y avait de la sensibilité à l'épigastre, les traits étaient allongés, les yeux creux et cernés; les extrémités constamment froides et difficiles à réchauffer. Je renvoyai aussitôt la malade chez elle, lui conseillai de se tenir couchée horizontalement, le bassin plus élevé que le reste du tronc, et le lendemain 24 août je pratiquai une *saignée de 18 onces; cataplasmes, boissons adoucissantes, diète sévère, bains de deux heures tous les deux jours; eau de gomme, demi-lavement avec la décoction de racine de guimauve et de tête de pavot.*

Le 27, l'utérus a repris sa place, mais l'engorgement est le même. *Douze sangsues sur le col de l'utérus. Bain de deux heures.*

Le 28, la lèvre antérieure paraît un peu ramollie, sans être diminuée notablement de volume; la langue n'est plus rouge qu'à la pointe, l'épigastre est à peine sensible, la diarrhée est arrêtée.

Le 30, nouvelle *application de sangsues;* la lèvre antérieure diminue d'un bon tiers, la lèvre postérieure est moins dure.

1er septembre. Douleurs dans les reins, sentiment de tension, accès d'hystérie; la malade annonce qu'elle est arrivée à l'époque de ses règles. Elles paraissent en effet dans la journée, et continuent jusque dans la nuit suivante.

2 septembre. Les règles ont cessé; le col de l'utérus est engorgé comme la première fois que je l'ai examiné, mais sa consistance paraît moindre.

Le 11, 12 *sangsues* au col qui produisent l'écoulement d'une grande quantité de sang.

Le 12, la lèvre antérieure est réduite aux deux tiers et ramollie; la faiblesse de la malade est telle qu'elle ne peut se mettre sur son séant sans perdre connaissance. On suspend les bains. Lait pur au lieu du lait coupé qu'elle prenait depuis l'avant-dernière application de sangsues, bouillons de poulet. *Frictions sur les membres avec la pommade stibiée.* A compter du 26 septembre la résolution de l'engorgement marche rapidement; *deux potages légers, puis trois par jour.*

Le 2 octobre, règles abondantes sans les préludes pathologiques ordinaires.

Le 17, le col est allongé, du volume du pouce, mou et très-souple. On a usé en frictions stibiées huit doses de pommade, ce qui fait huit gros d'émétique; quelques petites pustules vacciniformes se sont montrées vers les aines et au coude; on suspend les frictions. *OEufs frais, légumes.*

Le 6 novembre, la malade se lève, la leucorrhée est presque nulle.

Le 28 du même mois je la trouve agissante, comme si elle n'eût jamais été malade. Deux mois et demi après, dans le courant de janvier 1829, elle était enceinte.

Dans le mois de juillet de la même année, Madame H** contracta une péripneumonie avec hépatisation du poumon droit qui résista à un traitement antiphlogistique énergique et passa à l'état chronique. MM. Marjolin, Pillon et Vallerand de Lafosse, appelés en consultation, partagèrent mon avis sur la gravité du pronostic. La malade approchait du terme de sa grossesse ; j'avais tout disposé pour faire l'opération césarienne en cas de mort avant l'accouchement ; mais le 5 septembre la malade mit au monde, sans grand effort et par les seules contractions de l'utérus, un garçon vigoureux. Le sang lochial ne coula pas. Il était dix heures du matin, la malade expira à midi.

CINQUANTE-HUITIÈME OBSERVATION.

Engorgement du col de l'utérus d'apparence squirrheuse, résolution presque complète sous l'influence des saignées répétées, etc.; fatigues précoces, situation morale pénible. — Tendance à la récidive. — Guérison.

Madame C***, âgée de quarante ans, a eu six enfans. Après son avant-dernière couche elle souffrit long-temps du bas-ventre et ressentit des pesanteurs sur le siége. Depuis son dernier enfant, qui a maintenant cinq ans, les mêmes douleurs ont récidivé ;

les règles ont diminué en quantité ; des élancemens fréquens dans la région sacrée, un sentiment presque continuel de brisement dans les cuisses, des anxiétés produites surtout par la station ou une marche un peu prolongée, l'altération du teint et des traits ont fait des progrès insensibles. La fatigue et les inquiétudes occasionées par une maladie grave de sa fille aînée ont exaspéré ces accidens. L'accoucheur, plusieurs fois consulté, a conseillé un pessaire, qui n'a pas été porté, et des moyens insignifians qu'on a négligés.

Le 5 mars 1830, je constate l'existence d'un engorgement très-dur du col de l'utérus avec descente de-matrice.

Je ne puis obtenir de la malade qu'elle reste couchée constamment. Habituée à soigner, diriger et surveiller sa petite famille, elle ne peut s'en rapporter à d'autres personnes de ces soins ; le mari, de son côté, craint que la diète, les bains, et surtout les saignées répétées que je conseille ne produisent une trop grande faiblesse : il désire une consultation. M. Marjolin est choisi. Il reconnut l'engorgement et porta un pronostic beaucoup plus fâcheux que le mien, mais il renferma le traitement dans les limites que j'avais tracées. La malade, plus effrayée, fut un peu plus docile ; et bientôt l'engorgement laissa à peine quelques traces dans la lèvre postérieure.

Une saignée était pratiquée quelques jours avant, et une autre quelques jours après l'époque des règles.

Celles-ci, dès la troisième époque, furent faciles, sans augmentation des accidens, et plus abondantes qu'elles n'avaient été depuis long-temps. La malade prenait d'abord des bains de siége, mais malgré leur température peu élevée, les ardeurs et les chaleurs des reins ne diminuaient pas. Les bains entiers parurent produire de meilleurs effets.

Madame C**, se sentant mieux, fit des courses et reprit son ancienne manière de vivre; elle négligea le régime adoucissant que je lui avais prescrit, et au commencement de l'hiver les accidens reparurent. Ils cèdent de nouveau au repos et reviennent en mars 1831. La malade, tourmentée alors par des affaires d'intérêt, et irritée d'ailleurs pour les motifs les plus légers, a une fièvre cérébrale remittente, qui, combattue par les émissions sanguines, cède définitivement au sulfate de quinine; depuis, le col de l'utérus est revenu à son état naturel, à l'exception d'un petit engorgement tuberculeux et douloureux qui existe à la lèvre postérieure. Il est à craindre que ce noyau ne devienne la source d'une récidive et d'altérations plus profondes, si la malade persévère dans son indocilité.

Quoique ce fait soit incomplet, il n'en prouve pas moins les succès obtenus du traitement antiphlogistique prolongé, de la diète, du repos absolu, etc. Je suis convaincu que la guérison aurait pu être définitive si la malade eût été plus patiente ou ne se fût pas trouvée placée dans des circonstances morales, dont l'influence fâcheuse sur les maladies de l'utérus est toujours à redouter (1).

CINQUANTE-NEUVIÈME OBSERVATION.

Engorgement ulcéré du col de l'utérus. — Saignées, sangsues au col de l'utérus, habitation à la campagne, frictions stibiées. — Guérison.

Je fus appelé en consultation avec M. Lisfranc le 17 septembre 1830, chez Madame L**, que son médecin, d'une réputation d'ailleurs méritée, avait dit être affectée d'un cancer de l'utérus, et qui avait conseillé au mari de ne point faire des frais de traitement inutiles, cette affection devant inévitablement amener la mort à une époque plus ou moins éloignée, mais qui ne pouvait aller au-delà de deux ans.

Cette dame était âgée de trente-un ans, blonde, d'une belle carnation ; elle avait eu un enfant à vingt-quatre ans. Il y avait un an et demi que pour la première fois elle avait eu une leucorrhée assez abondante qui disparut à mesure que se manifestait une grossesse. Il y eut avortement à six mois ; les lochies coulèrent peu, et les douleurs de reins qui avaient

---

(1) *Post-scriptum*. Placée dans des circonstances plus avantageuses, la personne qui fait le sujet de cette observation s'est soumise d'elle-même au repos absolu, au régime, a pratiqué des injections épaisses que je lui avais prescrites autrefois ; et, après plusieurs mois de persévérance, elle s'est retrouvée dans son état naturel. Il ne reste plus, aujourd'hui 20 janvier 1832, aucune trace d'engorgement.

précédé la fausse couche continuèrent : les règles furent remplacées par un écoulement séro-sanguinolent, et leur époque marquée par un redoublement des symptômes morbides. Ainsi, élancemens, sentiment de chaleur dans les reins, d'érosion et de brûlure vers le bas du sacrum, d'inquiétudes dans les extrémités inférieures. Nous trouvâmes la cause de tous ces accidens dans un engorgement très-dur, mais régulier, du col utérin. Nous prescrivîmes : *Saignées du bras répétées, cataplasmes et injections émollientes et narcotiques, repos absolu, diète sévère. Boissons adoucissantes.* Je rassurai la malade en l'éclairant sur la nature seulement inflammatoire de sa maladie, et par la certitude d'une guérison complète.

Notre prescription fut irrégulièrement et incomplètement suivie : aussi les symptômes, d'abord calmés, reparurent-ils avec une intensité croissante. Madame L** va consulter le professeur Dupuytren, qui annonce l'existence d'un cancer avec ulcération du col de la matrice : « Il n'y a qu'un moyen d'en « prévenir les suites fâcheuses ; ce moyen c'est d'en « lever la partie malade ; il ne guérira peut-être qu'in« complètement, mais il soulagera. Je conseille de « prendre une décision prompte ; toute temporisa« tion deviendrait funeste. »

Plus désespérée que jamais, Madame L** vint me trouver sans me dire d'abord qu'elle avait consulté : elle me fait part de ses inquiétudes et me demande si je pense comme la première fois que je la vis avec M. Lisfranc, que sa maladie est curable. Je l'examine de nouveau. Je trouve l'engorgement plus considérable, offrant un mamelon au milieu de la lèvre postérieure, et de plus une érosion à la face interne de cette même lèvre. La malade se plaignait de douleurs continuellement sourdes et brûlantes, souvent aiguës, qui, de l'utérus, se répandaient dans toute la cuisse gauche; il n'existait aucune trace d'écoulement, si ce n'est un suintement sanguinolent et séreux de la surface de l'érosion dont le fond grisâtre et granulé de rouge se dessinait sur la couleur blanchâtre légèrement rosée de la tumeur. Le cas était grave; cependant, en tenant compte du peu d'ancienneté de la maladie (13 à 14 mois environ), de son origine, ayant vu guérir des altérations plus anciennes et plus avancées, obligé d'ailleurs de calmer l'effroi qu'on lui avait inspiré, j'assurai à Madame L** que sa maladie, en augmentant d'intensité, n'avait pas changé de nature, et qu'elle était toujours susceptible de guérison.

Les saignées, la diète, le repos, les bains répétés, les injections, produisirent bientôt l'effet que j'attendais de l'emploi persévérant de ces moyens; ils furent surtout marqués à la suite de *trois applications de sangsues sur le col de l'utérus*, faites le 25 février, les 11 et 18 mars derniers (1831). Après chaque explication, la malade se sentait soulagée de ses douleurs et se croyait guérie. Mais la résolution ne fut pas complète; les accidens furent renouvelés par des chagrins domestiques et le tracas d'entreprises commerciales gigantesques, qui l'empêchaient de prendre un repos si nécessaire à sa position. Pour se soustraire aux obstacles qui s'opposaient à sa guérison et pouvoir s'occuper exclusivement de son traitement, elle se relégua, d'après mon conseil, dans une campagne voisine de Paris. Depuis un mois qu'elle y est, une saignée du bras a été faite, une application de sangsues a eu lieu sur le col utérin, et aujourd'hui (3o avril) le col est allongé, souple, conservant un petit point d'engorgement du volume d'un noyau de cerise, dans l'épaisseur de la lèvre postérieure. Toutes les douleurs ont cessé, les règles ont été très-abondantes, et sans renouveler ou redoubler les accidens comme cela avait eu lieu jusque là. Enfin, j'ai l'intime conviction que la guérison complète sera obtenue promptement (1).

(1) *Post-scriptum.* Mon espoir n'a pas été trompé; mais ce n'a été qu'après plusieurs menaces de rechute qu'il a été définitivement couronné de succès. En effet, le mois suivant (mai 1831), renouvellement des douleurs; col engorgé et dur. L'érosion, qui s'était cicatrisée, s'est renouvelée. Les règles ont été moins abondantes. *Saignée du bras. — Régime sévère. — Bains. — Injections épaisses.*

20 mai. — Les choses sont dans le même état. *Huit sangsues au col utérin. — Pommade stibiée en frictions. — Injections épaisses* tenues toute la nuit dans le vagin.

24 mai. — Disparition complète des douleurs. Je trouve le col un peu boursouflé, mais souple et mou dans toutes ses parties.

En septembre, la malade entreprend un voyage de près de deux mois, pendant lesquels elle se trouve très-fréquemment secouée dans les voi-

Les effets avantageux que retirent du séjour à la campagne les femmes affectées d'engorgement de l'utérus se trouvent encore confirmés par un fait que M. Lagneau a rapporté dans une dissertation inaugurale. Je l'emprunte au tome 33ᵉ, pag. 293 du dictionnaire des *Sciences médicales*.

SOIXANTIÈME OBSERVATION.

« Madame ***, âgée de trente-huit ans, d'un tempérament lymphatico-nerveux, n'ayant eu qu'un enfant, qui n'a pas vécu, était sujette depuis deux ans, après avoir éprouvé beaucoup de chagrins domestiques, à des douleurs hypogastriques très-incommodes sans être extrêmement aiguës. Ces douleurs existaient d'une manière continue et sourde, s'exaspéraient à la moindre contrariété, et principalement après le coït, qui, sur la fin de la maladie, était tou-

tures publiques. Elle avait continué son régime débilitant. A son retour, elle désire que je m'assure de l'état de l'utérus. J'applique le spéculum, et je trouve le col gonflé, du volume d'une grosse noix, d'un blanc rosé. Cet engorgement m'inspire de l'inquiétude. Mais elle fut bientôt dissipée par le toucher. La souplesse et la mollesse de cette partie témoignaient que l'engorgement primitif avait disparu. J'attribuai ce boursoufflement à une sorte d'état œdémateux analogue à celui dont se trouve frappée la luette quand elle a été phlegmasiée. Il y avait de plus qu'autrefois de la leucorrhée. Je prescrivis en conséquence un régime moins débilitant, l'usage d'eaux ferrugineuses. Depuis cette époque la guérison parait complètement confirmée; tout symptôme du côté de l'utérus a cessé : le col de cet organe est entièrement revenu à son état naturel. Il n'y a plus de leucorrhée, et l'embonpoint avec le retour de la fraicheur du teint attestent le retour d'un état de santé des plus satisfaisans.

jours suivi de l'écoulement de quelques gouttes de sang par le vagin. Les lombes, les aines, le pourtour des hanches et l'intérieur des cuisses étaient toujours plus ou moins douloureux; elle éprouvait en outre un sentiment habituel de pesanteur au rectum, accompagné de ténesmes. A ces symptômes se joignait un léger écoulement, tantôt blanc, tantôt jaune ou verdâtre. Le toucher fit reconnaître à plusieurs médecins que le col de l'utérus était tuméfié dans toute sa circonférence, et que le fond de cet organe faisait une saillie prononcée à l'hypogastre. La pression exercée sur cette partie était douloureuse.

« On prescrivit un régime adoucissant, un exercice modéré, des distractions, et la tranquillité d'esprit; en outre la saignée du bras, plusieurs applications de sangsues au fondement et à la vulve. Lorsque les menstrues étaient retardées, ou qu'elles ne coulaient point en suffisante quantité, l'organe restait dans un état d'engorgement qui renouvelait ou augmentait les douleurs; les bains de siége et les bains généraux furent conseillés, ainsi que les injections d'eau de guimauve rendues calmantes par l'addition de plusieurs têtes de pavots, ou par une suffisante quantité d'opium brut.

« Ce traitement parvenait à calmer assez ordinairement les symptômes incommodes et inquiétans qu'éprouvait la malade ; mais ils reparaissaient plus ou moins de temps après, à l'occasion de quelques affections morales vives, ou quelquefois même sans qu'on pût l'attribuer à aucune cause. Enfin, on lui conseilla d'habiter la campagne, où elle est restée trois mois. A peine sortie de Paris, elle commença à se trouver un peu mieux, et son séjour dans une habitation saine, loin de tout ce qui pouvait renouveler ses chagrins, a fini par la guérir entièrement. »

SOIXANTE-UNIÈME OBSERVATION.

Métrite générale chronique, suite de couches. — Traitement anti-phlogistique ordinaire; pommade stibiée. — Guérison.

Madame B***, grande, élancée, frotte son appartement quinze jours après un accouchement long et laborieux qui avait laissé de l'engorgement dans la matrice; ce n'est que deux mois et demi après que je revois la malade. L'utérus faisait saillie dans l'hypogastre, il était dur et douloureux à la pression; le col était aussi dur, effacé; l'orifice infundibulé, entr'ouvert, laissait écouler une sérosité roussâtre, assez abondante. A la pesanteur, aux douleurs lombaires, se joignaient des vomissemens spontanés fréquemment répétés, la figure était alternativement animée ou pâle, les traits profondément altérés. Il y avait évidemment métrite chronique. Je fis garder le lit. Huit saignées, d'abord copieuses, et successivement moins fortes, furent pratiquées de huit en huit jours; deux cents sangsues ont été en plusieurs fois appliquées sur l'hypogastre; des applications

émollientes, des injections douces et un régime sévère ont composé le traitement.

Au bout de deux mois la résolution était presque
complète, mais le col de la matrice restait encore
engorgé et dur. Des faiblesses générales étaient trop
grandes pour permettre de persévérer dans le traitement antiphlogistique ; j'employais les frictions
stibiées. Après quinze jours, pendant lesquels on
usa trois onces de pommade, et par conséquent trois
gros de tartre stibié, le col devint allongé et mou,
en un mot revint à son état naturel.

Madame B*** a eu depuis trois enfans.

SOIXANTE-DEUXIÈME OBSERVATION.

Métrite chronique ; sangsues au col, hémorrhagie inquiétante ;
tamponnement. — Guérison rapide.

Madame Deheur, rue Beaubourg n° 26, trente ans,
tempérament mixte, ayant eu deux enfans, fait une
fausse couche de deux mois et demi à trois mois. Elle
reprend presque immédiatement après ses occupations de ménage ; l'écoulement lochial s'arrête
bientôt. Douleurs vagues dans le bassin, pesanteurs
sur le fondement, douleurs dans les reins, et tiraillemens dans les aines. Amaigrissement, langueur de
toutes les fonctions. Cependant la malade n'est pas
arrêtée. Six semaines après l'accouchement, préludes
de la menstruation sans que le sang paraisse : dès

lors augmentation des accidens, fièvre, inappétence, douleurs dans le bas-ventre par intervalles très-rapprochés, s'irradiant dans tout l'abdomen; urines difficiles, déjections alvines rares, insomnie.

Quinze jours se passent encore, mais la gravité des accidens engage la sage-femme, jusque là consultée, à demander elle-même des conseils. C'était le 2 mai 1827; *deux applications de sangsues sur la région hypogastrique* sont faites sans autres avantages que de diminuer les douleurs générales de l'abdomen; *bains de fauteuil, cataplasme*, etc.

Le 9 mai, toucher. Le col de l'utérus est engorgé ainsi que le corps. L'affaissement des parois du ventre, permet de sentir le fond de ce viscère derrière le pubis. Il est du volume d'un œuf d'oie, dur et sensible à la pression. *Douze sangsues sont appliquées sur le col utérin*, hémorrhagie très-abondante, inquiétante même. *Tamponnement.*

Le 10 j'enlève le tampon. L'utérus était réduit de plus de moitié, souple, son col plus saillant. A dater de ce moment la résolution s'accomplit en peu de temps. La malade resta long-temps faible et décolorée, par suite de la perte énorme de sang produite par les piqûres des sangsues. Vers la fin dé 1829 elle redevint mère, et elle accoucha heureusement et sans accidens consécutifs, pendant les événemens mémorables de juillet 1830.

SOIXANTE-TROISIÈME OBSERVATION.

*Métrite générale chronique, suite de couches. — Saignées, sang-
sues à l'utérus; séjour à la campagne; guérison complète. —
Sept ans après, phthisie; mort.*

Mademoiselle Kr., Provençale, petite, brune,
très-ardente, avait suivi son amant à Paris. Là, abandonnée par lui, elle s'aperçut bientôt qu'elle était enceinte. Soit pitié, soit un autre motif, un riche marchand
de charbon de terre la secourut, et bientôt ils vé-
curent maritalement. Je fus choisi pour l'accoucheur.
Les douleurs de l'enfantement commencèrent par les
reins le 23 décembre 1822 ; la dilatation ne fut à peu
près complète, malgré la saignée et les bains, que
le 25 au soir. L'application du forceps, indiquée par
la rigidité des parties, le volume de la tête de l'enfant et l'épuisement de la personne, fut facile.

Le placenta était adhérent, et une hémorrhagie
presque foudroyante m'obligea de porter la main
dans la matrice pour le decoller. Une métrite aiguë
des plus violentes se déclara ; elle céda à un traitement antiphlogistique vigoureux, et le rétablissement fut prompt.

Redemandé au mois de juin suivant (1823) je
trouvai la demoiselle Kr. excessivement maigre,
ayant les yeux caves et cernés, l'haleine fétide; elle
ne pouvait quitter le lit depuis près d'un mois. Elle
me dit qu'elle n'avait pas tenu compte des conseils

que je lui avais donnés, qu'elle s'était livrée aux plaisirs de la danse, du spectacle, de la table, etc. ; peu après ma dernière visite. Des douleurs, d'abord sourdes, puis violentes, s'étaient développées dans le bas-ventre, au point qu'elle ne pouvait se tenir droite, et qu'elle était obligée de marcher courbée en avant; les règles n'avaient point paru depuis la couche, mais elle était constamment mouillée par des eaux rousses. En palpant l'abdomen, je sentis aussitôt dans l'hypogastre une tumeur dure et arrondie, paraissant un peu aplatie cependant d'avant en arrière, et offrant une légère dépression à son sommet. La malade venait d'uriner, elle était en outre, affectée de diarrhée depuis long-temps; il était évident que cette tumeur était formée par l'utérus engorgé. Le toucher confirma mon diagnostique; le museau de tanche était à sa place ordinaire, engorgé, mais effacé, c'est-à-dire, ne faisant point saillie dans le vagin. La malade, très-volontaire, avait jusque là bu et mangé comme de coutume, malgré son inappétence. La langue était rouge, pointue et papillaire, l'épigastre douloureux, la peau du tronc sèche et brûlante, les extrémités plus souvent froides que chaudes; ce ne fut qu'avec beaucoup de peine qu'elle se soumit au régime sévère auquel je l'assujétis.

Une forte saignée, puis quatre autres petites, à distance de quatre à cinq jours, les fomentations émollientes, les bains diminuèrent beaucoup l'engorgement utérin. Cependant, le 10 juillet, après ma première visite, l'utérus conservait le volume du poing environ ; il y avait toujours des douleurs sourdes. Deux applications de huit sangsues avec le spéculum opérèrent une résolution presque instantanée. La malade était d'une faiblesse extrême, d'une maigreur squelettique, bien que la diarrhée eût cessé, et que l'estomac commençât à supporter les alimens.

Dans l'intention de consolider sa santé, et plus encore pour prévenir la récidive, j'exigeai et j'obtins que cette malade irait passer quelques mois dans une campagne isolée (à Courneuve). Là elle se rétablit en partie ; puis revint à Paris, et y reprit son grand train de vie ordinaire, que la ruine de son nouvel amant la força seule de changer. Elle retomba dans la misère. Il y a deux ans (1828), une de ses nouvelles voisines me pria de venir lui faire une visite ; je la trouvai dans un galetas, et parvenue au dernier degré de phthisie pulmonaire, à laquelle elle succomba quelques jours après. Les règles s'étaient de nouveau dérangées depuis le développement de l'affection de poitrine, qui la minait ; mais je ne trouvai rien de particulier du côté de l'utérus.

<h3 style="text-align:center">SOIXANTE-QUATRIÈME OBSERVATION.</h3>

Engorgement général de l'utérus, durant depuis six ans ; descente de cet organe. — Goître.— Leucorrhée abondante. — Traitement par les saignées, les sangsues à l'utérus, les préparations d'iode. — Guérison de tout. — Grossesse consécutive.

La femme d'un fabricant de bijoux de Lyon vint

à Paris pour se faire soigner d'un prétendu squirrhe de l'utérus contre lequel deux médecins avaient vainement employé toutes les ressources de l'art.

Elle était accouchée six ans auparavant, mais les lochies avaient peu coulé; et depuis, les règles, autrefois abondantes, ne faisaient plus qu'humecter les parties d'une sérosité rougeâtre, qui se supprimait au bout de quelques heures. La malade était affectée de douleurs dans les reins, les aines, de pesanteurs insupportables sur le siége. Les jambes refusaient de faire plus que quelques pas, elles s'engourdissaient aussitôt et devenaient même le siége de douleurs contusives, surtout dans la partie antérieure des cuisses. Ces accidens prenaient un caractère de violence souvent insupportable pendant huit à dix jours, correspondant aux époques menstruelles. Alors la malade était forcée de garder le lit; des accès hystériques se montraient assez fréquemment, et plus d'une fois ils avaient donné de l'inquiétude par leur durée et leur violence. Une maigreur squelettique avait remplacé l'ancien embonpoint, les yeux étaient caves, la peau sèche et décolorée. Vomissemens fréquens, constipation opiniâtre, urines fréquentes, mais en petite quantité, altération, insomnie.

Je vis la malade le 2 avril 1823. Depuis deux mois à Paris, elle s'était reposée quinze jours sans pouvoir se remettre de la fatigue d'un voyage fait cependant à petites journées; elle avait été ensuite consulter deux médecins renommés. L'un n'avait vu qu'une hystérie par rétention des règles; il ne l'a pas touchée. L'autre annonça un squirrhe incurable, mais seulement susceptible de palliatifs. Deux traitemens presque opposés furent, en conséquence, prescrits.

Sur ces entrefaites, des relations de commerce ayant donné occasion à la malade d'apprendre que j'avais traité avec succès Madame F***, qui fait le sujet de la 31ᵉ Obs., pour des accidens semblables à ceux qu'elle éprouvait, elle me fit demander. Je la trouvai dans l'état que je viens de décrire. Le mari me dit en particulier que ses médecins de Lyon l'avaient prévenu que tout traitement serait inutile, la maladie étant au-dessus des ressources de l'art.

En palpant l'abdomen qui était sensible inférieurement, et en refoulant les parois vers la cavité du bassin, je rencontrai une tumeur sphérique, plus grosse que le poing d'un adulte s'élevant de plus d'un pouce au-dessus des pubis, et paraissant présenter une étendue de quatre à cinq pouces transversalement.

En voulant exercer le toucher, je rencontrai à l'entrée du vagin une tumeur du volume du poing au centre de laquelle existait une ouverture enfoncée de manière que cette tumeur représentait un bourrelet circulaire; elle était très-dure, peu sensible à la pression. En la soulevant, la tumeur hypogastrique présentait les mêmes mouvemens qu'on imprimait à celle-ci; mais ces mouvemens étaient peu étendus. Il me fut impossible de faire pénétrer le doigt entre le vagin et la circonférence de la tumeur qui remplissait complètement ce conduit.

La langue était papillaire, décolorée ; cependant la peau était sèche et chaude, le pouls petit, serré et dur. Un chapelet de tumeurs hémorrhoïdales bouchait l'anus.

Prescription. — *Saignée du bras de trois poilettes ; eau d'orge perlé et gruau coupé avec du lait, trois petites tasses* par jour pour toute nourriture. *Chiendent gommé, cataplasmes* sur le ventre, *coucher horizontal, le bassin tenu élevé* au moyen d'un coussin en balle d'avoine.

Le 9, le col de l'utérus est remonté d'un pouce, mais la tumeur hypogastrique dépasse autant les pubis. *Nouvelle saignée.*

Le 14. — Col utérin un peu moins épais. *Douze sangsues* sont appliquées immédiatement sur cette partie au moyen du spéculum.

Le 16. — Le col a diminué en volume de plus de moitié. L'organe a repris à peu près sa place ordinaire.

La tumeur hypogastrique n'est pas plus saillante, mais en même temps elle paraît beaucoup moins volumineuse que précédemment.

22. — *Nouvelle application de sangsues au col utérin.*

Dès le 23 la matrice ne fait plus de saillie au-delà des pubis, elle paraît n'avoir que le volume d'un gros œuf de poule. Le col est saillant dans le fond du vagin, mou et du volume des deux pouces réunis. (*Six tasses de lait coupé.*)

26. — *Six sangsues* sur le col. *Semoule légère au bouillon de poulet.*

Dès ce moment, l'utérus revint à son volume naturel.

Le 30. — Turgescence, douleurs de reins, et bientôt écoulement par la vulve d'environ deux cuillerées de sang pur, dans l'espace de la journée.

La malade recouvra bientôt assez de force pour se lever et marcher dans sa chambre.

Deux mois après elle m'appela pour un goître assez volumineux qui avait paru aussi après sa couche, et dont elle désirait beaucoup être débarrassée. Une leucorrhée, plus abondante encore que durant sa maladie, lui occasionait des tiraillemens d'estomac. Depuis ma dernière visite elle n'avait eu que deux accès d'hystérie, peu forts, et provoqués par des contrariétés. Je fis incorporer *quinze grains d'hydriodate de potasse dans huit onces de sirop*, dont la malade prit une cuillerée quatre fois par jour; elle alla passer quelque temps à Belleville, village des environs de Paris, situé dans un lieu très-élevé. Après la troisième dose du sirop, le goître avait entièrement disparu, et la leucorrhée avait cessé.

Cette dame devint enceinte quelques mois après sa guérison; la grossesse suivit son cours sans accident, et les couches furent très-heureuses. Depuis, la santé s'est toujours très-bien conservée.

Il faut avoir observé soi-même les effets de l'application des sangsues sur l'utérus engorgé pour n'être pas tenté de révoquer en doute la promptitude vraiment étonnante avec laquelle, dans la plupart des cas, elles opèrent le dégorgement. J'avouerai, cependant, que ce fait n'est pas un des moins remarquables entre tous ceux que j'ai observés.

SOIXANTE-CINQUIÈME OBSERVATION.

Engorgement du corps et de la lèvre postérieure du col de l'utérus; ovarites; hystéralgie. — Insuccès des saignées et autres antiphlogistiques. — Guérison par les sangsues sur le col.

Une sage-femme, très-bien constituée, bien menstruée, se marie à l'âge de vingt-cinq ans. Au bout de quelques mois ses règles sont moins abondantes et souvent presque nulles. Des douleurs sourdes et continues se font sentir dans les reins, le bas-ventre, surtout du côté droit; en outre, des douleurs utérines plus violentes se manifestent de temps en temps, et surtout quand par suite de sa profession la malade passe des nuits fatigantes. Elle est obligée de suspendre alors ses occupations pendant plusieurs jours.

M. Marjolin, consulté, constate un engorgement de l'utérus, et présume un autre engorgement de l'ovaire droit, et ne dissimule pas les suites qu'il peut avoir à une époque plus ou moins éloignée. Il prescrit une saignée et le repos pendant un mois. Un soulagement marqué en est le résultat, mais il n'est pas de longue durée; les accidens se reproduisent bientôt avec un nouveau degré d'intensité. On revient aux mêmes moyens, mais dès que la malade se sent un peu mieux elle recommence ses fatigues.

Il y avait près de trois ans que cet état durait avec augmentation progressive, au point que la malade ne pouvait plus continuer sa profession qu'avec beaucoup de peine lorsqu'elle me fit part de ses souffrances. L'ayant examinée avec la plus grande attention, je trouvai 1° un gonflement insolite, avec sensibilité dans la région iliaque droite ; 2° le col et le corps de l'utérus presque doublés de volume et très-durs. Cette exploration fut suivie d'une explosion de douleurs avec mouvemens nerveux généraux. La figure était habituellement facile à se colorer; le pouls était fort et dur; il y avait des palpitations et des étouffemens. La malade était, en outre de ses douleurs utérines, tourmentée par une douleur rhumatismale très-mobile, mais avec laquelle les douleurs utérines n'avaient point de rapport; le rhumatisme affectant par exemple souvent l'épaule et le bras droits sans que pour cela les accidens utérins fussent en rien diminués.

Prescription. — *Saignée de bras, repos pendant huit jours, flanelle sur la peau*, etc. Quelques *applications de sangsues* furent faites sur le bas-ventre sans plus de succès.

La malade, qui avait vu des exemples des effets

heureux que j'avais obtenus de l'application de sangsues au col de l'utérus, prévint mon intention, me
demanda de faire usage de ce moyen. Le succès sur-
passa notre attente. Après une autre saignée et l'application de sangsues sur le bas-ventre, j'en fis prendre huit au col de l'utérus; l'engorgement se dissipa
presque instantanément. Les règles reparurent comme
autrefois, et madame S*** put reprendre ses travaux
avant la fin du mois. Néanmoins, elle se ménagea,
fit un usage journalier de bains de siége de deux heures chaque fois; elle se tenait couchée le plus long-
temps possible. Les accidens ont voulu reparaître
plusieurs fois depuis, mais au moindre indice, une
forte saignée du bras, des bains et du repos empêchent le développement du mal..Les règles ont reparu comme de coutume; l'exploration la plus attentive
ne m'a rien fait découvrir qui pût me faire craindre
une récidive. La résolution, qui date maintenant de
près de quatre ans, me paraît être bien définitive.

SOIXANTE-SIXIÈME OBSERVATION.

Engorgement chronique du corps de l'utérus. — Traitement antiphlogistique. — Guérison.

Madame Demouche, d'une constitution délicate,
et mariée à seize ans et demi, devint successivement
mère de quatre enfans, un tous les ans; après son
dernier, elle eut une métrite aiguë qui céda aux ap-

plications de sangsues et de cataplasmes sur le bas-ventre. Un engorgement inflammatoire des seins l'obligea de suspendre l'allaitement qu'elle avait commencé; son mari, frappé d'une phthisie héréditaire au premier degré, et comme la plupart des phthisiques, très-enclin aux plaisirs vénériens, voulut user de ses droits maritaux avant l'expiration des six semaines, et pendant que sa femme était à peine rétablie. Des douleurs profondes qu'elle ressentait encore dans le bas-ventre et les reins, l'impossibilité de se tenir debout, des nausées et des vomissemens en furent le résultat. Ces accidens cédèrent en partie à quelques jours de repos et aux applications émollientes sur le bas-ventre. Mais dès que la malade se levait ou souffrait les approches de son mari, les mêmes phénomènes revenaient plus intenses. Les règles n'ayant pas reparu, madame D. se crut enceinte.

Trois mois se passèrent, et comme le ventre ne prenait pas de volume, que ses seins s'affaissaient, qu'elle maigrissait considérablement, phénomènes entièrement opposés à ceux qui signalaient ses précédentes grossesses, comme en outre elle avait des étourdissemens, des maux de tête, elle se décida à recourir à mes conseils. Près de cinq mois s'étaient pour lors écoulés depuis l'accouchement. Le col de l'utérus était plus que quadruple de volume et formait un bourrelet épais, à dépression centrale peu considérable et présentant trois espèces de mamelons séparés par autant de sillons qui convergeaient vers la dépression centrale. L'un de ces mamelons, l'antérieur, paraissait formé par toute la lèvre antérieure du museau de tanche, la lèvre postérieure représentait deux tumeurs inégales, la gauche plus volumineuse que la droite. La dépression qui conduisait dans l'orifice utérin était humectée par des mucosités sanguinolentes. Le toucher fut peu douloureux; la main appliquée sur l'hypogastre ne put sentir l'utérus.

Je conseillai d'abord aux époux de faire lit à part; et, sous l'influence de deux seules saignées, des fomentations émollientes, des bains, des injections mucilagineuses et de la diète, tout rentra dans l'ordre.

J'ai appris dernièrement que cette jeune dame, étant devenue veuve, s'était remariée deux ans après, et qu'elle avait eu un cinquième enfant de ce second mariage.

SOIXANTE-SEPTIÈME OBSERVATION.

Engorgement chronique d'apparence squirrheuse, avec ulcération du col utérin. — Application immédiate de sangsues sur le col de l'utérus. — Guérison. — Récidive. — Terminaison par un cancer confirmé.

Madame Lévêque, âgée de cinquante-neuf ans, d'une constitution forte, marchande de vin en boutique, a une suppression des règles à quarante-six ans, sans accidens ni phénomènes remarquables.

A cinquante-sept ans et demi, environ, apparition spontanée d'un écoulement menstruiforme pendant quelques jours. Dès ce moment, sensation de pesanteur dans le bassin, quelques douleurs dans les reins, mais à un faible degré, et si peu constamment, que la dame Lévêque ne paraît s'en rappeler que d'après les questions que je lui adresse à ce sujet.

A cinquante-huit ans et demi, un an plus tard, suintement séro-sanguinolent peu abondant, douleurs de reins plus fortes et plus fréquentes. Trois mois après, écoulement plus abondant, tantôt plus sanguin, tantôt plus séreux, parfois presqu'entièrement sanguinolent, mais continuel sous l'un ou l'autre de ces aspects. Douleurs de reins augmentées, quelques élancemens dans le bassin, sentimens d'engourdissement dans les cuisses, fatigue facile. Mais les symptômes prédominans sont : la perte d'appétit, des nausées, et en dernier lieu des vomissemens, d'abord des alimens, quoique pris en quantité modérée et peu irritans de leur nature, et plus tard, de toutes les substances alimentaires et des boissons quelles qu'elles fussent, peu d'instans après leur ingestion dans l'estomac. Constipation habituelle et urines rares et ordinairement foncées en couleur ou sédimenteuses; insomnies complètes.

Je fus consulté pour le vomissement qui fatiguait considérablement la malade, et qui lui avait fait perdre une grande partie de l'embonpoint qu'elle avait présenté jusque là. La langue était dans l'état naturel, plutôt pâle que rouge, sans développement des papilles, sans aucune espèce d'enduit à sa surface; aucune sensibilité à la région épigastrique où je ne découvris, malgré toute l'attention que je mis à la palper, aucune espèce de lésion appréciable. Je pensai dès lors que les dérangemens et le trouble des fonctions de l'estomac pouvaient bien n'être que sympathiques, et les renseignemens que je puisais en interrogeant la malade, et dont j'ai fait connaître précédemment le résultat, me firent soupçonner que c'était dans l'utérus que résidait la cause de ces phénomènes; que là existait la maladie principale. Le toucher changea mes soupçons en certitude. Les régions iliaques, et surtout l'hypogastre, étaient fort sensibles; une compression, même légère, y produisait des douleurs assez vives, surtout dans le dernier point. Là, aussi, existait un peu de tension, et un corps résistant, de forme sphéroïdale, qui ne dépassait cependant pas de beaucoup la région suspubienne. Comme la malade venait d'uriner à l'instant même, je ne pus attribuer cette tumeur à l'état de plénitude de la vessie. Le toucher me fit découvrir une tumeur de la grosseur au moins d'un œuf d'oie, dure, bosselée, très-sensible au toucher, remplissant le fond du vagin presque jusqu'au méat urinaire. A son centre existait une ouverture à bords anfractueux, inégaux, rugueux. Le doigt, promené autour de cette tumeur, rencontrait le cul-de-sac

formé par le vagin qui se prolongeait à sa circonférence. En soulevant cette masse avec le doigt explorateur, et appliquant la main gauche sur la région
hypogastrique, je pus juger que cet engorgement du
col de l'utérus s'étendait à son corps, dont le volume
total pouvait égaler celui qu'il a acquis à deux mois
et demi de grossesse. En retirant le doigt, j'amenai
des glaires sanguinolens ; le toucher donna lieu à un
écoulement de sang noirâtre assez abondant. Par le
spéculum, je pus voir ce que déjà le toucher m'avait
appris. Je vis une ouverture centrale béante, irrégulière, dont les bords étaient formés par des bosselures séparées par des sillons profonds, et dont la
surface était comme chagrinée, grisâtre, parsemée
de points rouges, en un mot, d'apparence ulcéreuse. Cette tumeur était d'un blanc rosé, finement
injectée à la circonférence.

Prescription. — (8 mars 1821.) 3o *sangsues sur le
bas-ventre ; cataplasmes émolliens ; bains de fauteuil
de deux heures ; tisane adoucissante ; quelques prises
de magnésie ; injections mucilagineuses et narcotiques ; diète.*

9. — La sensibilité des régions iliaques a disparu,
celle de l'hypogastre est moindre. Les vomissemens
ont continué ; les douleurs de reins persistent, ainsi
que les élancemens profonds du bassin. L'état de l'u-
térus est le même.

10. — Même état. Douze sangsues, appliquées
sur le col altéré, au moyen du spéculum. Ecou-

lement abondant de sang. Même application le 16.

Le 22, je dois prolonger le doigt de toute sa longueur pour trouver le col utérin, qui, auparavant,
se présentait presqu'à l'entrée du vagin. Il était d'une
mollesse remarquable, réduit à un volume très-petit;
ou plutôt les bosselures qu'il présentait auparavant,
semblaient être couvertes en espèces de vésicules
souples et mobiles, faisant éprouver au doigt une
sensation assez analogue à celle que produiraient des
tumeurs hémorrhoïdales à demi engorgées. Le corps
de l'organe paraissait être encore engorgé, mais à
un degré médiocre, et ce fut avec difficulté que je
parvins à l'embrasser entre le doigt explorateur et la
main appliquée au-dessus du pubis. Les vomissemens
avaient complètement cessé; la malade avait pu boire,
sans les rendre, du bouillon de poulet, de l'eau d'orge
blanchie avec du lait : l'écoulement avait également
disparu. Continuation des moyens indiqués, moins
les évacuations sanguines.

Les jours suivans, la malade se trouve tellement
bien, que ce n'est qu'avec la plus grande peine, et
en l'effrayant réellement sur les suites de sa maladie, que je parviens à obtenir qu'elle continuera
les cataplasmes, les bains et son régime. Son mari,
pour lui éviter des fatigues dangereuses, vendit son
fonds de marchand de vins, et ils se retirèrent dans
un des faubourgs de la ville.

Je perdis la malade de vue, jusqu'au 15 juillet
1827, qu'elle me fit demander. Elle s'était très-bien

portée pendant cinq ans; mais elle avait éprouvé de temps en temps des élancemens dans le bassin, des douleurs de reins. Depuis deux ans, ces accidens avaient progressivement augmenté : elle était pour lors dans un état de cachexie cancéreuse avancée, et reconnaissable à la teinte jaune plombée de la peau, à la bouffissure générale, à la perte des forces et à une diarrhée colliquative. Je trouvai le col de l'utérus plus engorgé et plus dur que la première fois, l'orifice utérin était agrandi par un ulcère anfractueux, à bords coupés à pic. Il y avait un écoulement sanieux et fétide. La malade succomba deux mois après.

<h3 style="text-align:center">SOIXANTE-HUITIÈME OBSERVATION.</h3>

Engorgement utérin d'apparence squirrheuse, datant de plus de douze ans, complètement guéri par les saignées générales et immédiates, et les résolutifs.

Ce fait est sans contredit un des plus remarquables qui se soit offert à ma pratique. L'ancienneté de l'engorgement, les signes qu'il présentait, et qui caractérisaient une altération squirrheuse, l'âge de la malade, l'altération profonde de toutes les fonctions, l'insuccès des moyens jusque là mis en usage par un médecin distingué, toutes ces circonstances devaient faire craindre que la maladie ne fût désormais au-dessus des ressources de l'art, et cependant elle fut guérie.

Madame B***, âgée maintenant de cinquante-sept ans, sans être douée d'une constitution robuste, avait toujours été bien portante. Elle habitait Van-dœuvre, village de la Champagne. Elle eut quatre enfans, le dernier à l'âge de trente-huit ans, en mars 1813. La mère l'allaita, comme les autres, jusqu'à dix mois. Il était sevré depuis six semaines, lorsqu'arrivèrent les ennemis du Nord. La frayeur que madame B*** en ressentit occasiona une mé-trorrhagie abondante. La perte de sa fortune, le pillage de son habitation, les dangers que couru-rent son mari et ses enfans, les mauvais traitemens qu'elle eut elle-même à subir, contribuèrent à altérer profondément sa santé. Les règles parurent dès lors très-irrégulièrement, tantôt supprimées, tantôt reve-nant deux ou trois fois dans le même mois; quel-quefois abondantes, le plus souvent en petite quan-tité, et plutôt séreuses que sanguinolentes. Bientôt, leucorrhée, élancemens dans le bassin, douleurs dans les reins, le bas-ventre; perte d'appétit. La malade vient à Paris avec sa famille, en 1819. Jus-que là elle n'avait employé aucun traitement. La misère, la fatigue, et le chagrin accru encore par la mort de deux de ses enfans, l'avaient plongée dans un état de désespoir qui lui faisait regarder la mort comme un bienfait, et la maladie dont elle était atteinte comme un acheminement vers ce terme désiré.

En 1820, mon honorable confrère M. de Kergaradeck voit la malade. Outre ces accidens utérins, elle avait des vomissemens continuels, des céphalées fréquentes, précédées et accompagnées de bouffées de chaleur, et de vertiges. Tout l'abdomen était douloureux, surtout aux régions hypogastrique et iliaque. Les hypochondres et l'épigastre étaient tendus; il y avait oppression, soupirs fréquens, constipation habituelle, et parfois diarrhée. Les saignées du bras, l'application de sangsues sur l'épigastre, avaient à plusieurs reprises produit du soulagement, la suspension même des accidens, si ce n'est cependant des symptômes utérins qui persistaient toujours, et dont elle n'obtint un amendement marqué, mais passager, que par l'application sur la région lombaire, d'un large emplâtre de poix de Bourgogne émétisé.

La malade avait pourtant atteint sa cinquante-deuxième année; mais alors l'accroissement des symptômes d'une affection utérine devenant plus intenses, mon confrère, M. de Kergaradeck, me pria de voir sa cliente, d'examiner la nature et le siége de la maladie utérine présumée, et d'employer les moyens que je croirais les plus convenables. Je trouvai madame B*** levée (avril 1827), mais pouvant à peine marcher dans sa chambre, ne pouvant se tenir complètement droite sans augmenter les douleurs dont l'abdomen, et surtout le bas-ventre et les reins, étaient le siége.

Il existait une décoloration générale des membranes muqueuses, une teinte jaune paille et plombée de la peau, avec maigreur générale et bouffissure œdémateuse de la figure et des extrémités. On ne pouvait attribuer cette décoloration à l'anémie, car la malade était fréquemment tourmentée par des étourdissemens pendant lesquels la figure prenait momentanément une couleur rouge générale : le pouls était plein, dur et résistant. Depuis long-temps il y avait insomnie, ou, quand la malade, abattue par la fatigue, pouvait s'assoupir, des douleurs aiguës interrompaient bientôt ce repos passager. Il y avait par la vulve un écoulement séro-muqueux et parfois sanguinolent.

Je trouvai par le toucher le col de l'utérus à deux pouces de la vulve, du volume de la grosse extrémité d'un œuf de poule, séparé en trois lobules par trois sillons, dont deux latéraux très-profonds et un antérieur qui l'était moins. Le corps de l'utérus me parut lui-même engorgé, mais ce ne fut que quelques jours après, quand la sensibilité abdominale eut cédé aux émissions sanguines par la lancette et les sangsues sur l'hypogastre, que je pus constater que cet organe avait le volume d'un œuf d'oie. Cette tumeur était très-dure et peu sensible au toucher. Le col utérin dilaté comme anfractueux, laissait suinter une sérosité rougeâtre peu abondante. Nous pensâmes donc d'après toutes ces circonstances qu'il existait un squirrhe utérin, nous portâmes un pronostic fâcheux, nous fondant sur l'âge dans lequel se trouvait la malade, l'ancienneté de son affection et les signes caractéristiques qu'elle présentait. Nous ne dûmes point nous flatter de l'espoir d'une guérison ; néanmoins, M. de Kergaradeck m'engagea à tenter le traitement dont il savait que j'avais obtenu d'heureux résultats dans des cas analogues à celui que présentait madame B.

Après avoir détruit l'irritation qui s'était irradiée dans l'abdomen, par les saignées générales et les sangsues sur cette région, les cataplasmes, les bains, le repos et la diète, j'appliquai des sangsues sur le col de l'utérus. Je dus réitérer cette application, cinq fois dans l'espace d'un an, et deux fois la faire précéder d'une saignée du bras. Chaque application produisit un soulagement tel que la malade avouait n'en avoir jamais éprouvé d'aussi grand depuis plus de treize ans qu'elle était malade. Des frictions avec du calomel incorporé à l'axonge furent pratiquées sur les cuisses ; des pilules savonneuses furent aussi administrées. L'utérus revenait à son volume ordinaire ; le col devint moins gros, moins dur, et reprit graduellement sa forme et sa souplesse naturelles. Depuis le milieu de 1828 la résolution paraît avoir été complète. Tous les accidens ont disparu ; madame B. a pu reprendre un régime de vie ordinaire, se livrer aux occupations du ménage, et maintenant (mars 1832) qu'elle a atteint sa cinquante-septième année, elle se sent aussi forte et aussi bien portante qu'à aucune autre époque de sa vie. Seulement des céphalées,

avec bouffées de chaleur et des étourdissemens l'o-
bligent de loin en loin à recourir à une petite saignée.

Il est évident que tout l'honneur de cette guérison
inespérée doit être attribuée aux sangsues, et principalement aux sangsues appliquées sur le col utérin.
Déjà les bains, les injections, les laxatifs que l'on
employait concurremment, avaient été mis long-
temps en usage et sans succès. La persévérance dans
la sévérité du régime a plus que ces derniers moyens
contribué à soutenir et à assurer les effets si avantageux des saignées utérines. Les frictions mercurielles
et les pilules savonneuses employées quand déjà l'engorgement marchait vers la résolution, ont dû aussi
contribuer à l'activer.

Remarques générales.

Le plus grand nombre des engorgemens durs de
l'utérus dont nous venons de rapporter vingt observations, sont survenus à la suite des couches; quelques uns ont été déterminés par la fatigue ou les
violences qu'a éprouvées la matrice, soit par un accouchement laborieux (Obs. 61-63), soit par un
avortement (Obs. 59-62); mais la plupart ont été
provoqués ou entretenus par les imprudences com-
mises ou le peu de précautions thérapeutiques ou hygiéniques qui ont été prises après la délivrance.

Chez beaucoup de femmes les affections morales

n'ont pas peu contribué, soit au développement de ces maladies, soit à les aggraver, ou du moins à contre-balancer d'une manière désavantageuse les traitemens employés.

Deux fois ces engorgemens ont eu lieu chez des femmes qui n'avaient pas encore été mères. (Obs. 56 et 65.)

Chez une dame, jeune encore, la maladie a été la suite d'une suppression brusque du flux menstruel, occasioné par une émotion morale violente. (Obs. 51.)

Enfin, nous n'avons vu qu'une seule fois un engorgement offrant tous les caractères d'un squirrhe avec ulcération, survenu à la suite de l'époque critique. (Obs. 67.)

Chez quelques malades la descente de l'utérus qui avait attiré seule l'attention des hommes de l'art consultés, a disparu sans retour avec l'engorgement, dont le déplacement n'était évidemment qu'un résultat. (Obs. 49, 50, 53, 55.)

Deux dames long-temps frappées d'infécondité par suite d'engorgemens de la matrice, sont redevenues enceintes très-peu de temps après la résolution de la maladie, dont cette circonstance a alors attesté la guérison complète. (Obs. 55, 57, 64.)

Considérée sous le point de vue de leur origine, ces faits viennent à l'appui de la remarque que nous avons déjà signalée, et qui prouve que les altérations organiques de l'utérus, ou sont plus communes avant que pendant ou après le retour d'âge, ou que la plupart de celles qui se démasquent à l'époque critique avaient pris naissance à une époque plus ou moins antérieure.

Sur ces vingt exemples d'engorgemens de l'utérus onze affectaient exclusivement le col, et neuf la totalité de cet organe. Nous n'avons pas vu que parmi les premières l'altération affectât de préférence la lèvre postérieure, comme on l'a prétendu.

Si parmi ces faits beaucoup appartiennent évidemment à la métrite chronique, il en est plusieurs qui offrent avec plus ou moins d'évidence les caractères du squirrhe, et même du cancer ulcéré.

Je citerai notamment les Obs. 51, 59, 67 et 68, dans lesquelles on retrouve les signes reconnus par les médecins comme caractéristiques de ce genre d'altération avancée.

Et néanmoins toutes les malades ont guéri, le plus grand nombre définitivement, quelques unes avec des récidives qui ont été funestes pour plusieurs; mais l'expérience du passé permettrait de penser qu'on aurait pu ou prévenir ces récidives, ou empêcher leur terminaison malheureuse.

N'est-il pas probable que si ces maladies, guéries sous l'influence de traitemens rationnels, avaient été ou négligées, ou attaquées par des traitemens simplement symptomatiques, elles auraient fini par dégénérer en altérations plus profondes et rentrer dans la classe des affections cancéreuses?

Les praticiens doivent bien se persuader que c'est

moins sur l'action de tel ou tel médicament héroïque ou spécifique qu'ils doivent compter pour réussir dans le traitement des engorgemens simples de la matrice, et même des affections cancéreuses confirmées, que sur l'emploi opportun et sagement combiné des moyens thérapeutiques les plus ordinaires. L'examen des observations qui précèdent prouvera que notre thérapeutique si souvent heureuse a été en général renfermée dans un cadre assez resserré de moyens antiphlogistiques ou débilitans auxquels ont été associés, mais en seconde ligne, quelques fondans, quelques résolutifs particuliers, parmi lesquels je noterai le tartre stibié administré par absorption cutanée.

Je crois et je fonde ma conviction sur l'observation d'un grand nombre de faits, que tant que la matière, quelle qu'elle soit, qui compose les engorgemens durs de l'utérus, est dans son état natif, ou telle qu'elle a été déposée, soit par un acte nutritif, soit par un acte sécrétoire, dans les mailles ou les interstices du parenchyme de l'organe qui en est le siége, on peut compter sur la possibilité de la résolution, et espérer de l'obtenir de l'emploi bien combiné des moyens sur le mode d'action desquels nous avons appelé l'attention des médecins.

Quand ils échouent, on doit présumer que la matière de l'engorgement a subi une autre manière d'être; qu'elle s'est ou altérée ou plutôt organisée spécialement. Elle a pris, pour ainsi dire, alors une existence individuelle ou propre. On pourrait con-

sidérer les altérations qui constituent ces engorgemens comme des organes parasites qui n'ont de rapport avec le reste de l'économie que parce qu'ils
vivent et se développent à ses dépens.

Ainsi, tant que l'induration reste formée par une
substance fibro-albumineuse déposée dans les mailles
du tissu cellulaire de l'organe malade, la guérison
est possible. Cette substance peut être résorbée ; mais
dès qu'à l'instar des pseudo-membranes qui se forment dans les cavités séreuses, et qui n'en différent
qu'en ce que la matière est ici en lames plus ou moins
étendues, tandis qu'elle est comme infiltrée dans l'induration ; quand, dis-je, cette matière passe à l'état
cartilagineux et osseux, toute résolution devient dès
lors impossible.

La matière du squirrhe finit aussi par s'organiser
et éprouver des transformations qui, pour être entièrement opposées à celles que subit l'induration, n'en
sont pas moins fâcheuses. Ainsi, le squirrhe se crée
un système circulatoire du système capillaire qui le
parcourt, il se ramollit, s'altère et se décompose. Ces
transformations sont rendues plus actives par la présence de la matière encéphaloïde, etc. Dans tous les
cas, la résolution qui pouvait être obtenue quand le
squirrhe était à l'état de crudité, est maintenant impossible.

La transition des engorgemens durs de l'état curable à l'état incurable n'est pas facile à saisir. Ce n'est
guère que sur des circonstances éventuelles que l'on

peut, sous ce rapport, établir le diagnostique. Ainsi l'âge de la malade, l'état d'ancienneté de la maladie, la nature des causes qui ont provoqué sa formation ou qui ont présidé à son développement ; enfin , quelques signes particuliers déduits de la comparaison que l'on aura déjà faite entre des cas d'engorgemens durs simples, et d'autres dans lesquels les altérations profondes mentionnées sont très-évidentes etc., sont les seuls moyens de parvenir à quelques données satisfaisantes dans les cas douteux.

Au reste, cette distinction se trouve heureusement inutile pour le traitement. Les moyens qui seraient curatifs dans les engorgemens primitifs, sont indiqués comme palliatifs dans les cas désespérés. Ils peuvent encore entraver les progrès de l'altération , quelquefois la rendre stationnaire , et presque constamment ils en modèrent les accidens et rendent ces maladies supportables.

Je dois dire qu'il ne faut pas trop se hâter de désespérer de la réussite des traitemens, parce qu'après un certain temps de leur emploi on n'en aurait obtenu que des résultats peu appréciables, incertains ou incomplets. On a vu par quelques unes des observations ci-dessus relatées que ce n'a été qu'après plusieurs mois, quelquefois un an et plus, que la résolution s'est opérée et que la guérison s'est trouvée confirmée.

Je suis persuadé que l'on peut triompher des engorgemens durs de l'utérus dans la majorité des cas

en suivant avec attention et persévérance les traitemens dirigés d'après les règles et les préceptes que
nous avons établis, en les modifiant à propos selon
les circonstances particulières ou éventuelles qui se
présentent.

TUBERCULES DE L'UTÉRUS.

La matrice est parfois le siége de tubercules analogues à ceux qui sont susceptibles de se montrer dans
tous les autres organes; ils sont ou ne sont point
enkystés et se présentent sous forme de tumeurs
sphéroïdales, du volume d'un grain de sable à celui
d'un pois, et qui peuvent acquérir progressivement
celui d'un œuf de poule. La substance qui les forme
est d'un gris transparent, d'une consistance demi-
cartilagineuse, ne contenant aucuns vaisseaux, et
offrant souvent une apparence comme rayonnée.

Elle devient à la longue opaque et jaunâtre, puis
se ramollit du centre à la circonférence, et se transforme en une matière d'abord caséiforme, et ensuite
caillebotée, homogène et comme puriforme, susceptible de résorption, mais le plus souvent rompant
la cavité enkystée ou non qui la renferme. Celle-ci
se cicatrise alors ou se change en ulcère.

Ce n'est que lorsque les tubercules prennent cette
dernière terminaison que l'on peut soupçonner leur
existence dans le tissu de la matrice; jusque là rien

ordinairement n'indique leur développement ; leur présence ne paraît pas gêner les fonctions menstruelles de l'organe, ni, par conséquent, n'occasione aucun trouble général.

L'histoire de cette affection se rapporte donc plus aux ulcérations ou aux affections cancéreuses, dont elles peuvent devenir l'origine, qu'aux engorgemens ; je ne citerai qu'un fait qui pourra servir de type à la description de ce genre de maladie.

SOIXANTE-NEUVIÈME OBSERVATION (1).

Tubercules disséminés dans différens organes, notamment dans les organes génitaux, et qui n'ont donné aucun signe de leur existence pendant la vie.

Une demoiselle, âgée de quarante ans, meurt subitement dans la matinée du 29 septembre 1830 ; je l'avais vue un mois auparavant, pour une congestion cérébrale passagère ; du reste, la santé de cette personne n'avait jamais offert le plus léger dérangement ; les règles étaient toujours venues très-régulièrement, et elles ne manquèrent qu'à la dernière époque, quinze jours avant l'événement fatal.

Je procédai, en présence de mon estimable confrère, M. le docteur Lambert, à l'ouverture du cadavre, dans l'intention de rechercher la cause d'une mort aussi prompte, et présumant que ce serait dans

(1) Je ne donne ici qu'un extrait de cette observation, que j'ai publiée en entier dans les *Transactions médicales*.

le cerveau que nous la trouverions. Nos prévisions furent trompées ; nous trouvâmes ailleurs des altérations profondes, qui ne s'étaient pas manifestées pendant la vie, telles qu'une hyperthrophie commençante du cœur, des tubercules nombreux dans les poumons, des ulcérations dans les intestins, des granulations miliaires sur toute la surface du péritoine, des tubercules mélaniques le long du bord libre des intestins grêles et des gros.

L'utérus était déformé par la présence de tubercules qui en parsemaient les parois ; ils avaient depuis le volume d'un pois jusqu'à celui d'une aveline. L'un d'eux, gros comme une noix, n'adhérait à l'angle externe de la matrice que par un pédicule étroit, qui paraissait formé par la tunique péritoniale, seul moyen d'union de ce tubercule au tissu utérin. D'autres faisaient une saillie plus ou moins considérable à la surface de cet organe ; quelques uns étaient encore cachés complètement dans l'épaisseur des parois utérines ; il semblerait que le tissu de l'utérus faisait effort pour repousser à la surface ces corps étrangers ; aucun ne faisait saillie dans la cavité utérine, qui était remplie par une matière gommeuse.

Bien que ces tubercules ne parussent pas enkystés, on pouvait facilement les isoler et les détacher du tissu de la matrice, qui du reste était parfaitement sain ; ce qui explique l'accomplissement régulier de la menstruation.

Ces tubercules paraissaient de nature fibro-lardacée, squirrhoïde, très-durs, d'un blanc légèrement transparent ; tous, depuis les plus volumineux jusqu'aux plus petits, étaient à l'état de crudité.

Les pavillons des trompes offraient une agglomération de tubercules crûs, entremêlés de tubercules mélaniques, tous peu volumineux.

L'ovaire gauche était petit, mais sain.

L'ovaire droit, du volume et de la forme d'une grosse noix, mou, flúctuant, présentait une cavité unique, à parois simplement membraneuses, et contenant un liquide puriforme.

Engorgement cérébriforme.

Que la matière cérébriforme soit infiltrée dans le tissu de l'utérus, ou, ce qui arrive le plus ordinairement, dans le tissu même de l'engorgement squirrheux, ou qu'elle soit par masses enkystées ou non, sa présence ne donne lieu à aucun phénomène spécial qui puisse servir à faire reconnaître son existence chez le vivant. Ce n'est que par ses altérations successives, qui la font passer du ramollissement à l'état d'ulcère cancéreux, que ce genre de production morbide constitue un état pathologique grave. A l'état de crudité, les engorgemens cérébriformes se prêtent à toutes les considérations théoriques et pratiques que nous avons détaillées à l'oc-

casion des engorgemens squirrheux; quand ils sont
ramollis ou ulcérés, ils constituent une des formes
du cancer dont nous nous occuperons dans un article à part. (*Voy.* pag. 190.)

Production mélanique.

Ce n'est que pour ordre que nous faisons mention
de ce genre d'altération, dont je ne connais pas
d'exemple dans l'utérus; au reste, les signes spéciaux
devraient en être très-obscurs.

CHAPITRE II.

DES ULCÉRATIONS DE LA MATRICE.

Les ulcérations de l'utérus se présentent sous
quatre formes principales : 1° ulcérations primitives
peu profondes, sans engorgement notable du tissu
qu'elles envahissent ; 2° ulcérations primitives ayant
de la tendance à s'étendre en profondeur et à faire
des progrès indéfinis, sans toutefois que le tissu sur
lequel elles reposent, soit nécessairement engorgé
profondément; 3° ulcérations primitives à base dure,
plus ou moins épaisse, mais en général peu profonde ; 4° ulcérations secondaires à base profondé-

ment et primitivement altérée : de là , quatre espèces d'ulcères de l'utérus, 1° ulcères simples ; — 2° ulcères chancreux ; — 3° ulcères carcinomateux ; — 4° cancers ulcérés.

PREMIÈRE ESPÈCE. — ULCÈRE SIMPLE DE L'UTÉRUS.

Synonymie : Érosion. — Ulcuscules. — Ulcère bénin.

Je n'ai observé les ulcères de cette espèce que sur le col de la matrice, et voici ce qu'ils m'ont offert :

L'ulcération est superficielle et paraît n'avoir détruit que l'épithelium ou la couche muqueuse qui recouvre le col de l'utérus ; elle peut s'étendre en superficie à toute la surface d'une lèvre du museau de tanche ; quelquefois cependant elle est moins étendue et un peu plus profonde ; dans tous les cas, la partie qui en est le siége n'offre pas d'engorgement remarquable autre que celui peu profond que doit produire l'inflammation qui accompagne l'ulcération. Ses bords sont peu saillans, comme usés en biseau et d'un rouge qui s'étend en aréole décroissante d'une demi-ligne ou plus ; sa surface est égale, recouverte d'une couche jaunâtre ou finement granulée, et alors d'un rouge plus ou moins vif ; il en exsude un liquide puriforme, filamenteux, quelquefois sanguinolent.

Cette affection, qui a peu de tendance à dépasser les limites de la couche muqueuse, n'offre aucun danger immédiat. Il est probable que dans beaucoup de cas ces ulcérations se développent et se guérissent sans qu'on ait soupçonné leur existence. Mais il se peut aussi que par leur persévérance et leurs progrès elles deviennent le noyau d'altérations plus redoutables, et, sous ce rapport, elles méritent l'attention des praticiens.

Toutes les fois qu'une femme éprouve un sentiment de prurit incommode, de chaleur brûlante dans le fond du vagin, et que le coït est douloureux, quoique les règles suivent leur cours accoutumé, l'on doit soupçonner l'existence d'une ulcération et s'en assurer par le toucher et le spéculum.

L'ulcération superficielle est difficilement appréciable au toucher : le sentiment d'une surface plus molle et moins régulière, au milieu de celle ferme et lisse qui est propre au col de l'utérus en santé, les douleurs que l'on réveille par le frottement du doigt sur le point altéré, font soupçonner cet état morbide, mais ne suffisent pas pour en assurer le diagnostique. Le spéculum lève tous les doutes.

L'ulcération constatée, rien de plus facile que d'en obtenir la guérison. Si elle repose sur un fond enflammé, que le sujet soit jeune et fort, on débute par une saignée, on pousse, à l'aide du clysoir, des injections douces, composées de décoctions émollientes, que l'on rend ensuite détersives et résolutives par l'addition de quelques gouttes d'acétate acide de plomb, dont on augmente graduellement la dose ; les sulfates de zinc ou de cuivre peuvent remplacer avantageusement la solution saturnine ; le repos , les bains , un régime doux et l'abstinence des approches conjugales sont des précautions d'une indispensable nécessité , surtout la dernière , pour arriver à une prompte cicatrisation.

SOIXANTE-DIXIÈME OBSERVATION.

Ulcération simple du col de l'utérus.

Une femme , âgée de trente-deux ans , a eu deux enfans , dont le dernier a quatre ans. Elle est parfaitement menstruée ; mais elle appréhende les approches de son mari parce qu'elles occasionent des douleurs dans les parties profondes. La matière des fleurs blanches dont elle est modérément affectée , se teint ordinairement en rouge à la suite de ces approches. Le mari me consulte , mais je suspends tout jugement et tout conseil jusqu'à ce que j'aie vu la malade.

Elle se soumit avec peine aux moyens explorateurs ; mais enfin la crainte des suites fâcheuses que je lui laisse entrevoir la décide à se laisser examiner. La lèvre antérieure du museau de tanche me paraît plus tuméfiée , sans dureté cependant , que la lèvre postérieure. Le centre de cette tuméfaction paraissait moins lisse que le reste, dans l'étendue de la pulpe du doigt ; la circonférence était marquée par une sorte de vive arête peu saillante. Le toucher produisit une douleur assez forte, qui se prolongea dans la partie affectée; et le doigt entraîna un peu de mucosité sanguinolente. Je soupçonnais, sans en être bien certain, une ulcération. Le spéculum me fournit le moyen de fortifier le diagnostique; je vis au milieu de la lèvre antérieure, qui était rouge et un peu tuméfiée, une dépression assez régulièrement circulaire, dont le centre était à vif comme si l'on eût enlevé une couche mince de l'organe.

Le soir, les règles parurent et firent surseoir à la saignée que j'avais conseillée pour le lendemain. L'écoulement dura quatre jours comme de coutume. A l'examen des parties, deux jours après, je les trouvai dans le même état, avec un peu plus de tuméfaction. (*Saignée, bains tièdes prolongés, injections fréquentes d'une décoction de racine de guimauve et de têtes de pavots, lavemens, demi-diète et repos.*)

Huit jours après, la tuméfaction n'existait plus, l'ulcération était réduite au diamètre d'une ligne environ, et ressemblait assez à une de ces aphtes qui se montrent dans la bouche ; les douleurs avaient complètement disparu. Cette dame continua encore quelques jours les mêmes moyens, puis les abandonna. Deux ans après elle eut un troisième enfant, et je ne sache pas que sa santé ait été depuis dérangée en aucune manière.

SOIXANTE-ONZIÈME OBSERVATION.

*Ulcération simple, entretenue par le coït, guérie par le repos
et les bains, dans l'espace de deux mois.*

Je ne fus témoin de ce second fait que pour constater l'existence d'une ulcération à la commissure
gauche du museau de tanche, et sa guérison complète cinq mois après.

C'était la femme d'un ciseleur que j'avais aidée
dans un accouchement laborieux trois ans auparavant.
Elle vint à ma consultation demander ce qu'elle devait faire contre des douleurs insupportables, sans
être aiguës, qu'elle ressentait au bas des reins, et
qui augmentaient quand son mari l'approchait ou
quand elle marchait beaucoup.

Je trouvai par le toucher le col de l'utérus un peu
plus épais à gauche qu'à droite ; la commissure du
même côté s'élargissait, paraissait échancrée, et cette
excavation insolite semblait avoir de trois à quatre
lignes de diamètre. L'exploration fut très - douloureuse ; les injections, les bains furent employés, mais
on négligea la chose essentielle, l'abstinence du coït.
La persévérance des accidens, et surtout l'inquiétude
qu'avait occasionée le mot d'ulcération que j'avais
prononcé et que la malade regardait comme syno-
nyme de cancer, l'engagea à entrer à l'hôpital de la
Pitié, ayant entendu dire que l'on guérissait là, par
une opération, la cruelle maladie dont elle se croyait

attaquée ; elle y resta deux mois, n'y prit que quelques bains et fut renvoyée chez elle. Ce fut un mois après, que, donnant des soins à un enfant de son voisinage, je m'assurai qu'elle était guérie. Le repos et l'abstinence conjugale n'auront sans doute pas peu contribué à favoriser cette guérison.

Il arrive parfois que la surface d'un col utérin frappé d'engorgement dur et squirrheux présente de ces ulcérations superficielles qui n'ont alors aucun autre rapport avec ces altérations profondes que celui de simple coïncidence. Ce serait à tort que l'on en déduirait un pronostic plus grave. L'Obs. 59e peut prouver que cette coïncidence, sans beaucoup changer au traitement, n'empêche pas sa complète réussite.

DEUXIÈME ESPÈCE. — ULCÈRE CHANCREUX.

Synonymie : Chancres, ulcères vénériens. — Ulcères malins.

Nous faisons une espèce particulière de ces ulcères qui ont de la tendance à s'étendre, autant en profondeur qu'en largeur, et dont les bords sont taillés à pic, double caractère qui les distingue des ulcères simples de la première espèce. Ils diffèrent de ceux de la troisième espèce, les ulcères carcinomateux, par la base qui les soutient et dont le tissu gonflé et plus ou moins dur est simplement frappé de fluxion, facile à résoudre, tandis que dans les ulcères carcinomateux l'engorgement, constamment plus dur, tient à une altération plus profonde du tissu.

Le fond de ces ulcères est recouvert d'une couche grisâtre qui se détache et se renouvelle sans cesse. Ils occasionent des douleurs térébrantes, brûlantes, lancinantes; les malades ne savent quelle position prendre pour les éviter. Il s'écoule incessamment de la vulve un liquide séro-muqueux plus ou moins rougeâtre ou verdâtre, irritant les parties avec lesquelles il se met en contact, et y occasionant un prurit incommode et de l'érythême. Le coït est excessivement douloureux et provoque un écoulement plus abondant et plus sanguinolent. Il est très-facile de constater l'existence des ulcères de cette espèce, qui affectent le col de l'utérus, et de reconnaître leur nature par le toucher et au moyen du spéculum. Il importe beaucoup, pour établir les indications et fonder le traitement de l'ulcère rongeant de l'utérus, de savoir d'où il tire son origine.

Reconnaît-il pour cause le virus vénérien? Le traitement antisyphilitique est le seul qui convienne, aidé toutefois de l'emploi des moyens locaux dont il a été question précédemment. Mais les ulcères utérins portent rarement ce caractère, au rapport de Cullerier, autorité imposante sur cette matière. Sur plusieurs centaines d'affections ulcéreuses de la matrice qu'il a traitées dans les hôpitaux, il n'en a trouvé qu'une d'équivoque, et une bien évidemment vénérienne. En outre, il n'a eu dans sa nombreuse

clientèle en ville qu'un seul exemple d'ulcère vénérien de la matrice, lequel céda aux sudorifiques et
au deuto-chlorure de mercure. Nous empruntons à
M. Lagneau cette Obs. intéressante.

SOIXANTE-DOUZIÈME OBSERVATION.

« Madame *** cohabitait depuis plusieurs années
avec M. ***, dont la mauvaise santé était annoncée
par des retours fréquens d'une ancienne maladie
vénérienne. A chaque apparition cette maladie était
palliée par un léger traitement, insuffisant pour détruire radicalement le vice constitutionnel. Presque
dès le commencement de ce commerce cette dame
s'était aperçue, au col de l'utérus, d'une sensibilité
qui ne lui était pas ordinaire; mais elle l'attribua à
tout autre cause que celle qui existait réellement.
Cette sensibilité passa successivement à la douleur
lancinante la plus vive, et s'accompagna bientôt d'un
écoulement sanieux, âcre et très-abondant. Après
trois ans, cette dame, ne pouvant plus tolérer ses
souffrances, vint consulter Cullerier. Ce praticien
reconnut un engorgement squirrheux considérable au col de la matrice, qui était en outre le
siége de plusieurs ulcères à bords durs et perpendiculaires, sources de l'écoulement sanieux dont
nous avons parlé. Comme le mercure exaspère ordinairement cette fâcheuse maladie, on hésita d'abord à en proposer l'administration; enfin, bien

persuadé de l'origine du mal, Cullerier se décida à procéder au traitement; ce qu'il fit au moyen de décoctions sudorifiques très-concentrées, unies à une faible quantité de deuto-chlorure de mercure; en moins de deux mois, le col de l'utérus revint à son volume naturel; les ulcères se cicatrisèrent, et tous les symptômes de cette cruelle maladie se dissipèrent.

SOIXANTE-TREIZIÈME OBSERVATION.

Ulcère syphilitique au col de la matrice, simulant un cancer, guéri par des frictions aqueuses de deuto-chlorure de mercure. Par M. Meirieu. (Nouvelle Bibliothèque médicale, année 1823, tome III, page 69.)

Une dame de vingt-cinq ans, grande, bien constituée, d'un tempérament utérin, devint enceinte pour la première fois dans le mois de juin 1820. Peu de temps après, son mari lui communiqua une blennorrhagie qui, d'abord négligée entièrement, fut très-intense; les parties externes de la génération s'enflammèrent, et il y survint de petits ulcères. Alors seulement, on s'avisa d'avoir recours à des remèdes. Les tisanes mucilagineuses et la liqueur de Van-Swieten furent mises en usage, interrompues bientôt après à cause des douleurs que cette dernière occasionait, et reprises ensuite pour être encore discontinuées et reprises. Sous l'influence de ce traitement mal dirigé, la maladie s'amenda un peu. A l'époque des couches, tout traitement fut mis de côté; l'accouchement se fit facilement, et les petits ulcères

qui étaient aux parties externes de la génération, disparurent (1). L'écoulement blennorrhagique changea
de nature après les couches; il devint plus épais,
glaireux et moins abondant qu'auparavant.

Le premier juillet 1821, cette dame avait beaucoup
maigri, mais son teint n'avait guère perdu de son
éclat : elle se plaignait de douleurs dans le bas-ventre,
les reins et la partie interne des cuisses, principalement de la gauche; la nuit elle ressentait des douleurs insupportables dans les membres; l'estomac faisait mal ses fonctions depuis le traitement dont il a été
question; il rejetait souvent les alimens; il était le siége
de douleurs parfois insupportables. Les règles, par
leur irrégularité, pouvaient être considérées comme de
petites pertes. Par le toucher, je trouvai le vagin
très-chaud, le col de la matrice à sa place ordinaire,
mou, gros, très-sensible, ulcéré du côté gauche; le
fond de l'ulcère était granuleux; les douleurs que je
causais avec mon doigt se propageaient aux lombes
et à la partie interne de la cuisse gauche. J'examinai
ensuite cette partie avec le spéculum utéri; le col,
dans sa partie saine, avait sa couleur naturelle; à sa
partie latérale gauche existait un ulcère de la largeur
d'une pièce de un franc. Son fond était jaune, inégal,
et les granulations que l'on y remarquait semblaient
être recouvertes par une membrane lisse, les bords
de l'ulcère étaient un peu élevés, rouges; un cercle
d'un rouge moins vif s'étendait sur la partie saine.

(1) L'enfant fut mis en nourrice.

L'aspect de cet ulcère, les douleurs des lombes et des cuisses, etc., tendaient à me faire penser, comme plusieurs médecins, que la malade avait consulté avant moi, que j'avais affaire à un cancer du col de la matrice. Mais les douleurs ostéocopes et les circonstances que j'ai rapportées en commençant, ramenaient mes idées vers l'existence du virus syphilitique. L'irritation de l'estomac ne me permettant pas de donner la liqueur de Van-Swieten, je proposai les frictions avec la pommade mercurielle : mais la malade s'y refusa, disant qu'elle ne consentirait jamais à faire usage du mercure, parce qu'elle savait que sa maladie était incurable. Je n'insistai pas ; mais, sans la prévenir, j'imaginai de porter le sublime corrosif dans l'économie, par la peau, au moyen de frictions faites avec une solution aqueuse de ce sel. Comme ces frictions n'ont rien de dégoûtant, je persuadai facilement à la malade de les faire sur les jambes, afin de calmer les douleurs. Elle y consentit, et je fis employer chaque jour un grain de sublimé, dissous dans trois gros d'eau distillée. Quinze jours après, les douleurs ostéocopes étaient calmées : je fis continuer en augmentant de temps en temps la dose de sel, et je parvins à la porter à deux grains par jour.

« Après un mois de ce traitement, la cuisse et la jambe du côté gauche enflaient considérablement le soir ; je fis discontinuer les frictions pendant quinze jours et les fis reprendre ensuite, quoique l'enflure de la cuisse et de la jambe gauche continuât à se montrer chaque soir. Après trois mois et demi de ce traitement, l'enflure des jambes et des douleurs de toute nature avaient complètement disparu ; l'écoulement qui se faisait par la vulve, et l'ulcère de la matrice, étaient diminués de beaucoup. Six mois après, c'est-à-dire en avril 1822, j'examinai la malade, et je trouvai l'ulcère presque entièrement cicatrisé, quoique la continence que j'avais prescrite n'eût pas été observée. Enfin aujourd'hui, deux ans après le commencement du traitement, cette dame est parfaitement guérie d'une maladie que quelques médecins avaient jugée incurable. »

Il importe d'autant plus de s'assurer positivement de la cause de la maladie, en mettant à profit toutes les circonstances qui en ont précédé le développement, que l'expérience a prouvé que le traitement antisyphilitique, favorable seulement dans le très-petit nombre de cas où l'affection est vénérienne, aggrave considérablement les ulcérations qui ne reconnaissent pas cette cause, et hâte leur dégénérescence cancéreuse. Il en est probablement ainsi, parce que le traitement, essentiellement excitant, nonobstant ses propriétés spécifiques, doit augmenter ou développer l'inflammation, qui est, comme nous l'avons avoué, le moyen ordinaire de progression et de transition des affections cancéreuses.

Les ulcères rongeans simples de la matrice ont un caractère de gravité qui se trouve modifié, 1° par l'étendue de l'ulcération ; 2° par l'âge de la malade. Ceux qui se développent à l'époque critique ont plus de tendance à désorganiser l'utérus et à se transformer en cancers confirmés, que ceux qui attaquent les jeunes femmes.

Le traitement est le même que celui des ulcères simples, mais ici l'on doit être plus rigoureux sur l'emploi des moyens qui le composent. C'est surtout dans ces ulcères, qu'après avoir détruit ou amorti les phénomènes phlegmasiques qui les accompagnent, on retire des effets avantageux des chlorures de soude et de chaux, administrés en injections. Pour rendre l'action de ces médicamens plus soutenue, on pourrait introduire dans le vagin des bourdonnets de charpie, imbibés des mêmes solutions, et que l'on maintiendrait en contact avec la partie ulcérée.

Si l'ulcère résiste à l'emploi successif ou simultané de ces moyens de traitement, il reste encore une ressource, la cautérisation, qui dans ce cas est facile, vu que le tissu de l'organe n'est pas en général profondément altéré, et efficace, parce que ces ulcères n'étant ordinairement pas dus à une cause interne, ou celle-ci ayant pu être détruite préalablement, l'organe a de la tendance à revenir à son état ordinaire après qu'on l'a débarrassé de cette phlegmasie ulcéreuse anormale.

TROISIÈME ESPÈCE. — ULCÈRES CARCINOMATEUX.

Synonymie : A ce genre se rapporte un certain nombre des cancers confirmés, des ulcères cancéreux, des ulcères squirrheux ou squirrhes ulcérés des auteurs.

Contrairement au cancère ulcéré, l'ulcère carcinomateux commence par l'ulcération ; ce n'est que consécutivement que sa base prend le caractère carcinomateux ou squirrheux ; il succède souvent aux ulcérations simples ou aux ulcères chancreux négligés ou mal soignés. Ordinairement la couche engorgée qui le supporte ne s'étend pas bien profondément, circonstance favorable quand la maladie occupe le col utérin, puisqu'elle permet, en cas de non-réussite du traitement médical, d'appliquer le caustique ou l'instrument tranchant, avec espoir d'atteindre facilement les limites du mal.

D'un autre côté, il nous semble que dans cette espèce de cancer, les récidives, après qu'on en a obtenu la destruction par un moyen quelconque, doivent être moins à craindre que dans les ulcères qui ont succédé aux engorgemens squirrheux et cérébriformes, et qui sont le résultat des progrès du ramollissement et d'une sorte d'abcédation de ces ulcérations. Et en effet, l'engorgement, qui sert de base aux ulcères carcinomateux, ne paraît être ici qu'accidentel, que consécutif et dépendant de l'existence même de l'ulcération ; cette base est d'ailleurs plutôt formée par l'induration que de nature réellement squirrheuse. Il en résulte que si l'on parvient à modifier la surface ulcérée, de manière à arrêter sa tendance à s'étendre et à la mettre dans des conditions favorables à la cicatrisation, on voit l'engorgement disparaître en même temps, et par cela seul que l'ulcère a changé de nature. N'est-ce point ainsi qu'ont agi des médicamens locaux, dont des faits plus ou moins nombreux attestent l'efficacité, dans des cas considérés par leurs auteurs comme des cancers confirmés, mais que nous ne pouvons consciencieusement regarder que comme des ulcères simplement carcinomateux?

Le *Journal des Progrès de la Médecine*, donne une observation d'un cancer ulcéré de l'utérus, guéri, par les injections d'une solution étendue d'acide hydrocyanique, par le docteur Brimi. La promptitude avec laquelle s'opéra la guérison, ne permet pas de douter que ce prétendu cancer n'était qu'un ulcère de l'espèce qui nous occupe, un ulcère à base carcinomateuse ou squirrheuse, consécutive et peu profonde. On pourrait en dire autant des soi-disans cancers dont on proclame avoir obtenu une guérison prompte et facile, au moyen des injections faites avec des solutions de chlorure de soude ou de chaux, ou simplement avec des substances émollientes, calmantes ou sédatives.

Ainsi donc il me semble évident que les praticiens et les écrivains ont confondu les ulcères carcinomateux avec les cancers ulcérés, et que l'on doit

rapporter, aux premiers seulement, les cas dans lesquels ils ont obtenu une guérison aussi prompte que
facile, par le seul emploi de médicamens locaux et
sans destruction des parties malades. On conçoit la
résolution prompte d'un engorgement par induration, par la destruction ou la modification de la
cause locale qui en a provoqué le développement.
On ne conçoit pas la disparition rapide d'une ulcération squirrheuse ou cérébriforme, quelles que
soient les vertus des substances présentées à la surface de l'ulcère qu'elle a produit.

Ces deux états morbides sont très-faciles à confondre, puisque dans tous deux il y a ulcération à
base dure; mais en général les ulcères carcinomateux
sont plus larges que profonds, et dans tous les cas,
l'épaisseur, peu considérable de leur base, n'est pas
en rapport avec leur étendue. Il faut donc tenir
compte, pour établir le diagnostique, d'abord de l'origine et du mode de développement de l'ulcère, et de
la profondeur ou de l'épaisseur de l'engorgement
sur lequel il repose.

L'engorgement des ulcères carcinomateux est le
plus ordinairement de nature phlegmasique, avec
induration. Le traitement antiphlogistique local doit
encore trouver ici une heureuse application; c'est
dans ces cas que l'on devra espérer du succès de
l'apposition immédiate des sangsues, sur les bords,
ou même à la surface de l'ulcère, en même temps
que l'on fera concourir les autres moyens que nous

avons indiqués, soit pour le traitement des engorgemens simples, soit pour celui des ulcères sans engorgement.

Ce ne sera qu'après que l'on aura essayé de ces moyens, sans succès complet, que l'on se décidera à séquestrer la partie malade avec l'instrument tranchant, ou mieux, par le caustique avec lequel on peut, dans ces cas, facilement atteindre les limites de la maladie.

QUATRIÈME ESPÈCE. — CANCERS ULCÉRÉS.

Dans cette espèce, les ulcères ne viennent que consécutivement à l'engorgement squirrheux ou cérébriforme, ou au troisième degré de l'engorgement sanguin de l'utérus; ils présentent encore cette variété d'origine que tantôt, et c'est le plus ordinairement, ils sont le résultat du ramollissement et d'une sorte de terminaison, par abcès, de l'engorgement, de manière qu'ils se développent de l'intérieur à l'extérieur; tandis que d'autres fois l'altération, envahissant les couches extérieures du col de l'utérus, les amincit, les use, les excorie, et cette excoriation devient dès lors le commencement de l'ulcère, qui marche, dès l'abord, de l'extérieur vers les parties plus profondes engorgées, d'une manière plus ou moins rapide.

Le diagnostique de ces différens ulcères est très-facile; nous y reviendrons à l'article suivant, que

nous consacrerons à l'histoire des affections cancéreuses de la matrice, considérées d'une manière générale.

CHAPITRE III.

CANCERS CONFIRMÉS DE LA MATRICE.

On a étendu l'application du mot *cancer* à des altérations non seulement très-variées de forme et d'aspect,
mais qui consistent même en des états pathologiques
de nature différente.

Nous donnons ce nom, relativement aux altérations
organiques de la matrice, à toutes celles qui offrent
les caractères communs suivans : 1° de tendre à faire
des progrès indéfinis; 2° de tendre à se terminer
d'une manière funeste; 3° et d'être en général jusqu'à présent au-dessus des ressources de tout traitement médical.

Les maladies cancéreuses de l'utérus, procédant
pour la plupart des altérations organiques simples
qui forment le sujet du chapitre précédent, mais
parvenues à un degré plus avancé, ou ayant subi
par leurs progrès des modifications, altérations
subséquentes, des transformations, se présentent,
comme elles, sous les trois états ou formes d'*exubé-*

rance ou *hypersarcose,* d'engorgemens et d'*ulcérations.*

Dans quelques cas le cancer de la matrice présente
une de ces trois formes exclusivement, mais le plus ordinairement, et surtout quand la maladie est avancée,
plusieurs ou toutes peuvent exister simultanément.
Ainsi, un engorgement squirrheux s'ulcère, et de la
surface de l'ulcération s'élèvent des excroissances
plus ou moins volumineuses; mais il convient dans
tous les cas, pour bien caractériser l'affection, de remonter à l'altération primitive et fondamentale. Cette
précaution est surtout indispensable pour établir les
indications thérapeutiques chirurgicales. Ainsi, la
cautérisation applicable à une ulcération cancéreuse
primitive parce que les limites de l'altération sont
peu profondes, est contre-indiquée quand cet ulcère
provient d'un squirrhe ou lui est associé. Le même
moyen, curatif dans des excroissances essentielles,
ne sera que palliatif, quand elles seront entées sur
un ulcère squirrheux, etc.

Hypersarcoses cancéreuses.

Les hypersarcoses, même les plus simples, présentant les trois caractères communs que nous avons
assignés aux affections cancéreuses, sont assimilables
à ces maladies. Mais nous entendons plus spécialement sous cette dénomination ces excroissances qui
prennent un certain développement, s'avancent

plus ou moins dans le canal vaginal, l'envahissent quelquefois complètement, le franchissent et viennent saillir hors de la vulve. Il ne doit pas être question ici des polypes ni des corps fibreux qui les constituent parfois et dont nous devons la connaissance au profond et savant professeur Roux.

Les hypersarcoses sont ou *essentielles* ou *secondaires*. Les premières ont souvent une forme distincte, un aspect particulier, circonstances qui lui ont valu par quelques médecins les noms caractéristiques de *champignon*, de *cancer mûral*.

Les hypersarcoses secondaires ou symptomatiques se distinguent selon leur nature spéciale, en carcinomateuses et en hématodiques ou fongus hématode.

CANCER MURAL.

Synonymie : Fongus ou excroissance fongueuse du col de l'utérus.

Cette maladie se présente sous forme d'une tumeur s'épanouissant en champignon, à la surface du col de l'utérus, qui lui fournit un pédicule plus ou moins étranglé ou épais. Sa surface est ordinairement comme granulée, sa consistance tantôt molle, tantôt assez ferme. Il s'en exsude constamment une sérosité roussâtre ou puriforme, filandreuse, et du sang noirâtre. Ici l'hémorrhagie peut être continuelle comme dans l'engorgement par congestion sanguine, mais elle a plus rarement le caractère de perte que dans cette dernière altération. Ce qui la distingue d'ailleurs, c'est le siége même de la tumeur qui ne dépasse pas le col de l'utérus dans le cas d'hypersarcose, et qui s'étend d'ordinaire jusqu'au corps de la matrice dans l'engorgement congestif, surtout quand il est parvenu à sa troisième période. Le traitement est entièrement chirurgical. Nous aurons occasion d'y revenir.

Excroissances carcinomateuses.

Ces excroissances ne forment, à proprement par-ler, qu'une complication des cancers ulcérés dont elles sont le résultat. Cependant, certains ulcères à base peu profonde ont une tendance marquée à pous-ser ces excroissances, qui forment alors la majeure partie de la maladie. Elles se présentent sous forme de mamelons plus ou moins analogues aux fram-boises par leur figure et leur couleur, ou sous forme de bourrelet plus ou moins épais. Leur couleur est rosée ou d'un rouge plus ou moins foncé; leur sur-face est comme chagrinée, leur consistance ferme. Elles saignent assez facilement quand on les touche, et sont le siége d'un suintement séro-sanguinolent. Ces engorgemens s'ulcèrent quelquefois ou tombent en sphacèle, et sont alors remplacés par d'autres. Il est bien essentiel de savoir si ces végétations repo-sent ou non sur une base squirrheuse profonde. Dans le dernier cas, on pourrait espérer de les détruire par la cautérisation, avec ou sans oblation préalable. Quand les végétations naissent d'un cancer squirrheux profond, c'est contre ce dernier que doivent être dirigés les moyens thérapeutiques.

Le fait pour lequel M. Sauter, de Constance, a pratiqué l'extirpation de l'utérus, offre un exemple assez saillant de ce genre d'altération pour mériter d'être rapporté ici au moins en extrait.

SOIXANTE-QUATORZIÈME OBSERVATION.

Traduction de M. Peschier, de Genève. *Mélanges de chirurgie étrangère, Genève*, 1824.

« Geneviève Waldrat, âgée de cinquante ans, d'une constitution robuste, de taille moyenne, accoutumée aux plus rudes travaux, a eu six couches heureuses, la dernière en 1811 ; suspension des règles en 1817. Dans l'été de 1821 perte utérine, accompagnée de douleurs poignantes aux aines, au dos et au pubis. En octobre de la même année, M. Sauter trouve le col et l'utérus, surtout à leur partie postérieure, déjà garnis de *grosses excroissances dures, rugueuses, très-douloureuses, et saignant au moindre attouchement.* (On ne dit pas à quel régime on soumit la malade.) La perte est remplacée par un écoulement séreux peu abondant; les indurations du col et de l'orifice de la matrice semblèrent diminuer, s'amollir, et perdre de leur sensibilité douloureuse; vers le milieu de novembre, retour des hémorrhagies, l'écoulement séreux prit un caractère fétide, sanieux ; les douleurs, de jour en jour plus aiguës, se fixèrent davantage

dans la région du sacrum et du coccyx. Les excroissances rugueuses de l'orifice augmentèrent de volume au point de remplir le vagin, de comprimer
le rectum et de gêner les excrétions alvines; insomnies. Il ne fut pas possible de méconnaître la
transition du *squirrhe à l'état de vrai cancer utérin.*
Tous les symptômes s'aggravent, les douleurs deviennent atroces, une diarrhée vient encore augmenter l'épuisement de la malade. Néanmoins, l'on parvient à lui rendre un peu de forces, et l'on en profite
pour pratiquer l'opération, dernière ressource que la
malade invoquait avec instance. Le contour extérieur du carcinome se bornait à la totalité du col de
l'utérus, jusqu'au cul-de-sac du vagin exclusivement;
un très-petit espace séparait l'utérus du rectum. Le
doigt pouvait pénétrer profondément dans la cavité
utérine au travers des ulcères et des fongosités.

L'utérus fut enlevé en totalité le 28 janvier 1822;
la plaie vaginale guérit, mais la malade périt le premier juin, moins cependant des suites de l'opération
que de l'épuisement dans lequel elle était déjà tombée avant qu'on l'opérât, et selon toutes les apparences, d'une indigestion. Le traitement incendiaire
auquel elle fut soumise a sans doute aussi contribué
pour beaucoup à cette terminaison funeste. »

Fongus hématode.

Le fongus hématode naît à la surface des ulcères
utérins et se présente sous la forme de masses d'un

rouge noir ou violacé, très-molles, et répandant du sang noir en grande quantité, soit spontanément, soit quand on les touche. Ces excroissances tombent facilement en sphacèle et sont remplacées par d'autres qui pullulent de leurs racines.

ENGORGEMENS. CANCÉREUX.

Les engorgemens durs ou mous, sans ulcération essentielle, formés aux dépens du parenchyme utérin, dans sa totalité ou dans une de ses parties, et qui par leur état avancé, leur caractère d'incurabilité, doivent être considérés comme appartenant aux affections cancéreuses; ces engorgemens, dis-je, peuvent être formés par des altérations variées, qui toutes procèdent des altérations primitives qui constituent les engorgemens simples et curables précédemment décrits.

Ainsi, les uns consistent en la transformation cartilagineuse ou osseuse de métrites chroniques ou d'induration; d'autres en une altération squirrheuse franchement dessinée avec ou sans complication d'altération cérébriforme et mélanique. Enfin il en est qui résultent des progrès et des altérations successives de l'engorgement sanguin. De là, trois espèces, ou, si l'on veut, trois variétés d'engorgemens cancéreux de la matrice : l'*engorgement cartilagineux ou osseux,* le *cancer squirrheux,* et le *cancer mou ou sanguin.*

*Engorgement cancériforme par altération
cartilagineuse ou osseuse.*

Quand, par les progrès, les transformations successives, ou l'organisation particulière d'une métrite chronique ou latente, de l'induration, et peut-être même de l'altération squirrheuse, la matrice est devenue en totalité ou en partie cartilagineuse ou osseuse, la tumeur qui en résulte ne produit d'ordinaire d'autres phénomènes ou accidens que ceux occasionés par son poids et son volume. Ainsi, pesanteur, gêne des excrétions urinaires et stercorales, souvent descente et même précipitation de la matrice hors de la vulve.

Quand l'altération cartilagineuse ou osseuse affecte la totalité de l'utérus, cet organe conserve quelquefois sa forme, il est seulement augmenté de volume, très-dur, pesant, indolent et insensible, sans excrétions sanguine ou humorale, si ce n'est celles qui peuvent provenir du vagin fatigué, ou d'une ou plusieurs érosions de la surface vaginale de l'engorgement.

La médecine n'a en sa puissance aucun moyen pour provoquer la résolution de ces états pathologiques : heureusement qu'elle n'a à combattre dans ces cas que les incommodités locales produites par la présence de la tumeur, qui, par sa nature, n'introduit dans l'économie aucun trouble dangereux. Des femmes ont vécu jusqu'à un âge très-avancé avec un utérus grandement engorgé et ossifié, sans que rien n'ait pu faire soupçonner l'existence de ces altérations, que l'autopsie cadavérique révélait seule.

Quand l'utérus cartilagineux ou ossifié s'est précipité au dehors, cet organe a pu quelquefois se détacher, et d'autres fois l'art a pu avec succès imiter cette voie éliminatoire de la nature.

Ces considérations s'appliquent, et aux concrétions calculeuses, et aux pétrifications de la matrice, dont on trouve des exemples curieux dans le Mémoire que Louis a publié sur ce sujet (1).

Cancer squirrheux de l'utérus.

Dans les premières périodes du développement du squirrhe de l'utérus, l'engorgement ou la tumeur qui en résultent ne diffèrent souvent en rien des mêmes formes morbides produites par l'inflammation chronique ou l'induration, comme nous l'avons démontré en traitant des engorgemens durs. Cependant lorsque le squirrhe est primitif et non la suite des progrès et des dégénérescences successives de ces altérations bénignes, il offre une marche et des allures qui lui sont propres, et servent à éclairer son diagnostique particulier. Ainsi, tandis que la métrite chronique, l'induration ou le squirrhe consécutif forment de prime abord des engorgemens plus ou moins volumineux, en envahissant tout d'a-

(1) *Mémoires de l'Académie de Chirurgie*, tom. II, page 91.

bord une portion plus ou moins considérable de l'utérus, comme une des lèvres du col, le col en entier, une moitié ou la totalité du corps de la matrice, le squirrhe primitif débute par un point très-limité, formant une sorte de petit pois dur, et déjà le siège d'élancemens caractéristiques ; il augmente plus ou moins rapidement de volume, perd, en grossissant, sa forme globulaire et présente une surface inégale, bosselée. Mais parvenu à ce point on ne pourra plus que difficilement le distinguer des autres engorgemens durs que nous avons vus susceptibles d'avoir des signes analogues, il faudra nécessairement, pour bien préciser le diagnostique, ou avoir suivi le développement de l'engorgement depuis son origine, ou tenir compte des signes commémoratifs ; au reste l'erreur ne saurait être préjudiciable, puisque le traitement doit, dans tous les cas, reposer sur les mêmes bases ; quelquefois aussi le squirrhe proprement dit, ou primitif de l'utérus, ne donne des signes de son existence que quand il est parvenu à un certain degré de développement, ou s'il reste à l'état de dureté native ou de crudité, il peut n'être divulgué qu'à l'autopsie cadavérique ; mais, le plus ordinairement, l'existence du cancer squirrheux n'est plus douteuse lorsque l'affection est avancée, que le squirrhe soit primitif ou consécutif ; l'adjonction qui se fait communément de la matière cérébriforme par masse ou par infiltration, les transformations variées que ces altérations éprouvent, donnent à l'engorgement un autre aspect et lui impriment des caractères particuliers.

Caractères locaux. — Engorgement généralement dur, inégal, avec déformation de la partie qui en est le siége, présentant des bosselures, dont les unes sont dures, d'autres plus ou moins molles ; douleurs lancinantes, écoulement vaginal variable, le plus souvent nul, quelquefois leucorrhéique ou sous forme hémorrhagique, dernier phénomène qui n'a lieu que quand l'altération n'affecte qu'une partie de l'utérus ; de plus, tous les symptômes ou accidens dépendant du poids, du volume de la tumeur, comme dans les engorgemens durs simples.

Dans quelques cas, soit par suite d'une congestion sanguine concomitante, ou par l'infiltration du sang résultant de l'altération et du détritus des vaisseaux sanguins qui pénètrent le squirrhe, le ramollissement est marqué par la couleur brunâtre de la tumeur et l'exsudation d'un sang noir de sa surface, comme dans le cancer, qui est le résultat d'engorgement sanguin primitif. Cette analogie explique comment on a généralement confondu entre elles ces différentes espèces d'engorgemens cancéreux ; méprise qui, du reste, ne tire plus alors à conséquence. La profondeur de l'altération des tissus imprime également à ces différens états un caractère d'incurabilité par les traitemens médicaux, et ils ne laissent d'espoir de salut que dans les moyens chirurgicaux.

La marche du cancer squirrheux, en général lente,

tant que l'altération reste à l'état de crudité, est plus rapide dès que le ramollissement s'établit. L'inflammation vient souvent par ses complications la rendre plus active ; c'est elle qui, d'ordinaire, développe ou fait ressortir les accidens les plus violens, comme les douleurs, etc. ; c'est par son moyen que les pousses tuberculeuses de la masse générale s'approprient les tissus voisins, ou envahissent même les organes qui ne sont que contigus, après avoir établi des adhérences entre les parties saines et celles déjà altérées. Les glandes lymphatiques qui se trouvent sur le trajet des vaisseaux de même espèce qui viennent de l'organe malade prennent aussi part à l'altération phlegmasique d'abord, puis squirrheuse. Peut-être ce mode de propagation, est-il, dans quelques cas, la cause de ces engorgemens tuberculeux qui, répandus successivement dans différens points de l'économie, constituent ce que l'on a appelé la diathèse cancéreuse.

Quoi qu'il en soit, le cancer squirrheux avancé entraîne des troubles funestes dans l'économie, troubles marqués par l'amaigrissement, l'infiltration du tissu cellulaire; la peau prend une couleur jaune paille caractéristique, etc., les malades meurent enfin d'épuisement et de douleurs.

Je ne crois pas devoir faire une espèce à part du cancer formé par l'altération cérébriforme, parce que cette altération se présente rarement seule, ou forme bien rarement la base essentielle des engorgemens cancéreux de l'utérus. Tant qu'elle est à l'état cru, aucun signe bien précis ne saurait en divulguer l'existence. Au reste, la présence de cette matière, soit infiltrée, soit réunie en masse dans les engorgemens squirrheux, accélère le ramollissement, l'abcédation et l'exulcération de la tumeur cancéreuse, et la fait ainsi passer plus rapidement de l'état d'engorgement simple en apparence, à l'état de cancer confirmé.

Je n'ai rien à ajouter pour le traitement du cancer squirrheux de l'utérus, à ce que j'ai dit sur celui des engorgemens durs; les bases en sont les mêmes et reposent aussi sur ces trois indications : 1° de détourner de l'organe affecté les matériaux qui concourent à l'entretien et au développement de l'altération, qu'ils lui soient assimilés par un acte de nutrition ou seulement par sécrétions. Ainsi agissent, avons-nous dit, les saignées générales et locales, la diète portée jusqu'à une abstinence plus ou moins sévère (*cura famis*), etc.; 2° de modérer ou d'abattre la sur-activité vitale qui préside à l'existence de l'altération par les médications relâchantes, émollientes, adoucissantes, calmantes, sédatives ou stupéfiantes; 3° de favoriser la résorption des matériaux ou élémens organiques, soit en détruisant leur cohésion, soit en agissant sur leur composition chimique, ou en excitant la faculté absorbante du tissu qui leur sert de trame ou qui les renferme.

C'est parmi les agens que l'on a cru reconnaître propres à exercer ces dernières actions, que se trou-

vent les différens moyens donnés comme spécifiques
ou médicamens spéciaux antisquirrheux : nous avons
fait connaître et leur mode d'action et les règles que
l'on doit suivre dans leur administration. Nous n'y reviendrons pas ici. Toutefois, comme on ne peut espérer
d'autres résultats du traitement des engorgemens utérins parvenus à ce degré d'altération, que des effets
palliatifs, il serait inutile d'épuiser et de fatiguer la
malade par une application trop rigoureuse des
moyens qui le composent. Quant au traitement chirurgical, nous reviendrons sur les règles et l'application qui conviennent particulièrement à ces formes de cancers utérins.

Cancer sanguin.

Synonymie : Cancer mou. — Cancer fongueux de quelques uns. —
Fongus du col de l'utérus.

C'est le troisième degré de l'engorgement par
congestion sanguine, auquel il succède, et dont il
forme la dernière et funeste période, quand on n'a
pas su en arrêter à temps la marche et le développement. En traitant des *engorgemens sanguins de
l'utérus* (page 151), j'ai présenté le tableau complet
de la manière dont cette espèce d'affection se déve-
loppait (Obs. 34ᵉ.) Il ne me reste plus que d'en rappeler ici les traits principaux.

On reconnaît ce cancer au gonflement sans déformation de l'utérus, et notamment du col, où il a le
plus ordinairement son siége ; à la mollesse remar-

quable de son tissu; au sentiment prononcé de crépitation que l'on éprouve en le comprimant; à l'é-
coulement constant d'un sang noir et grumelé, mêlé
de caillots plus ou moins volumineux; au suintement d'un fluide analogue, qui a lieu par toute la
surface apparente, c'est-à-dire vaginale, de la tumeur. A une époque très-avancée de l'altération, il
se mêle au sang des lambeaux putréfiés, des matières
fétides résultant des détritus et de la décomposition
du tissu altéré, décomposition qui marche d'ordinaire du centre à la circonférence, comme le ramollissement, c'est-à-dire qui commence vers l'orifice,
et s'étend de là et au col et au corps de la matrice.
De là résulte une excavation comme ulcéreuse, et
la maladie prend alors la forme de cancer ulcéré.

Le cancer sanguin a pour analogues le cancer
squirrheux ramolli et l'excroissance fongueuse proprement dite.

1° Le cancer squirrheux ramolli par l'inflammation ou par l'infiltration du sang que ses vaisseaux altérés laissent échapper, offre souvent le
même aspect que le cancer par engorgement sanguin simple. Mais les signes commémoratifs du cancer squirrheux, indiquant que l'hémorrhagie ne s'est
développée que depuis peu, qu'elle était nulle ou
inconstante dans les premières périodes de la maladie; de plus, la forme ordinairement inégale, irrégulière, bosselée, de l'engorgement; la dureté de la
circonférence de ces bosselures; ces signes, dis-je,

pourront faire distinguer le squirrhe ramolli brun du cancer sanguin proprement dit. 2° Il existe moins de signes distinctifs entre le cancer sanguin et le fongus proprement dit : quand celui-ci a acquis un certain développement, il forme une tumeur assez égale qui simule la forme du museau de tanche engorgé; mais, né de la surface de cette partie, le fongus semble s'en détacher, ou n'y tenir que par un pédicule, large à la vérité, et embrassant toute la surface vaginale du col, mais donnant à la tumeur la forme d'un champignon. Elle s'étend davantage dans le vagin, et offre un développement que présente rarement le cancer mou. Le toucher par le rectum peut quelquefois seul alors éclairer sur la nature véritable de la tumeur; par ce moyen, on peut apprécier si l'altération ne dépasse pas le col de l'utérus, ce qui serait un indice du caractère essentiellement fongueux de la maladie, ou si elle s'étend jusqu'au corps même de ce viscère, circonstance propre à l'engorgement sanguin du col, qui, au contraire du fongus, a plus de tendance à gagner en profondeur vers le corps de la matrice. Sous le rapport médical, cette distinction est de peu de valeur; elle en a beaucoup pour le traitement chirurgical. On peut compter sur le succès de l'opération dans le fongus qui repose sur un organe dont le tissu peut être sain; il serait plus nuisible qu'avantageux dans le cas de cancer mou, par le siége qu'il affecte et l'extension probable de l'altération

jusqu'à une profondeur plus ou moins considérable
de la matrice.

On trouvera une preuve de ce que j'avance dans
le fait suivant, que m'a communiqué M. le docteur
Hervey de Chegoin.

SOIXANTE-QUINZIÈME OBSERVATION.

Une femme était affectée de pertes abondantes ;
on reconnut qu'elles étaient fournies par l'altération
du col de l'utérus, qui formait dans le vagin un
champignon du volume de la moitié du poing.
L'amputation fut reconnue le seul moyen de guérison possible. « J'arrivai jusqu'au col de l'utérus ; il
« fut difficile de savoir si toute la partie malade
« avait été exactement enlevée. Les pertes cessèrent
« néanmoins, mais pour quelque temps seulement :
« elles reparurent avec le retour du champignon ; la
« mort eut lieu au bout de deux mois et demi. »

Il arrive que, parvenu à ce degré avancé ou par
suite d'une coïncidence particulière, les parties qui
supportent l'engorgement sanguin soient affectées
d'inflammation chronique ou d'état squirrheux : on
trouve alors un col utérin gonflé, spongieux, san-
glant, crépitant et facile à déchirer, surmonté d'un
engorgement dur, s'étendant plus ou moins profondément dans les parois de l'utérus, ou envahissant
ce viscère dans sa presque totalité. C'est alors seulement que l'altération qui nous occupe, par elle-même

indolente, devient le siége des douleurs lancinantes propres au cancer squirrheux.

Les indications palliatives que présente le cancer mou sont très-bornées, ou assez difficiles à remplir. La principale est de modérer, si on ne peut les empêcher, les écoulemens abondans ou les pertes qui épuisent rapidement les forces de la malade, et précipitent son existence vers le terme fatal.

Si la femme est jeune encore, qu'elle conserve de la force; si le mouvement fluxionnaire vers l'utérus paraît encore actif, quelques saignées dérivatives, mais employées avec circonspection et mesure, pourront être utiles avant d'en venir aux médications astringentes. Celles-ci seront employées par les voies intérieures ou localement par le moyen des injections ou par application immédiate. Ainsi, on porterait sur le col utérin affecté, des bourdonnets de charpie couverts de poudre styptique, ou imbibés de liquides astringens.

Il nous semble que la cautérisation doit être préférable à l'instrument tranchant pour opérer la destruction de ce genre de tumeur cancéreuse; on devrait, dans tous les cas, y avoir recours pour couronner l'opération. L'inflammation, plus active et plus étendue, que la cautérisation provoque, changerait la manière d'être des parties altérées échappées à l'instrument. Il serait ensuite bien plus facile de se rendre maître des accidens qui pourraient résulter de cette inflammation, que de ceux résultant d'un reste d'altération cancéreuse, qui ne peut manquer d'amener des récidives funestes. Nous soumettons ces réflexions à l'attention des chirurgiens.

Toutes ces altérations cartilagineuse, osseuse, squirrheuse, sanguine, cérébriforme, etc., peuvent se trouver réunies dans le même utérus, et constituent une affection cancéreuse compliquée, que l'on rencontre communément à des périodes avancées de cette terrible maladie.

CANCER ULCÉRÉ DE L'UTÉRUS.

Synonymie : Cancer proprement dit des anciens et de plusieurs modernes.

Considéré sous le rapport de son origine, le cancer ulcéré peut être distingué en plusieurs espèces ou variétés ayant chacune des caractères propres, et qui décèlent la cause qui les a produits.

Cancer primitif de l'utérus.

Le cancer ulcéré est rarement primitif. Il ne porte ce caractère que quand il débute par le développement coïncident d'une exulcération avec engorgement squirrheux superficiel. On voit alors les parties endurcies bientôt détruites par l'érosion. L'endurcissement gagne de proche en proche, et l'ulcération l'envahit à mesure qu'il s'étend. Il faut se hâter de combattre cet engorgement précurseur et extenseur de la maladie, et détruire les parties affectées, avant que l'altération ne se soit étendue dans sa marche progressive, hors des atteintes des moyens chirurgicaux.

Le plus ordinairement, le cancer ulcéré procède des autres altérations organiques simples, et peut long-temps présenter les physionomies différentes et relatives à son origine.

Squirrhe ulcéré.

Tantôt il succède au cancer squirrheux et cérébri-forme, et résulte du ramollissement et d'une sorte d'abcédation d'une ou plusieurs de ses bosselures. Alors, au centre d'une masse squirrheuse représentant l'utérus ou son col engorgés, on voit des excavations ordinairement profondes plus que larges, et dont l'ouverture, surtout dès le commencement, est souvent plus étroite que le fond. Il peut exister plusieurs de ces cavernes ulcérées qui, d'abord isolées, finissent par se réunir et n'en former qu'une seule, à bords irréguliers, et laissant des espèces de promontoires squirrheux qui divisent la cavité en plusieurs loges inégales. Le fond de ces ulcères a une couleur variant entre le grisâtre, le noir, le verdâtre; il fournit constamment une matière séreuse, sanieuse, noircie par du sang mêlé de détritus squirrheux et cérébriforme, de petits caillots de sang corrompu; cette matière ichoreuse, d'une odeur infecte et *sui generis*, irrite, excorie les parois du vagin, les frappe d'une inflammation qui ne contribue pas peu à prédisposer la partie à l'envahissement de la maladie. Néanmoins, la marche de cette espèce de cancer ulcéré est bien moins rapide que celle de l'ulcère rongeant. La maladie peut rester comme stationnaire pendant plus ou moins long-temps, ou même rétrograder, ce qui arrive rarement pour celui-ci.

C'est encore à l'inflammation qu'il faut rapporter et la plus grande activité que présente parfois la marche de l'altération, et les progrès envahissans ou les plus aigus de ses accidens. Des femmes ont pu, sans souffrance et sans altération bien manifeste de leur santé, porter des cancers ulcérés de l'utérus pendant un grand nombre d'années, ce qui tenait à ce que ces altérations ne devenaient pas le siége ou le foyer ou l'occasion de phlegmasies intrinsèques ou extrinsèques.

Ulcère cancéreux sanguin.

Le cancer ulcéré provient d'autres fois d'un engorgement sanguin, et résulte de la macération du tissu infiltré de sang. C'est ainsi que surviennent les cancers ulcérés chez les femmes qui ont présenté long-temps à l'avance des métrorrhagies habituelles. Les signes propres à éclairer le diagnostique de cette espèce d'ulcère cancéreux résultent de la complication de ceux qui appartiennent et au cancer sanguin précédemment décrit, et à ceux propres à l'ulcération cancéreuse existant actuellement. Ainsi, à la suite d'hémorrhagies répétées ou continuelles, on trouve à la place de l'orifice utérin une excavation reposant sur un fond mollasse, fongueux, saignant, dont se détachent des lambeaux fibro-onduleux noirs et fétides.

Ne doit-on pas rapporter à ce genre d'ulcère cancéreux l'une des trois variétés d'ulcères de la matrice, signalées par Bayle (1) ? « Dans la première, la cou-« che fongueuse est fuligineuse ou noirâtre, et les « parties qu'elle recouvre sont denses et d'un rouge « livide, souvent parcourues de même que les par-« ties environnantes, par des vaisseaux sanguins « plus ou moins développés et gorgés de sang noir. »

Cancer rongeant.

Enfin, une dernière origine comme une autre forme des cancers ulcérés, est l'ulcération rongeante, et à laquelle on devrait pour cela conserver exclusivement la dénomination de *cancer rongeant* ou d'*ulcère rongeant* proprement dit.

Il a pour caractère distinctif : ulcère primitif tendant à s'étendre autant et plus en largeur qu'en profondeur, ne présentant pour fond qu'un engorgement carcinomateux d'une épaisseur plus ou moins considérable, quelquefois inappréciable. Il détruit,

(1) *Journal de Médecine, Chirurgie, Pharmacie*, par MM. Corvisart, Leroux et Boyer. (Frimaire an II.)

dans sa marche beaucoup plus rapide que pour les autres variétés du cancer ulcéré, le col de l'utérus, s'étend jusqu'aux parois du corps de cet organe, et corrode les vaisseaux en même temps que les autres tissus qui entrent dans la composition du parenchyme utérin, et provoque ainsi des hémorrhagies redoutables, et parce qu'elles arrivent à l'improviste, et parce qu'on ne peut que très-difficilement opposer des obstacles efficaces et durables à leur foudroyante apparition.

On pourrait rapporter ce genre d'ulcère cancéreux aux deuxième et troisième variétés admises par Bayle (1) :

« Dans la deuxième variété, la couche fongueuse « est grise ou brunâtre ; les parties situées au-des- « sous sont assez denses, totalement privées de « vaisseaux sanguins, ternes ou d'un blanc sale, et « assez semblables à du lard.

« Dans la troisième variété, la couleur fongueuse « est blanchâtre ou cendrée, et les parties qu'elle « recouvre sont médiocrement denses, très-blanches, « totalement privées de vaisseaux sanguins, et tout- « à-fait semblables à du lard ; mais, en exprimant « dans les endroits ainsi lésés le tissu de la matrice, « on en voit exsuder par un très-grand nombre de « points une matière purulente fort blanche et assez « épaisse. »

Cette dernière variété représente, selon nous,

(1) *Loco citato.*

nôtre cancer squirrheux. Ce que l'auteur regarde comme une matière purulente, *fort blanche et épaisse*, n'était bien certainement que de la matière cérébriforme infiltrée.

L'ulcère rongeant a une marche essentiellement aiguë, au point de détruire une grande étendue de parties, et de devenir mortel en quelques mois. Par compensation, il cède plus que tous les autres cancers ulcérés à l'action des médicamens, ou peut être détruit par la cautérisation, sans laisser de traces ou sans que l'on soit obligé de détruire une grande profondeur de parties, par cela même que le fond altéré qui lui sert de base n'a pas d'ordinaire plus de quelques lignes d'épaisseur. Mais, pour arriver à ces heureux résultats thérapeutiques, il ne faut pas attendre que l'ulcération ait, par des progrès rapides, détruit une trop grande étendue de parties.

Ces différences de forme que présentent les cancers ulcérés de la matrice, différences qui décèlent et leur origine et leur nature, ne sont bien tranchées que quand l'altération est encore, pour ainsi dire, à son début. Quand la maladie est parvenue à une certaine période, on ne peut plus aussi facilement distinguer à quelle espèce ou variété elle appartient. Cette difficulté diagnostique ne peut être, au reste, préjudiciable alors; l'affection, devenue incurable, réclame les mêmes indications thérapeutiques palliatives ou symptomatiques, ou exige les mêmes traitemens chirurgicaux.

Alors donc, ces diverses affections cancéreuses se confondent sous une communauté de phénomènes, de symptômes, d'autres signes locaux et généraux dont nous allons tracer le hideux tableau.

Le cancer confirmé de l'utérus, quelle que soit la forme qu'il affecte, se montre rarement avant le retour de l'âge, époque à laquelle se développe la modification organique ou vitale, spéciale, qui prédispose à la production des états squirrheux et cérébriforme, altération fondamentale des cancers les plus communs.

Le cancer squirrheux, simple ou ulcéré, peut affecter tout l'utérus, le plus ordinairement il est borné au col, et dans la plupart des cas c'est par cette partie qu'il a commencé avant de s'étendre au corps utérin; ce qui dépend, ainsi que nous l'avons déjà dit, de ce que le col de l'utérus est bien plus fréquemment exposé à l'action des causes qui développent les engorgemens phlegmasiques, ou les ulcères simples, origine ordinaire de ces altérations profondes.

L'ulcère cancéreux commence toujours par le col, auquel il est borné dans le plus grand nombre des cas.

Le cancer mou doit avoir aussi souvent son siége dans le corps utérin que dans le col. Enfin, le cancer mûral affecte exclusivement celui-ci.

Les affections cancéreuses, outre les caractères que nous leur avons asssignés, et qui servent à faire

distinguer leurs différentes formes les unes des autres, présentent des signes communs, locaux et généraux.

Signes communs locaux : 1° quelle que soit l'origine
de l'ulcère, il y a dans le cancer ulcéré, écoulement
par la vulve de matières séreuses, sanguinolentes,
brunes, noires ou verdâtres, entraînant des caillots
d'un sang noir, plus ou moins volumineux et à demi
putréfiés, et parfois des lambeaux et des débris de
chairs fongueuses et décomposées. Cette matière a
pour caractère spécial une odeur pénétrante qui
n'est que désagréable dans les commencemens, mais
qui plus tard devient d'une fétidité insupportable et
repoussante, et d'une nature toute particulière qui
décèle la source d'où elle provient.

2° Il se manifeste des hémorrhagies dont l'abondance
épuise les malades et qui occasionent la mort avant
le temps où la maladie elle-même l'aurait amenée sans
cette circonstance. Ces hémorrhagies sont d'autant
plus funestes qu'on ne peut ni les prévenir ni les
arrêter à temps; elles proviennent soit de l'érosion
des vaisseaux par les progrès de l'ulcération, soit des
fluxions que l'altération, bornée à une partie, excite
dans celles qui ne sont pas encore affectées. Dans le
fongus hématode, le cancer sanguin, le cancer mûral, les hémorrhagies proviennent de l'altération elle-
même.

3° Douleurs violentes, déchirantes, brûlantes et
surtout lancinantes dans le bas-ventre, les reins et

le bassin, et que les malades rapportent principalement au coccyx s'irradiant à l'estomac, à la poitrine, aux aines, aux cuisses et aux pubis. Ces douleurs sont parfois tellement atroces qu'elles rendent la vie insupportable, et portent les malades à désirer la mort, à vouloir et tenter même de se la donner. Il n'est pas surprenant que des femmes, dans l'espoir d'être débarrassées de ces douleurs, ne fût-ce que temporairement, ou dans la crainte de les éprouver un jour par les progrès d'une maladie, faible encore, mais menaçante pour ses suites, se soumettent à des opérations effrayantes, qu'elles les demandent même quelquefois comme une grâce, malgré les dangers presque certains qu'elles savent y être attachés.

A ces phénomènes locaux viennent se joindre des symptômes généraux dont les principaux sont, un amaigrissement jusqu'au marasme, des œdèmes, et des hydropisies, la décoloration des tissus et une couleur jaune-paille de la peau, couleur caractéristique des affections cancéreuses, des évacuations colliquatives par les sueurs, les selles, etc.; du reste, toutes les fonctions de l'économie présentent, par leurs troubles, des phénomènes variés, dont l'ensemble constitue la cachexie cancéreuse.

La marche du cancer de l'utérus est quelquefois lente et insensible, surtout dans le cancer squirrheux non ulcéré. Il peut rester stationnaire pendant des années, ainsi que nous en avons donné des exemples, et traverser même la vieillesse la plus avancée sans faire de progrès notables.

D'autres fois sa marche est rapide, ce qui a lieu surtout dans le cancer ulcéré ou l'ulcère cancéreux. Quoi qu'il en soit, l'ulcère marche en profondeur et en largeur; non seulement il corrode l'utérus, mais bientôt il s'étend aux parties voisines, pénètre dans la vessie, dans le rectum, gagne les parties externes de la génération, et forme ainsi un cloaque hideux et épouvantable, couronné extérieurement par l'engorgement des glandes inguinales. Cette extension de l'ulcération se fait par l'intermédiaire d'une inflammation carcinomateuse qui se développe à la circonférence de l'ulcère, et en rend les bords élevés et calleux. On voit souvent l'entrée du vagin tellement encombrée de ces callosités transitoires, qu'à peine le doigt peut-il pénétrer pour parvenir à une excavation dont il ne peut quelquefois pas atteindre les vastes limites.

Traitement curatif du cancer de l'utérus.

Le pronostic du cancer confirmé est toujours extrêmement grave. L'on ne peut guère espérer qu'une aréole inflammatoire isolante viendra spontanément ici, comme cela arrive pour les cancers extérieurs, tracer des limites entre les parties saines et les parties frappées de cancer, qui, tombant alors en sphacèle, laissent une ulcération simple, susceptible de mar-

cher rapidement vers la cicatrisation. Je ne sache
pas qu'on ait vu cette terminaison heureuse, sinon
dans les cas où la matrice altérée était précipitée
hors de la vulve. La médecine a donc tenté d'y sup-
pléer en produisant artificiellement le sphacèle de la
portion cancérée, par le moyen des caustiques, ou
en l'isolant des parties saines par la ligature, ou par
l'instrument tranchant.

Le cancer confirmé est-il curable spontanément?
est-il possible que l'engorgement squirrheux et cérébriforme qui en fait la base, se résolve, que l'ulcération se cicatrise (1)? si cette guérison est possible,
par quel mécanisme la nature l'opère-t-elle? La solution de ces questions serait nécessaire pour fonder
des indications précises, et mettre sur la voie des
moyens les plus propres à les remplir. De là, tout
traitement quelconque devient incertain, hasardeux
et empirique, et sans grand avantage pour la science
ni pour l'humanité.

Quelques faits semblent mettre hors de doute la
possibilité de la guérison spontanée des cancers confirmés, sans destruction de la partie qui en est le
siége, et indiquer par quel mécanisme ces résolutions
s'opèrent. Nous avons rapporté un fait d'engorgement de l'utérus, qui paraissait offrir les caractères

---

(1) Je crois qu'une maladie quelconque, qui n'est susceptible d'être
dans aucun cas guérie par les seuls efforts de la nature, est incurable autrement que par la destruction spontanée ou artificielle de la partie
altérée.

assez tranchés des affections squirrheuses, et dont la résolution s'opéra en grande partie sous l'influence d'un marasme général, par suite d'une gastro-entérite chronique (Observation 32). Nous avons cité deux exemples de cancers des mamelles, également réduits pendant le développement et la marche de maladies affectant d'autres organes (pag. 72); on aura surtout remarqué cet autre fait, bien plus extraordinaire encore, d'un énorme cancer ulcéré du sein disparu en quelques jours, à l'occasion d'une paralysie qui avait frappé le côté du corps correspondant à la mamelle affectée (Observ. 47).

De tous ces faits on peut conclure rigoureusement, 1° que la diminution de la nutrition générale peut s'étendre jusqu'aux produits ou tissus de nouvelle formation, qui constituent les affections cancéreuses ou en forment la base essentielle ; d'où l'on établira, très-rationnellement, l'utilité, l'indication du *cura famis;* 2° que la suspension de l'influence nerveuse, ou de l'innervation, non seulement arrête le développement de l'altération, mais semble remettre les tissus qui en sont le siége, dans les conditions qui sont les plus propres à y rappeler la faculté absorbante. De là résulte l'indication non moins rationnelle des agens sédatifs, stupéfians et narcotiques, que l'on a en effet proclamés comme résolutifs puissans, et médicamens curatifs spéciaux des affections cancéreuses; la compression, nouvellement appliquée au traitement des affections squirrheuses, n'agit-elle

pas de ces deux manières à la fois? Elle entrave la
nutrition anormale, paralyse l'innervation, et réduit
le tissu de l'altération au degré de vitalité, qui rappelle et active les facultés absorbantes; en outre, en
opérant sur la matière concrète de l'engorgement
une sorte de disgrégation, elle la met, par cette division, dans des conditions qui rendent sa résorbtion
plus facile.

La nature assez bien connue des affections cancéreuses, ne permet guère d'espérer qu'on découvre
jamais un remède spécifique de ces affections, puisqu'elles ne sont pas le produit d'une humeur particulière, d'un virus spécial, mais bien le résultat d'une
modification plus ou moins complexe de l'organisation pour les cancers à base squirrheuse, cérébriforme et mélanique, et d'autres altérations diverses
des tissus élémentaires, qui servent à composer le
parenchyme utérin pour les autres genres de cancers,
comme le cancer mou ou sanguin, le fongus hématode.

Les bases du traitement du cancer confirmé, sont
donc les mêmes que pour les engorgemens primitifs,
ou les ulcérations qui en sont l'origine la plus ordinaire. Ce n'a donc pas été sans intention que nous
nous sommes étendus sur l'action et les divers modes
d'administration des différens moyens hygiéniques
et thérapeutiques, qui composent le traitement de
ces engorgemens et de ces ulcérations primitives.

Peut-être m'abusai-je, mais il me semble qu'en
fondant les indications thérapeutiques sur les consi-

dérations théoriques et pratiques que j'ai présentées, et en dirigeant avec attention et persévérance l'emploi des moyens propres à remplir ces indications, en les combinant à propos, l'on pourra obtenir, je ne dis pas dans tous les cas, mais dans un certain nombre au moins, des succès que la pratique suivie jusqu'à ce jour n'a pas même laissé espérer. Je compte faire sur ce sujet des expériences cliniques, dont je m'empresserai de faire connaître les résultats. Jusque là, ces maladies ont tant de fois résisté aux moyens thérapeutiques que quelques succès heureux paraissaient devoir consacrer, que l'on peut mettre en doute si les cas dans lesquels ils ont réussi étaient bien réellement des cancers confirmés; les auteurs ont pris si peu le soin de bien décrire les faits, que l'on est autorisé à supposer qu'ils se sont laissé tromper par les apparences, sur la nature véritable de la maladie guérie.

Quant à l'espoir que nous avons conçu d'arriver à des résultats plus positifs, dans le traitement des cancers confirmés, quel que soit leur siége, et notamment de ceux qui affectent l'utérus, il ne pourra jamais s'étendre à l'universalité des cas. Il arrive nécessairement une époque, où l'altération est devenue telle, qu'il est impossible de ramener les tissus qui en sont affectés à leur état naturel; ou bien elle a par ses progrès envahi et détruit une trop grande étendue de parties, ou enfin elle a jeté toute l'économie dans un tel état de désordre et de dépérissement, qu'aucun moyen humain ne saurait maintenant arrêter et la maladie et ses funestes résultats.

Traitement préservatif.

Quand on pense que les cancers confirmés, une fois parvenus à un certain degré, sont au-dessus des ressources de la médecine, que la chirurgie est quelquefois impuissante pour les guérir, ou ne donne, dans le plus grand nombre de cas, que des succès précaires ou tout-à-fait incertains, on ne peut se défendre d'un sentiment bien pénible. Mais si ces maladies confirmées sont incurables, ne serait-il pas possible d'en prévenir ou d'en empêcher le développement? S'il en était ainsi, la médecine trouverait encore un assez beau dédommagement de son impuissance à détruire le mal, une fois arrivé à ce point que tous les moyens sont inefficaces.

Je pense que nous pouvons nous promettre d'obtenir ce résultat consolant, plus fréquemment qu'on ne l'a fait jusqu'à présent; car, s'il est vrai, comme les faits paraissent le prouver, que le plus grand nombre des cancers de l'utérus qui compromettent l'existence des femmes à l'époque critique, tirent leur origine d'engorgemens simples, ou d'ulcérations bénignes, développées plus ou moins long-temps avant cette époque; s'il est vrai que ces engorgemens soient susceptibles de résolution, alors même qu'ils s'annoncent comme étant de nature squirrheuse

(Obs. 38-68), et que ces ulcérations n'offrent pas moins de tendance à se cicatriser, alors même que, reposant sur une base carcinomateuse ou d'apparence squirrheuse, elles présentent la plupart des caractères de cancers confirmés (Obs. 59-67), il est évident qu'en guérissant par un traitement, fait à temps et convenablement, ces affections simples ou primitives, on préviendra le développement des altérations cancéreuses incurables, dont ces affections simples sont le plus souvent l'origine ou le premier degré.

Objectera-t-on que, puisque les altérations squirrheuses et cérébriformes constituent le principe des affections cancéreuses, sont dues à une modification spéciale, que l'âge introduit dans l'organisation ou la vitalité des tissus, cette modification peut bien provoquer le développement de ces altérations, sans qu'elles soient précédées d'un autre état morbide ; je ne nie pas qu'il puisse en être ainsi ; les tissus squirrheux et cérébriformes se développent bien certainement dans l'utérus, comme dans tous les autres organes, sans autres affections préalables; mais je suis convaincu, d'après le relevé d'un grand nombre de faits, que ces cas sont beaucoup plus rares que les cancers qui succèdent à des engorgemens résolvables et à des ulcérations susceptibles de cicatrisation. Il est donc permis de croire que ces maladies primitives ont la malheureuse faculté de mettre en jeu ou de développer, dans des circonstances don-

nées, la modification organique qui préside à la formation des altérations qui constituent les affections
cancéreuses, et que celles-ci n'auraient pas eu lieu,
au moins dans un certain nombre de cas, sans cette
condition préalable.

Il est aussi reconnu que les altérations squirrheuses,
cérébriformes, ne sont pas, par leur nature, susceptibles de produire des accidens redoutables; ceux-ci
résultent en général du ramollissement de la substance nouvelle, ou de l'inflammation transitoire que
ces altérations provoquent dans les organes qui en
sont le siége, ou encore, des enflammations susceptibles de se développer dans leur propre substance.
Or, comme ces phlegmasies, qui précipitent la marche
et activent la transformation et l'extension de ces
altérations, ne sont pas au-dessus des ressources de
l'art, il en résulte que l'on doit pouvoir prévenir ou
retarder la transition des altérations squirrheuses et
cérébriformes à l'état de cancer confirmé.

Je soumets, à la méditation des praticiens, ces
considérations sur le traitement prophylactique des
maladies cancéreuses.

Traitement symptomatique et palliatif.

Le cancer, quelles que soient et son origine et sa
forme, étant confirmé et reconnu incurable, le mi-
nistère d'un médecin peut être encore d'un grand
secours pour les malheureuses victimes de ces cruelles

maladies. Je ne parlerai point des consolations que donnent les soins affectueux, les attentions délicates, les promesses rassurantes, de l'espoir qu'il fait incessamment renaître, en ayant de temps en temps recours à des moyens nouveaux, ou en variant les formes de ceux qu'il a déjà mis en usage; il peut en outre retarder réellement les progrès du mal, calmer, ou même arrêter les symptômes ou les accidens qui sont plus particulièrement de nature à affecter la malade, et parmi lesquels je signalerai l'inflammation, les douleurs et l'odeur infecte de l'ichor qui s'écoule incessamment des surfaces ulcérées.

On sait que l'extension, aux parties voisines des ulcères cancéreux, se fait par l'intermédiaire d'une inflammation transitoire de leurs bords; l'application, au moyen du spéculum, des sangsues sur ces bords, en arrête, en borne le développement, et par conséquent limite la maladie (Observ. 80). On peut aussi s'assurer que la recrudescence des douleurs dépend souvent de mouvemens inflammatoires qui s'emparent de quelqu'un des points du centre de l'altération ou de la surface de l'ulcère; dans ces cas aussi, des sangsues appliquées immédiatement sur le mal, en modérant, en arrêtant l'inflammation, suspendent instantanément les douleurs, ou les rendent plus supportables (même Observ.).

Les douleurs qui ne dépendent pas de cette circonstance, et contre lesquelles ont échoué tous les médicamens stupéfians donnés à l'intérieur, cèdent quelquefois à l'application immédiate de ces mêmes substances sur les points souffrans; on les étend dans la matière d'une injection épaissie par l'addition de l'amidon ou de la fécule de pomme de terre ou de la farine de riz, et on les maintient, en contact prolongé, par le tamponnement du vagin ou la compression de la vulve. J'ai aussi obtenu d'assez bons effets, pour calmer des douleurs qui avaient résisté à tous les autres moyens, de l'application de morphine graduée de 1 à 3 et 4 grains, sur la plaie de petits vésicatoires que j'établissais soit aux cuisses, soit sur les hanches ou le bas-ventre.

L'odeur infecte qui s'exhale des parties frappées de cancer ulcéré, ne fatigue pas moins la malade, que les personnes qui l'entourent; les injections, avec les chlorures d'oxide de chaux ou de soude, à l'avantage de détruire instantanément l'odeur, joignent celui de calmer les douleurs et même d'arrêter la marche de l'ulcère (Observ. 58-59).

Les complications exigent aussi parfois l'usage de quelques moyens thérapeutiques. Les douleurs abdominales produites par l'inflammation qui se propage au péritoine ou aux viscères de cette cavité, seront calmées par une application de sangsues sur le ventre, les cataplasmes et les fomentations émollientes. Ces mêmes moyens conviennent également dans le cas où des hémorrhoïdes volumineuses couvrent et bouchent la marge de l'anus, et par cela même occasionent souvent de vives douleurs. On calme encore

par les mêmes moyens dirigés vers les régions inguinales, les douleurs occasionées par la tuméfaction,
l'engorgement des glandes de ces parties, etc., etc.

On peut, par l'emploi combiné et successif de ces
divers moyens, rendre plus supportable la position
des malades, et en retardant leur mort, en rendre
les préludes moins affreux.

SOIXANTE-SEIZIÈME OBSERVATION.

Cancer ulcéré de l'utérus. — Traitement palliatif par les lavemens
et les injections opiacées.

Madame Théaux, autrefois fortement constituée,
maintenant maigre, décharnée, et présentant toutes
les apparences de la vieillesse, malgré son âge peu
avancé, a eu six enfans, et, en dernier lieu, une fausse
couche après quatre mois de grossesse, à trente-six ans
et demi. Cette fausse couche a été occasionée par une
chute dans un escalier rapide. Depuis, madame T. a
toujours souffert des reins et dans le bassin, et ses
règles ont été supprimées. A quarante-deux ans écoulement séreux, puis roussâtre, et ensuite fétide. A
des douleurs sourdes succèdent des élancemens; des
douleurs brûlantes et rongeantes, paraissant d'abord
à de longs intervalles, deviennent de plus en plus
rapprochées, au point que depuis trois mois elles
laissent à peine quelques minutes de relâche. Souvent
il s'échappe de la vulve du sang noirâtre, liquide,

ou des caillots à demi putréfiés. Diarrhée, ardeurs d'urines; des médecins, des charlatans, des commères, avaient tour à tour épuisé leur science et leurs recettes. Les narcotiques avaient été prodigués sous toutes les formes; la malade appelait la mort comme un bienfait, et se la serait donnée sans la grande surveillance que ses enfans exerçaient sur elle. On me fit demander une ordonnance pour soulager cette malheureuse femme. Je désirai la voir.

Je trouvai en place du vagin une ouverture à bords inégaux, gonflés et durs, laissant à peine pénétrer le doigt, et au-delà une excavation, pour ainsi dire sans fond, remplie de caillots et de matières putrilagineuses. L'utérus formait une tumeur bosselée au-dessus des os pubis. *Quatre sangsues* sur les bords de l'ouverture carcinomateuse du vagin; *injections* dans l'excavation d'une forte décoction de racine de guimauve et de têtes de pavots épaissie avec de la fécule de pomme de terre; *cataplasmes* sur le ventre arrosés de laudanum; *lavemens* avec une décoction de têtes de pavots et d'amidon, et *addition de dix gouttes de teinture d'opium.*

Pour la première fois depuis trois mois la malade goûte quelques heures de repos et de sommeil; elle se sent quelque peu d'appétit; l'espoir renaît. Mais après quinze jours les douleurs se réveillent. *Quatre nouvelles sangsues;* on ajoute aux injections quelques gouttes de teinture d'opium dont on augmente graduellement la dose; on maintient les injections pendant une heure dans la cavité, en appliquant un tampon contre la vulve ; enfin, deux mois après, la malade succombe, mais sans douleurs, au marasme et à la fièvre hectique.

SOIXANTE-DIX-SEPTIÈME OBSERVATION.

Cancer ulcéré de l'utérus. — Inefficacité des opiacés par toutes les autres voies.— Succès instantanés par la méthode endermique (1).

« Madame Detry, âgée de cinquante-trois ans, ayant joui de tous les attributs d'une santé florissante, s'est mariée à vingt-cinq ans. Mère de cinq enfans, elle a toujours eu des couches laborieuses ; la dernière nécessita l'emploi du forceps : on retira un enfant mort. A cinquante et un ans elle fut atteinte d'une dartre à l'avant-bras gauche ; les bains sulfureux dans lesquels elle fut plongée déterminèrent une irritation dans l'intérieur de la matrice, et une ménorrhagie abondante. Le mal empira : elle ressentit au museau de tanche un sentiment d'ardeur et de fourmillement. Elle essuya à Necker un traitement infructueux. La matrice, explorée à l'aide du spéculum, en juillet 1824, présenta à son col un engorgement dur, squirrheux, inégal, qui saignait facilement à la pression et fournissait un écoulement d'une odeur infecte. L'urine sortait avec peine, la peau était d'un jaune sale, les chairs étaient blafardes

(1) Lembert, *Essai sur la Méthode endermique*, Paris, 1828.

et bouffies. En novembre, la maladie fit de nouveaux progrès, les douleurs devinrent atroces, la malade se roulait dans son lit en invoquant la mort; tous les opiacés, *les antispasmodiques les plus puissans, le sirop de morphine à haute dose, restèrent sans effets.* On ne parvint à apaiser les souffrances de cette malheureuse et à lui procurer les douceurs du sommeil *qu'en plaçant dans un cautère deux grains d'acétate de morphine;* ce moyen l'a si bien calmée qu'elle a prolongé son existence jusqu'au 20 décembre 1824, sans qu'elle proférât un seul cri et sans qu'elle donnât des marques de douleur. Cette observation prouve que, dans les cas où il n'est plus permis d'espérer la guérison, on peut encore retirer de grands avantages des applications extérieures. »

SOIXANTE-DIX-HUITIÈME OBSERVATION.

Influence favorable de l'iode sur un cancer de la matrice parvenu au dernier degré. (*Nouv. Bibl. Méd.*, 1824, 2ᵉ vol., p. 210.) (Extrait du *Journal de Médec. prat.* de Hufeland.)

« Une femme de trente-six ans était arrivée au dernier degré d'une affection cancéreuse de la matrice : toute la portion vaginale de l'utérus était squirrheuse, et l'orifice de cet organe considérablement érodé; de fréquentes hémorrhagies avaient lieu; les douleurs atroces qu'éprouvait la malade ne pouvaient être calmées que par de fortes doses d'opium, et son état constitutionnel répondait à la gravité de l'affection locale. Une foule de moyens avaient été déjà employés lorsque M. Hennemann pensa à l'iode, qui, disait-il, ayant évidemment la propriété de fondre les glandes mammaires, pourrait peut-être exercer une action analogue sur la matrice. Il fait en conséquence préparer une teinture avec six grains d'iode sur un gros d'alcool, dont il fit prendre soir et matin, chaque fois dix gouttes, dans un peu d'eau de cannelle édulcorée avec du sirop d'orange ; toutes les autres drogues, à l'exception de l'opium, furent mises de côté. Ce médicament n'occasiona aucune incommodité, et bientôt on remarqua une amélioration sensible ; les douleurs que la malade avait éprouvées dans l'intérieur des os disparurent ; les évacuations alvines ne produisirent plus chaque fois une hémorrhagie et s'exécutèrent avec facilité. Enfin, le volume de la matrice n'était presque plus perceptible extérieurement au-dessus des pubis ; le vagin était devenu beaucoup plus large ; les excroissances charnues avaient considérablement diminué, et ne rendaient plus de sang. Toutefois, l'état des forces et l'assimilation des substances nutritives ne répondirent pas à ce changement avantageux ; on fut obligé de suspendre le traitement au bout de vingt-neuf jours pour recourir à quelques toniques, et la malade succomba. Elle a pris en tout une once de teinture d'iode. »

Il résulta essentiellement de l'ouverture du cadavre

que l'affection cancéreuse de la matrice s'était amé-
liorée par l'effet du médicament, et que la mort a
été due en grande partie à l'existence d'un ulcère,
qui avait établi une communication entre le vagin
et la cavité abdominale. M. Hennemann considère ce
fait comme propre à engager les praticiens à tenter
quelques essais sur l'emploi de l'iode dans les affections cancéreuses de la matrice; nous le désirons également, et d'autant plus que jusqu'à présent la médecine ne possède aucun moyen contre cette cruelle
maladie, parvenue à ce point. Cependant, ne pourrait-on pas craindre, dans le cas où il s'agit, que la
teinture d'iode n'ait pu augmenter le mouvement
inflammatoire? Pour éviter, autant que possible, ce
fâcheux effet, nous préférerions l'hydriodate de potasse à l'iode.

SOIXANTE-DIX-NEUVIÈME OBSERVATION.

*Ulcère cancéreux parvenu au dernier degré; soulagement par les
sangsues.*

Une femme de quarante-huit ans vint aux consul-
tations de la ville, ou plutôt y fut traînée. Elle était
affectée d'un vaste ulcère qui avait détruit toute la
lèvre postérieure du museau de tanche, une partie
de la lèvre antérieure, et s'avançait profondément
dans l'utérus; ce qui n'avait pas été détruit était gonflé et dur; ainsi, la partie restante de la lèvre antérieure formait une tumeur du volume d'une noix, ce

qui restait de la partie postérieure du col offrait des bourrelets carcinomateux qui descendaient jusqu'au milieu de la paroi correspondante du vagin. On pouvait sentir le corps utérin dur, engorgé et volumineux derrière les pubis. Les douleurs étaient atroces ; l'écoulement, abondant et sanieux, avait une odeur repoussante ; en un mot, cette femme était dans un état de cachexie cancéreuse très-avancé. Je fus moi-même chez cette pauvre malade, et, après avoir détergé à grande eau les parties ulcérées, j'y appliquai quatre sangsues. Le soulagement fut prompt. Les douleurs furent calmées au point que la nuit suivante cette pauvre femme put dormir quelques heures, ce qui ne lui était pas arrivé depuis long-temps, malgré les narcotiques dont elle avait fait usage ; aussi, ne crois-je pas devoir attribuer le sommeil qu'elle put goûter à l'administration d'une pilule de cynoglosse de quatre grains que la malade prit d'après mon conseil, après l'application des sangsues. Les douleurs reparurent cependant au bout de quatre ou cinq jours ; mais l'extrême faiblesse de la malade me fit craindre l'effet d'une nouvelle application de sangsues ; elle ne tarda pas à mourir. Cette femme avait eu douze enfans, et depuis le dernier, dont elle était accouchée à trente-huit ans, ses règles avaient été dérangées, moins abondantes et plus rares. Des douleurs sourdes dans les reins et une leucorrhée simple avaient précédé les douleurs lancinantes et l'écoulement putrilagineux.

QUATRE-VINGTIÈME OBSERVATION.

Ulcère cancéreux large et profond. — Épuisement et fièvre hectique, paraissant devoir amener une mort prochaine, par suite d'un écoulement abondant et fétide, et de douleurs atroces. — Injections avec le chlorure de soude. — Soulagement inespéré, et prolongation de la vie pendant cinq mois.

Madame R***, habitant la banlieue de Paris, a eu cinq enfans; le dernier à l'âge de trente-six ans. Sa menstruation a toujours été fort régulière jusqu'à l'âge de quarante-trois ans, qu'elle fut brusquement supprimée par l'événement tragique arrivé à son mari, que cette dame reconnut, après quelques jours d'absence, parmi les cadavres des noyés exposés à la Morgue. Elle fut prise de suffocations; les mains se gonflèrent considérablement, des douleurs sourdes s'établirent dans les reins; puis, après cinq ou six mois, il survint une perte abondante, qui se renouvela fréquemment et fut remplacée dans les momens d'interruptions par un écoulement comme leucorrhéïque d'abord, mais qui devint ensuite sanieux, entraînant comme des débris de chairs putréfiées, et répandant une odeur infecte. Pendant les deux premières années de cet état, la malade, autrefois d'un tempérament très-ardent, sentit se réveiller des désirs qu'elle ne put maîtriser; ils étaient occasionés par un sentiment presque continuel de prurit voluptueux qu'elle ressentait dans l'intérieur du conduit vaginal.

A quarante-six ans on reconnaît l'altération de l'utérus, et l'on fait un traitement antisyphilitique, se fondant sur ce que la malade avait eu, vers sa trentième année, une affection vénérienne, qui cependant paraissait avoir été complètement guérie, puisque depuis, ni la malade, ni les enfans qu'elle avait eus, ne s'en étaient ressentis en aucune manière. Les accidens augmentèrent, des traitemens variés, rationnels ou empiriques, furent successivement employés ; enfin, la malade désespérée se résigna à attendre la mort sans plus rien faire. Elle approchait de sa quarante-huitième année, quand je fus conduit auprès d'elle par un de ses parens ; je trouvai cette malheureuse femme dans un état excessif de maigreur, avec bouffissure de la figure ; œdème des pieds et des mains ; teint plombé, peau sèche et comme racornie. J'avais été frappé, en entrant dans la chambre de la malade, bien aérée cependant, d'une odeur infecte et caractéristique ; des tampons de vieux linges, dont la malade se garnissait, étaient imbibés d'un liquide roussâtre, séreux et mêlé d'un sang noir, en partie dissous. Je pus sentir derrière les pubis l'utérus peu élevé, mais largement tuméfié ; une sorte de vive arête, ou de rebord dur, séparait le fond du vagin d'une excavation anfractueuse, ulcère qui paraissait avoir détruit presqu'entièrement le col de l'utérus, et s'être avancé jusqu'au corps de cet organe ; la malade invoquait la mort pour terminer ses horribles douleurs.

Je prescrivis quelques pilules de cynoglosse, et des injections avec une décoction d'eau d'orge, dans une pinte de laquelle on ajouterait d'abord 2, puis 4 cuillerées d'une solution de chlorure de soude. En quelques jours l'écoulement diminua considérablement, les douleurs s'apaisèrent, l'odeur fut dès le principe complètement détruite. J'avais vu la malade dans les premiers jours de septembre 1829; elle ne mourut que le 29 janvier suivant, ou plutôt elle s'éteignit sans souffrances.

QUATRE-VINGT-UNIÈME OBSERVATION.

Ulcère cancéreux de l'utérus. — Destruction de la cloison recto-vaginale, de la paroi correspondante de la vessie. — Heureux effets d'injections chlorurées. (Obs. communiquées par M. le docteur Jolly.)

Mademoiselle Honorine N*** était née d'une mère qui a succombé à une affection cancéreuse de l'utérus. Deux de ses tantes, du côté maternel, se trouvaient dans le même cas. Douée d'une constitution forte, elle était parvenue, à l'âge de quarante-sept ans, dans un état de santé parfaite, et sans jamais avoir éprouvé aucun désordre dans la menstruation. Mais à cette époque, il se manifeste presque subitement une double névralgie sciatique qui résiste à plusieurs applications de sangsues, à des linimens narcotiques, à des bains tièdes, à plusieurs vésicatoires promenés sur le trajet douloureux, et à beaucoup d'autres moyens, tous également infructueux. Jusqu'alors la menstruation avait été régulière; toutefois, portant mon attention sur l'utérus, je crus qu'il pouvait bien être le point de départ de la maladie. Je reconnus facilement, en effet, que le corps et une partie du col de l'organe étaient sensiblement tuméfiés, indurés dans quelques points, et ramollis dans d'autres. Toute la région hypogastrique était elle-même douloureuse à la pression.

Dès lors je ne doutai plus que les souffrances de la malade ne fussent la conséquence de l'altération organique de l'utérus. De nouvelles applications de sangsues, des injections émollientes et narcotiques, des bains de siége renouvelés chaque jour, etc., n'eurent aucun succès.

Bientôt survinrent des pertes de sang suivies d'un écoulement puriforme des plus abondans. L'ulcération fit des progrès si rapides, qu'en moins de trois mois, elle avait envahi le col, une partie du corps de l'utérus, toute la partie supérieure du vagin, la paroi correspondante du rectum, ainsi qu'une partie de la vessie, de telle sorte que la cavité du bassin était devenue un véritable cloaque où se confondaient le sang, le pus, les selles et les urines. Les injections chlorurées devinrent alors l'unique moyen de traitement, et cependant elles eurent un tel succès, que la malade, qui semblait d'abord vouée à une mort inévitablement prochaine, vécut encore plusieurs mois dans un état stationnaire.

Les conséquences de ce fait découlent d'elles-mêmes ; elles justifient tout à la fois la propriété héréditaire de l'affection cancéreuse, la marche aiguë de la maladie dans certains cas, et l'efficacité des préparations chlorurées comme le moyen palliatif le plus puissant que l'on possède lorsque la maladie est parvenue à ce haut point de suppuration.

CHAPITRE IV.

TRAITEMENT CHIRURGICAL DES ENGORGEMENS ET DES ULCÉRATIONS DE L'UTÉRUS.

Quand les maladies organiques de la matrice sont devenues rebelles aux ressources thérapeutiques de l'hygiène et de la médecine proprement dite, la chirurgie offre encore quelques chances de salut. Les moyens qu'elle emploie sont la compression, la cicatrisation, la ligature et l'ablation par l'instrument tranchant.

Compression.—La compression étant d'une application difficile et incertaine dans ces maladies, nous ne pourrions que répéter ici ce que nous en avons dit dans le cours de ce mémoire.

Cautérisation. — La cautérisation est spécialement

indiquée pour détruire les excroissances ou les végétations du museau de tanche. Elle convient aussi
dans les chancres simples qui ont résisté aux traitemens ordinaires; enfin, elle est encore applicable
aux ulcères carcinomateux ou cancéreux, dont la
base offre peu d'épaisseur. En règle générale, on ne
doit employer les caustiques que quand on est certain de pouvoir atteindre avec eux les limites du
mal; autrement, ils favorisent singulièrement l'extension de l'altération aux parties qu'elle n'avait pas
encore envahies, active la marche des affections
cancéreuses, et hâte leur terminaison funeste.

On préfère les caustiques potentiels à la cautérisation actuelle, et parmi ceux-ci, l'on choisit le nitrate
d'argent fondu, la potasse caustique, le beurre d'an-
timoine, les acides sulfurique et nitrique. Le nitrate
acide de mercure est préférable comme le plus actif
et le plus facile à appliquer de tous les caustiques;
et c'est celui auquel on a maintenant le plus souvent
recours.

Après s'être bien assuré, par le toucher et la vue,
de la nature positive de l'altération, de son siége, et
principalement de son étendue et de ses limites, on
couche la malade en travers sur son lit, afin que le
bassin étant sur le bord, les parties malades puissent
être bien en vue. Le spéculum est placé de manière
que son ouverture interne embrasse très-exactement
les points malades, et protège ceux qui ne le sont
pas, du contact ou de l'extension du caustique. Si

l'on se sert du spéculum brisé ou à branches multiples, on aura la précaution de placer l'instrument de telle sorte, qu'une de ses branches occupe la partie la plus déclive, afin qu'elle reçoive l'excès du caustique et lui serve de gouttière.

Dans tous les cas, on introduit au fond du spéculum un petit rouleau de charpie que l'on applique immédiatement au-dessous de la partie qui doit être cautérisée, afin d'absorber l'excédant du caustique.

Se sert-on de nitrate d'argent ou de potasse, on donne à ces substances la forme d'un cône large d'un pouce à sa base, et long de plusieurs. On le monte sur un porte-crayon, et on l'applique par la pointe ou par la base, selon l'étendue ou la forme de la partie à cautériser, et on le tient appliqué pendant un temps variable, selon l'épaisseur des parties malades.

Les caustiques liquides sont appliqués au moyen d'un pinceau de charpie monté sur une tige en bois ou en cristal; quand les végétations sont très-développées, ou lorsque l'engorgement sur lequel repose l'ulcère présente une certaine épaisseur, on maintient appliqués contre la partie affectée des bourdonnets de charpie imbibés du caustique.

Quand on juge que la cautérisation a été suffisante, on éponge l'escharre qu'elle a produite, avec des boulettes de charpie, afin d'absorber l'excédant du caustique, et dans la crainte qu'il n'agisse sur le vagin quand on aura retiré le spéculum. On peut encore, dans la même intention, pousser dans le vagin des injections à grande eau : ce dernier moyen, beaucoup plus certain, est préférable.

La cautérisation produit une escharre grisâtre ou jaunâtre, selon le caustique, laquelle se détache après cinq ou six jours.

Si une première cautérisation n'a pas suffi, on la renouvelle autant de fois qu'il est nécessaire pour détruire complètement toute la portion altérée, dût-on empiéter plus ou moins sur les parties saines : autrement, les récidives sont inévitables, promptes, et plus défavorables que n'était l'altération primitive, en ce que l'altération affecte l'organe plus profondément, et s'étend à des points désormais inaccessibles aux mêmes moyens thérapeutiques.

On reconnaît que la cautérisation a été suffisante, quand la chute de l'escharre laisse une surface qui se couvre de bourgeons cellulo-vasculaires, analogues à ceux qui se développent sur les plaies simples ; la cicatrice alors s'opère en peu de temps.

L'on reconnaît, au contraire, qu'il reste des parties encore altérées, lorsque quelques points de cette surface sont d'un blanc grisâtre, et quand le toucher y fait reconnaître une dureté remarquable et distincte au milieu de la souplesse des parties circonvoisines.

L'inflammation consécutive est le seul accident à redouter après la cautérisation. On la prévient par l'usage des injections, des bains, des fomentations

émollientes; on la combat ou on la modère, au moyen
de saignées générales et locales, etc. etc.

QUATRE-VINGT-DEUXIÈME OBSERVATION (1).

« Madame L. H***, blanchisseuse, âgée de cinquante-quatre ans, a eu une sœur qui est morte à
soixante, d'un cancer au sein. Réglée à treize ans, et
devenue mère à vingt-sept, elle commença à trente-
neuf ans à ressentir des douleurs dans les lombes,
les aines et la région hypogastrique, sans que le toucher me fît rien connaître de particulier dans l'u-
térus ni ses dépendances ; des bains , un régime
adoucissant , et parfois des sangsues aux lombes et
à l'hypogastre , furent les seuls moyens employés
jusque vers quarante-trois ans, en y joignant des
précautions relatives à l'exercice de la profession de
la malade, comme de ne pas plonger les mains dans
l'eau froide pendant la durée des règles, etc. A quarante-deux ans, aux souffrances ordinaires se joignit
un flux leucorrhéique habituel et assez abondant,
toujours sans lésion organique sensible au col de
l'utérus. Jusqu'à l'âge de quarante-six ans, je mis en
usage, à l'intérieur et à diverses reprises, de la ciguë
d'abord en substance, et ensuite en extrait, en y
joignant parfois l'emploi de bains rendus sulfureux
et des cataplasmes sur le ventre.

(1) Récamier, *Recherches sur le Traitement du Cancer*, etc., t. 1er,
page 332.

« En 1819, la malade étant âgée de quarante-six ans, et le flux leucorrhéique fort augmenté, je reconnus, avec le spéculum, que l'extrémité des lèvres du museau de tanche était excoriée et portait des fongosités de 8 à 10 lignes de long, que la base du col utérin était saine, mais que sa partie inférieure, quoique sans tuméfaction, était plus dense que dans l'état naturel. Après avoir fait comprendre à madame L***, que l'ablation de sa maladie me paraissait le seul moyen de guérison, j'obtins son consentement pour l'examiner avec M. le professeur Dupuytren, qui, s'étant trouvé du même avis que moi, fit l'opération le 13 novembre 1819. La malade étant placée comme pour l'opération de la taille, le col de l'utérus fut saisi par le museau de tanche, avec des pinces de Muceux, abaissé jusqu'à la vulve, et réséqué avec des ciseaux courbes sur le plat, au-dessus de tout ce qui parut malade.

« Cette opération fut suivie de la plus forte hémorrhagie que j'aie observée en pareille circonstance; des bourdonnets ne suffisant pas pour l'arrêter, j'eus recours à un petit verre à patte qui me servit de pessaire en bilboquet. Après l'avoir rempli de charpie, je l'introduisis dans le vagin où il me servit à rendre efficace le tamponnement, resté jusque là sans succès; j'appliquai ensuite, d'arrière en avant, sur le pied du verre qui dépassait les grandes lèvres, le chef descendant d'un bandage en T, et l'hémorrhagie fut arrêtée.

« Des douleurs et des symptômes inflammatoires s'étant manifestés dans la nuit suivante, je supprimai le bandage en T, et fis faire une saignée de bras et deux applications de sangsues sur l'hypogastre. Les avantages obtenus par ces moyens furent soutenus par des boissons émollientes, des cataplasmes sur le ventre et des bains tièdes. Le troisième jour après l'opération, j'enlevai les pièces les plus extérieures du tamponnement, et le quatrième, à cause de leur mauvaise odeur, je retirai les plus profondes, sans que l'hémorrhagie reparût.

« Le 3o novembre, je fis, de concert avec M. Dupuytren, une cautérisation avec un morceau de potasse-caustique, porté avec une tige sur la plaie mise à découvert par le spéculum. Cette cautérisation fut suivie, le lendemain, d'une hémorrhagie assez considérable.

« Le 4 décembre suivant, je fis une seconde cautérisation ; mais je me servis, cette fois, de nitrate acide de mercure, porté dans l'intérieur du col utérin avec de petits pinceaux de charpie, et sur la plaie avec des bourdonnets tenus au moyen d'une pince longue et recourbée. Cette cautérisation fut plus profonde que la première, car je pénétrai très-avant dans le col, sans autre accident que d'assez vives douleurs locales et sympathiques, qui furent dissipées en quelques jours par des bains, des cataplasmes, des injections et des boissons émollientes, qui cependant furent continués jusqu'à la fin du mois. Madame L***, étant guérie à la fin de janvier 1820, je lui fis établir un cautère au bras. J'ai souvent examiné cette personne dans les années suivantes, et n'ai rien trouvé qui pût faire craindre une récidive. Depuis l'opération, les règles n'ont reparu que deux fois à trois mois d'intervalle. J'ignorais sa situation depuis trois ou quatre ans, parce qu'elle habite la campagne; mais, étant venue à Paris, j'ai constaté la permanence de sa guérison.

« Le 6 octobre 1827, huit ans après la résection et la cautérisation du col utérin, la matrice a son poids et sa mobilité ordinaires; le fond du vagin est parfaitement souple; il n'y a point de flux leucorrhéique, et l'état général est aussi bon qu'on peut le désirer chez une personne de cinquante-quatre ans, rhumatique, et en proie à des chagrins violens. »

AMPUTATION DU COL DE L'UTÉRUS.

On a singulièrement usé, j'ai presque dit abusé de cette opération depuis quelques années; il est peu de séances d'une société savante où l'on n'ait cité un grand nombre d'amputations de cols utérins. Une opération est nouvelle, elle paraît offrir des difficultés que l'on est jaloux de surmonter avec adresse, elle est peu douloureuse pour la malade, ne lui fait par elle-même courir aucun danger, quel heureux champ pour moissonner de la célébrité!

puis les imitateurs à la suite qui se hâtent d'y glaner! Mais l'opération était-elle utile, nécessaire, indispensable? c'est ce dont on n'a pas pris la peine de s'informer.

A juger de la masse des faits par ceux que le désir de la publicité m'a fourni l'occasion d'examiner, je suis persuadé que l'amputation du col de l'utérus a été pratiquée dans un grand nombre de cas où elle était au moins inutile. Parmi les nombreuses pièces d'anatomie pathologiques colportées en triomphe dans toutes les académies médicales par le plus intrépide niveleur de cols utérins, nous avons distingué, et beaucoup l'ont vu comme nous, des cols ou des portions de cols utérins que l'on avait enlevés comme étant affectés d'engorgemens squirrheux, et qui étaient loin d'offrir même l'apparence de cet état. La souplesse et la mollesse des tissus de la partie enlevée, qui était seulement engorgée, et dans laquelle on pouvait encore très-distinctement reconnaître le parenchyme de l'organe, indiquaient suffisamment qu'il y avait eu ou inflammation chronique, ou simple engorgement, ou seulement hypertrophie. La dureté trompeuse de l'engorgement avait été produite par des liquides en circulation ou infiltrés, lesquels s'étant échappés après l'ablation de la partie, l'avait rendu presque à son état naturel.

Je ne puis m'empêcher de rapporter ici dans son entier une observation d'amputation du col de l'utérus insérée dans tous les journaux de l'époque, que l'on aurait alors publiée sur les toits si on l'eût osé, et qui prouve avec quelle légèreté l'on fonde la nécessité d'une operation de ce genre. Je transcris littéralement d'après l'un des nombreux journaux où se trouve consignée cette observation curieuse :

QUATRE-VINGT-TROISIÈME OBSERVATION.

Sur une amputation du col de l'utérus, pour un engorgement d'apparence squirrheuse de cet organe. (*Journal général de Médecine*, tome CIX, pag. 214; 1829.)

« Madame ***, âgée de trente-deux ans, d'un tempérament nerveux, devint mère à dix-huit ans pour la première et dernière fois. Elle croit avoir entendu dire que la matrice éprouva un déchirement pendant le travail qui fut très-pénible. Depuis lors, elle eut beaucoup de malheurs et de chagrins; onze années se passèrent sans qu'elle ressentît aucune douleur dans les organes génitaux. Ses menstrues étaient régulières et abondantes; mais, depuis deux ans, elles se dérangèrent et furent accompagnées de coliques et de malaises. Les approches de son mari déterminaient de la douleur.

Le 29 mars dernier, je vis la malade pour la première fois; son teint était jaune, la figure fatiguée, et les yeux environnés d'un cercle brunâtre. Depuis cinq ou six mois, elle éprouvait une grande chaleur

dans le fond du vagin, des pesanteurs sur le rectum, des douleurs de reins qu'elle rapportait au bas
des lombes, à la partie moyenne du sacrum et dans
l'aine gauche, avec gonflement passager de la région
iliaque de ce côté : la cuisse gauche était aussi de
temps à autre le siége de douleurs vagues; la marche la fatiguait plus que la droite, et elle était plus
sensible au froid. Les douleurs de la cuisse et de
l'aine gauche sont, au dire de la malade, très-an-
ciennes; elle les rapporte à un rhumatisme contracté
il y a douze ou quinze ans, après avoir long-temps
couché dans un lit adossé à un mur très-humide (le
côté gauche du corps répondait à ce mur).

« Depuis deux mois environ, madame *** éprouvait des élancemens dans le fond du vagin, un malaise général et un défaut d'appétit. Les alimens pas-
saient avec peine sur l'estomac, et la digestion s'exé-
cutait mal; elle était toujours accompagnée d'un
sentiment de pesanteur dans la région épigastrique,
et une constipation opiniâtre ne pouvait être vaincue qu'à force de lavemens émolliens, de petites
doses d'huile de ricin souvent répétées.

« A l'exploration, je découvris au fond du vagin
un gonflement bilobé, dur, renitent, qui occupait
la partie antérieure et postérieure de l'extrémité
inférieure du col de la matrice. Un enfoncement
paraissait entre ces deux tumeurs indiquer l'ouverture du canal vaginal utérin. J'examinai la tumeur
au spéculum brisé; elle me parut du volume d'un

œuf de poule, d'un rouge foncé, parsemée de taches violettes, brunâtres, avec deux petites ulcérations superficielles : la matrice était plus abaissée qu'à l'ordinaire, comme dans un léger *prolapsus*. Examinée de nouveau avec MM. les docteurs Péronneaux, de Besson et Bertrand, cette tumeur *nous sembla une de ces productions squirrheuses* qui, abandonnées à elles-mêmes, finissent par passer à l'état de cancer ulcéré, et subir la dégénérescence carcinomateuse, puis envahissent le corps entier de l'utérus, et souvent les organes voisins. Pour prévenir ces accidens, nous jugeâmes que l'ablation de la tumeur était le plus sûr moyen à opposer, attendu que la santé générale était encore bonne, que le mal était limité et ne paraissait pas s'étendre au-delà du col, que les bains, les injections émollientes, les sangsues dans le vagin, avaient été mis en usage jusqu'alors sans aucune espèce d'amendement. L'opération fut résolue et pratiquée le 8 août en présence des mêmes consultans.

« Je saisis la tumeur avec la pince de Muceux, j'abaissai le col de l'utérus; il ne put être amené entièrement au-dehors, mais cependant assez pour pouvoir l'enlever d'une seule pièce au moyen de deux incisions latérales et d'une troisième d'avant en arrière pour terminer la section; *aussitôt après, la portion extraite, devenue pâle, avait déjà moins de volume que sur place, et lorsqu'elle fut lavée, elle se retira sur elle-même et perdit les trois quarts au moins de sa grosseur, mais en conserva encore assez pour laisser voir l'engorgement blanc apparent dans les deux portions de la tumeur.* La postérieure paraît s'être développée dans l'épaisseur de la membrane muqueuse, tandis que l'antérieure a pris naissance sur l'extrémité vaginale du col même.

« L'hémorrhagie fut très-modérée au moment de l'opération, il y eut à peine deux palettes de sang répandu. Pendant trois jours il ne se manifesta qu'un écoulement sanguin analogue à des menstrues peu abondantes, puis il devint roussâtre, et le huitième il était blanc, épais, analogue à du pus de bonne nature.

« Pendant l'opération, la malade n'éprouva qu'un tiraillement dans le bas des reins, semblable à celui qu'éprouvent les femmes en couches. Les jours suivans, la fièvre traumatique fut si modérée, qu'on ne se crut pas obligé de pratiquer de saignées locales ni générales. Madame *** reposa deux heures la première nuit, cinq la seconde, et la troisième. Une diète rigoureuse fut observée pendant cinq jours ; le sixième on donna quelques alimens légers, et ils furent bien digérés. Nous n'éprouvâmes pendant deux jours qu'une rétention d'urine et non une suppression ; on vida la vessie au moyen de la sonde ; mais le troisième elle céda aux bains généraux et à des cataplasmes émolliens introduits dans le vagin. Depuis l'opération jusqu'à l'entière guérison, la malade ne fit usage que d'une tisane émolliente.

« La plaie résultant de l'ablation de la tumeur, offrait deux pouces d'étendue d'avant en arrière, et un et demi transversalement après l'opération. Le huitième jour nous l'examinâmes pour la première fois, et elle ne présentait guère qu'un pouce en tous sens. Les bourgeons charnus étaient d'un rouge vermeil, d'un bel aspect, et le pus amassé au fond du vagin était épais, bien lié, et d'un blanc jaunâtre. Le vingt-cinquième jour la plaie n'offrait plus que quatre à cinq lignes d'avant en arrière, et trois transversalement, et des bourgeons charnus de bel aspect, mais saillans et comme écrasés par une cicatrice blanche qui les environnait. Je les réprimai à trois différentes fois, et à quatre à cinq jours de distance, avec du nitrate acide de mercure; alors la cicatrice s'étendit et ne recouvrit cependant en entier la plaie que vers le cinquantième jour. Pendant les quinze à vingt derniers jours, on fit trois injections dans les vingt-quatre heures de chlorure d'oxide de sodium. (Une once étendue dans un litre d'eau.)

« La plaie n'était pas encore entièrement cicatrisée que les règles revinrent avec plus d'abondance qu'avant l'opération. La santé s'est bien rétablie; la figure a repris sa fraîcheur et sa teinte naturelle; les élancemens, les pesanteurs, la chaleur de la matrice ont disparu; l'appétit est revenu, les digestions se font bien, et les garderobes s'exécutent naturellement tous les matins sans avoir recours aux lavemens. L'abaissement de l'utérus a disparu. »

Je ne rapporterai que ce peu de mots sur la nature de l'engorgement : « *Aussitôt après, la portion extraite, devenue pâle, avait déjà moins de volume que sur place, et lorsqu'elle fut lavée, elle se retira sur elle-même, perdit les trois-quarts au moins de sa grosseur, mais en conserva encore assez pour laisser voir l'engorgement blanc apparent dans les deux portions de la tumeur!!!!* Ce fait n'a pas besoin de commentaires?

Fondé sur la possibilité d'obtenir par un traitement médical convenable, la résolution de la plupart des engorgemens du col de l'utérus, même avec des apparences squirrheuses bien plus tranchées encore que dans les cas où l'on a cru l'amputation nécessaire, je n'hésite pas à dire que cette opération doit être exclusivement réservée, relativement aux engorgemens sans ulcération, pour ceux contre lesquels auront échoué les moyens qui composent un traitement médical bien dirigé, et qui malgré cela présenteraient de la tendance à faire des progrès. Pour peu même que l'engorgement paraisse rester stationnaire, il vaut mieux attendre pour l'enlever que l'âge ait détruit la disposition organique qui peut occasioner l'extension de l'engorgement, sa dégénérescence cancéreuse, ou favoriser les récidives après l'amputation, alors même qu'on aurait amputé au-delà des limites du mal.

Je crois qu'il ne serait pas moins prudent, avant de se décider à l'opération, d'essayer si par des moyens convenables, la maladie ne serait pas susceptible de guérison, ou au moins d'être enrayée, dans les cas même d'ulcères cancéreux, de cancers ulcérés, etc. Les réflexions que nous avons déjà présentées sur l'époque la plus opportune pour opérer les cancers en général, trouvent ici leur application. Il faut aussi se rappeler que dans les cas où il y a affection cancéreuse bien caractérisée, quelque bornée qu'elle paraisse au col de l'utérus, elle peut étendre ses ravages à des profondeurs variées, d'une manière inappréciable. Dans ces cas, l'opération, dont le moindre inconvénient serait d'être inutile, peut être très-défavorable en activant les progrès des altérations co-existantes. Enfin, la circonstance du caractère héréditaire qu'aurait une altération cancéreuse deviendrait une contre-indication formelle à toute opération qui aurait d'autre but que de procurer un soulagement momentané, car, dans ce cas, la récidive est presque inévitable, ou, du moins, le plus souvent imminente.

La malade que l'on veut disposer à subir l'amputation du col de l'utérus, doit être quelques jours à l'avance soumise aux moyens qui ont pour but de faciliter l'opération et de prévenir la disposition aux accidens inflammatoires qu'elle peut occasioner. On pratiquera une ou deux saignées préparatoires, on mettra la malade à la diète; les bains entiers et de siége, les lavemens, les boissons laxatives, seront mis en usage. On appliquera à plusieurs reprises le spéculum, à

quatre ou à deux branches, pour accoutumer insensiblement la vulve et le vagin à une dilatation qui
permette à l'opérateur de manœuvrer avec le plus
de facilité possible.

Le moment de l'amputation étant arrivé, on place
la malade comme pour l'opération de la taille, on
applique le spéculum brisé auquel on donne le degré
d'ouverture convenable pour bien mettre à découvert la partie malade et laisser un champ libre aux
instrumens et aux doigts de l'opérateur.

L'amputation peut être faite sur place, c'est-à-dire
le col conservant à peu près sa position normale;
mais, comme par ce procédé l'on ne peut aussi bien
apprécier les limites de la maladie ni opérer avec autant de facilité, il est généralement réservé pour les
cas où l'utérus ne peut être abaissé, comme aussi pour
ceux dans lesquels la maladie du col est de nature à
ne pas permettre de prise aux instrumens attracteurs
ou fixateurs, comme, par exemple, dans le cancer
mou ou son hypersarcose, dans le cancer fongueux,
etc. C'est pour les cas de ce genre que le professeur
Dupuytren a imaginé une sorte de *cuiller tranchante*,
instrument plus facile à manier et plus commode,
avec lequel on peut enlever les couches plus ou
moins profondément altérées de la surface interne
du corps même de la matrice.

Dans les cas contraires, et quand la maladie est
limitée au col, des ciseaux courbes, tels que les employait Osiander, ou mieux encore un bistouri bou-

tonné et courbé sur le plat, sont suffisans. On doit encore au génie inventif du chirurgien de l'Hôtel-Dieu un autre instrument qui consiste en un anneau d'acier à tranchant circulaire sur sa concavité, et monté sur un manche fixé perpendiculairement. Le col est préalablement engagé dans l'anneau tranchant, puis on l'incise en imprimant à l'instrument des mouvemens de rotation.

La raison, et plus encore l'expérience, ont démontré l'inconvénient de ces instrumens; peut-on, en effet, comparer l'opération, toute machinale, que l'on fait par leur moyen, à celle dirigée par les sens de l'opérateur? Cette réflexion s'applique nécessairement aussi aux instrumens dont MM. Hatin et Colombat ont enrichi, l'on pourrait dire encombré l'arsenal chirurgical, et qui ont pour but de diviser le col utérin sur place.

L'instrument de M. Hatin se compose de deux parties : l'une, qui s'introduit dans le col, s'y ouvre et fixe cette partie; l'autre est formée par deux lames tranchantes séparées, articulées en forceps, et qui divisent le col utérin de la circonférence au centre, sur la tige du fixateur.

Dans l'instrument de M. Colombat, la partie malade est saisie par une sorte de pince à double airigne analogue à la pince de Muceux, tandis que par le jeu d'un tranchant transversal dépassant ce premier instrument, on coupe circulairement le col au-dessus des crochets.

Dans les cas ordinaires, le bistouri boutonné est donc l'instrument que l'on doit préférer.

Le chirurgien, placé entre les cuisses de la malade, dirige ses instrumens à travers le spéculum, ou mieux le long du doigt indicateur de la main gauche qui sert de guide, surtout quand l'engorgement est trop volumineux pour pouvoir être embrassé par le spéculum. Se sert-on de la double airigne ou de la pince de Muceux pour fixer le col qui doit être amputé et amener l'organe le plus près possible de la vulve, on a l'attention de n'exercer que des tractions légères et graduées, et dans la direction des axes du bassin; on peut favoriser la descente de l'utérus en pesant sur son fond à travers la région hypogastrique; ce temps de l'opération est le plus long et le plus douloureux pour la malade.

Un aide est chargé de maintenir le col utérin, ainsi amené près de la vulve et rendu plus ou moins saillant; il le soulève, afin de permettre au chirurgien de commencer la division par la partie inférieure (postérieure du col), autrement le sang, provenant de la section, empêcherait de voir bien exactement la direction que l'on donne à la division. Cet aide incline ainsi successivement le col du côté opposé à celui sur lequel le bistouri va être appliqué, pour favoriser la section de la circonférence du collet de la tumeur à des hauteurs convenables. La section doit être faite lentement, et toujours précédée du doigt explorateur, qui a la triple fonction d'écarter les petites et grandes lèvres du tranchant de l'instrument, d'indiquer les limites de la maladie, et d'y diriger le bistouri.

Je ne parlerai, que pour en faire mention, du procédé d'Osiander, qui fixait et attirait vers la vulve le col engorgé, au moyen de deux anses de fil qu'il passait préalablement à travers la tumeur. Je dirai aussi que quelques opérateurs, et entre autres Joseph Giorgi, se servaient dans le même but du forceps de Smellie.

Quel que soit le procédé mis en usage pour enlever tout ou partie du col utérin, on ne doit point laisser le moindre vestige des parties altérées; celles qui auraient échappé à la première section doivent être enlevées de suite, soit par le même moyen, soit à l'aide de ciseaux recourbés sur le plat, ou détruites par le caustique.

La division du col de la matrice étant en général sans douleurs intenses, deux seuls accidens sont à craindre après l'opération, l'hémorrhagie et l'inflammation.

L'hémorrhagie n'est jamais inquiétante, et il serait d'ailleurs facile de s'en rendre maître au moyen du tamponnement, si les injections froides étaient insuffisantes, ou en cautérisant les points qui fournissent le sang avec un stilet boutonné rougi à blanc et dirigé à l'aide du spéculum.

L'inflammation est prévenue ou combattue par les moyens qui ont été indiqués dans le même but, en parlant de la cautérisation. Néanmoins l'on ne peut toujours ni la prévenir, ni s'en rendre maître, ni empêcher ses funestes résultats.

QUATRE-VINGT-QUATRIÈME OBSERVATION.

(Communiquée par M. Hervez de Chégoin.)

Une femme de trente-neuf ans était affectée d'un engorgement du col de l'utérus, représentant un énorme champignon. M. Hervez de Chégoin en fit l'amputation avec toute l'attention possible et le talent qu'on lui connaît. Le sixième jour, après l'opération, la malade succomba à une métro-péritonite, contre laquelle échouèrent les moyens les plus rationnels et les mieux dirigés.

Les résultats heureux de l'amputation du col utérin, sont : la cessation subite des douleurs auxquelles la malade était en proie, la suspension des écoulemens fétides, le retour de toutes les fonctions de l'utérus à leur état normal; les règles se rétablissent, et les femmes peuvent, après avoir subi cette opération, devenir enceintes et accoucher heureusement, comme M. Lisfranc l'a prouvé par plusieurs exemples.

Les résultats malheureux dépendent immédiatement de l'inflammation qui, de l'utérus, se propage au péritoine, médiatement de la récidive de la maladie, soit que quelques portions du tissu malade aient échappé à l'opérateur, ou que, par leur siége, les limites de l'altération n'aient pu être atteintes par l'instrument (*voy.* pag. 397, l'obs. communiquée par M. le docteur Hervez de Chégoin), soit enfin que la prédisposition organique, qui a présidé au développement de la première maladie, ait suscité la récidive dans les parties utérines épargnées par l'instrument, bien qu'elles fussent intactes au moment de l'opération. Il peut encore arriver que la maladie ne soit pas bornée à l'utérus, mais qu'elle existe en même temps, soit dans les annexes de cet organe, soit dans les parties plus ou moins éloignées. Toujours est-il que dans ces cas, les altérations co-existantes semblent marcher plus rapidement après l'opération, et précipiter la mort qui, sans l'amputation, ne serait très-probablement arrivée que beaucoup plus tard. M. Lisfranc cite, parmi ses insuccès, un cas dans lequel des tubercules cancéreux, qui existaient dans les ovaires et tout le long de la colonne vertébrale, en même temps qu'un engorgement de même nature du museau de tanche, occasionèrent la mort de l'opérée, au bout d'un assez court espace de temps. Ces altérations, profondes et méconnues, prirent, après l'amputation du col, une marche rapide qu'elles n'avaient point offerte avant l'opération.

Un savant et consciencieux confrère, à l'amitié duquel je dois plusieurs faits importans consignés dans ce mémoire, avoue que ses insuccès dans cette opération, qu'il a eu occasion de pratiquer un cer-

tain nombre de fois, le feraient maintenant hésiter à
y recourir.

De quelle importance ne serait-il pas pour éclairer les praticiens, autant que dans l'intérêt de l'humanité, de publier les histoires bien circonstanciées
des malades qui ont été opérées jusqu'à ce jour, d'in-
sister sur les signes pathologiques et les accidens
qui ont pu rendre les opérations nécessaires, de décrire exactement les caractères anatomiques qu'ont
présentés les parties amputées, et enfin de donner
des nouvelles consciencieuses de toutes les opérées
quelques mois après l'opération? A combien se ré-
duirait la proportion des succès?

Jusque là l'on devra être d'une extrême réserve
dans l'emploi de ce moyen chirurgical.

En prenant en considération, d'une part les faits
malheureux que nous avons rapportés, et d'une autre
part les observations *que nous avons recueillies* de succès obtenus par les seules ressources de la médecine,
dans le traitement des différentes altérations du col
de l'utérus, nous pouvons en déduire quelques règles
générales sur la nécessité, la contre-indication ou
l'inutilité de l'amputation du col de l'utérus.

1° L'amputation du col doit être rejetée pour les
cas de simple engorgement sans ulcération profonde
du col utérin : du moins ne devra-t-on y avoir recours
qu'après que l'on aura essayé sans succès des moyens
médicaux ordinaires.

2° Elle doit être également rejetée ou retardée,

toutes les fois que l'altération, quelle que soit sa nature, paraît rester stationnaire, ou que l'on a quelque espoir de prévenir son développement ultérieur par tout autre moyen.

3° Elle sera définitivement rejetée lorsqu'on soupçonnera que la maladie n'est pas limitée au col, ou qu'elle se trouvera hors de la portée des instrumens, ou qu'elle affectera simultanément d'autres organes.

4° On devra encore tenir compte des circonstances qui peuvent faire présumer la prédisposition héréditaire, cas dans lequel la récidive est presque inévitable, ainsi que nous l'avons dit précédemment.

5° Peut-être aussi serait-il nécessaire d'attendre, pour opérer, que l'âge ait détruit la prédisposition organique ou vitale, qui, si l'on opérait avant cet heureux effet de l'âge, rendrait la récidive également inévitable.

D'après ces considérations, l'amputation du col de l'utérus se trouverait indiquée dans le très - petit nombre de cas dans lesquels la maladie 1° est limitée au col de l'utérus; 2° est bien positivement de nature à ne pouvoir céder aux moyens thérapeutiques ordinaires (tels que le cancer mou, le cancer avec fongus hématode ou excroissances carcinomateuses, le cancer ulcéré); 3° et en dernier lieu, quand la marche de l'affection est si rapide, et les accidens tels que la vie des malades menace d'être bientôt compromise. Hors ces cas, il est prudent de tem-

poriser et de tenter la guérison par les méthodes
thérapeutiques les plus rationnelles, ou du moins
de chercher à rendre la maladie stationnaire, ou
enfin de se borner au traitement palliatif.

EXTIRPATION DE L'UTÉRUS.

Si l'amputation du col de l'utérus ne réussit pas
dans un certain nombre de cas, si les succès de cette
opération sont contestables dans le plus grand nombre des autres, du moins n'a-t-elle rien de bien
effrayant pour le chirurgien qui la pratique, ni de
bien douloureux pour la malade qui la subit. On
n'en peut pas dire autant de l'extirpation de l'utérus.
A part les cas dans lesquels la nature a fait plus de
la moitié des frais de l'opération en précipitant cet
organe hors de la vulve, en l'isolant ainsi des parties
importantes avec lesquelles il est en rapport dans
l'état ordinaire, en ayant aussi par là préparé de
longue main à l'habitude du vide que l'absence de
la matrice occasione dans la cavité pelvienne; à part
ces cas, dis-je, dans lesquels l'ablation facile, peu
douloureuse, compte des succès incontestables, l'extirpation de la matrice constitue une des opérations
les plus effrayantes, même pour le chirurgien le plus
téméraire, et des plus dangereuses pour les malades.

Il est encore bien plus difficile dans les cas pour
lesquels on a proposé l'extirpation de l'utérus, de

reconnaître les limites du mal; il est même impossible de savoir s'il est borné à l'utérus, ou si l'altération ne s'étend pas jusqu'à ses annexes ou aux parties circonvoisines; on ne peut pas plus prévoir si l'organe est libre ou s'il a contracté des adhérences, qui rendent l'opération incomplète, si l'on ménage les organes adhérens, ou éminemment dangereuse, si on les intéresse comme cela est arrivé aux opérateurs les plus consommés dans leur art. Le professeur Roux n'a pu éviter d'ouvrir la vessie, et, avant lui, le même accident était arrivé à Sauter.

Les méthodes opératoires pour l'extirpation de la matrice varient selon 1° que l'organe malade se trouve précipité hors de la vulve; 2° que l'organe occupant la place ordinaire peut être abaissé et amené plus ou moins complètement au dehors; 3° que la matrice enfin est invariablement fixée dans sa position normale.

Extirpation par arrachement. — Lorsque l'utérus est sorti de la vulve, rien n'est plus facile que d'en faire l'ablation. Je passe rapidement sur l'extirpation par arrachement, procédé employé par ignorance de la nature de la tumeur que l'on a prise pour un polype, et dont le véritable caractère n'a été reconnu qu'après l'opération. Quoique les malades aient pu guérir, comme Siebold et Wrisbeg en rapportent des exemples, on conçoit qu'un tel procédé doit être rejeté.

Extirpation par l'instrument tranchant. — La section du pédicule vaginal par l'instrument tranchant expose à l'hémorrhagie, à la pénétration de l'air dans

la cavité du péritoine par la large ouverture que lais-
sera l'ablation de l'utérus, et dont une péritonite mortelle sera le résultat. Elle ne pourra même pas être
évitée par la précaution de fermer la plaie par un
point de suture, ainsi que le fit Wolff, chirurgien
habile de Hanovre, en 1824. L'opérée, immédiatement frappée de péritonite et de pleurésie, mourut
deux jours après l'opération.

Extirpation par la ligature. — On embrasse le
pédicule vaginal avec une ligature circulaire, ou
mieux encore, on le comprend dans deux ligatures
dont on l'a d'abord traversé d'avant en arrière au
moyen d'une aiguille. Par ce dernier procédé, dû à
M. Récamier, l'on comprend moins de parties dans
la ligature, puisque chacune n'a que la moitié du pédicule à étreindre; il a en outre l'avantage d'empêcher les ligatures de glisser et de s'échapper après
l'ablation de la tumeur.

Si ce procédé a l'inconvénient d'être plus douloureux que la section et de provoquer de l'inflammation dans les parties étreintes par la ligature, il ra-
chète bien ces désavantages par l'obstacle qu'il oppose
et à l'hémorrhagie et à la pénétration si dangereuse
de l'air dans la cavité péritonéale.

Ligature et section. — La ligature étant appliquée,
doit-on abandonner à elle-même la chute de l'organe, ainsi que l'ont fait MM. Baxter, Rheineck,
Schan, Johnson, Newham, Gallot, Gooch et Davis?
Mais les accidens qui résultent de l'inflammation et

de la putréfaction des parties étreintes ont engagé MM. Windsor, en Angleterre, et Récamier en France, à extirper l'utérus par incision au-dessous de la ligature.

Dans tous les cas, il est très-important de s'assurer avant d'appliquer la ligature, si quelque anse intestinale ne se trouve pas engagée dans le cul-de-sac renversé que forme le vagin, et qui pourrait être comprise, soit dans la section, ainsi que Van Heer en rapporte un exemple, soit dans la ligature, comme la chose est arrivée chez une femme dont le docteur Rheineck cite l'Observation.

L'utérus n'est pas déplacé, mais la laxité des parties permet de l'attirer au dehors? les moyens propres à opérer ce déplacement sont les mêmes que ceux que j'ai indiqués à l'occasion de l'amputation du col.

Si l'on parvenait à précipiter complètement la matrice, il ne resterait plus qu'à employer les mêmes procédés qui ont été conseillés dans le cas de précipitation naturelle, savoir : la ligature et la section au-dessous, ainsi que M. Récamier l'a pratiqué (1).

Extirpation de la matrice sur place. — Lorsque la matrice est fixée à sa place normale par la tension et la rigidité de ses ligamens, on peut encore amener cet organe plus ou moins près de la vulve. Ce déplacement rend-il l'opération plus facile et moins dangereuse?

Cette opinion, partagée par MM. Récamier et Du-

(1) *Recherches sur le Traitement du Cancer*, tome Ier, page 338.

puytren, a été combattue par M. Gendrin (1). Dans le procédé particulier que ce médecin propose, il conseille, au contraire, de refouler en haut l'utérus au moyen d'un gorgeret en bois. Il a pour but, en écartant du col utérin la portion de vagin qui s'y réfléchit et l'embrasse, d'en éloigner en même temps les artères utérines et de les mettre tout d'abord à portée de recevoir les ligatures. Ce procédé n'a été essayé que sur le cadavre.

Les praticiens diffèrent sur le point par lequel on doit commencer l'incision du vagin. Les uns séparent d'abord l'utérus de la vessie (Récamier et Roux), d'autres commencent par la partie postérieure (Blundell); M. Gendrin attaque d'abord les parties latérales pour atteindre les ligamens et se rendre de suite maître de l'hémorrhagie. Langenbeck veut que l'on dissèque le péritoine sans l'ouvrir; le plus grand nombre des opérateurs incisent cette membrane pour aller saisir les ligamens, y appliquer des ligatures et les diviser.

L'utérus étant séparé dans un point, doit-on le renverser, soit d'arrière en avant (antéversion) (Sauter, Roux, Récamier), soit d'avant en arrière (Blundell), pour compléter plus parfaitement sa séparation totale? Ou bien convient-il mieux de faire la séparation sur place et d'amener directement l'utérus quand il aura été entièrement isolé, comme le voudrait M. Gendrin?

(1) *Journal général de Médecine*, octobre 1829.

Une analyse succincte des principaux faits connus d'extirpation de la matrice fera mieux concevoir les règles à suivre et les divers procédés que l'on a conseillés pour cette opération. Elle donnera aussi une idée plus précise des difficultés que l'on peut rencontrer, et cependant nous ne rapporterons que ceux de ces faits dans lesquels l'opération a été couronnée d'un plein succès.

Gulbertat avait proposé d'inciser la ligne blanche au-dessus des pubis, d'aller saisir l'utérus à travers cette ouverture, de couper avec des ciseaux tout ce qui retenait l'organe, et de l'amener par cette plaie abdominale. Ce procédé, qui entraînerait des dangers inévitables, n'a été pratiqué qu'une fois, et la malade a succombé en vingt-quatre heures.

QUATRE-VINGT-CINQUIÈME OBSERVATION.

Extirpation de l'utérus, pratiquée par M. Sauter, médecin à Constance, en 1822. (*Mélanges de Chirurgie étrangère*, 1824, Genève, page 246.)

Geneviève Woldrof a eu six couches heureuses, la dernière en 1811. Cessation des règles en 1817. Vers le milieu de l'année 1821 perte abondante accompagnée de douleurs poignantes aux aines, aux pubis et au dos. En octobre 1821 M. Sauter trouva le col et l'orifice utérins garnis, à la partie postérieure surtout, de grosses excroissances dures, rugueuses, très-dou-

loureuses, et saignant au moindre attouchement (1);
état général d'épuisement. Sous l'influence de l'usage
de la sabine, la perte s'arrêta, les douleurs disparurent, l'appétit revint, et les forces se relevèrent. Les
indurations du col de la matrice semblèrent diminuer, s'amollir, et perdre de leur sensibilité douloureuse. En novembre, retour des mêmes accidens,
écoulement fétide et sanieux...... Il ne fut plus possible de méconnaître la transition du squirrhe à l'état
de vrai cancer utérin, la sabine, l'acide hydrocyanique, la ciguë, furent sans résultats ; les excroissances
augmentent, remplissent le vagin, empêchent les
déjections en comprimant le rectum. Le 16 janvier
1822, diarrhée, faiblesse excessive, douleurs atroces ;
l'opération fut décidée. La malade avait alors cinquante ans.

Le contour extérieur du carcinôme se bornait à la
totalité du col utérin jusqu'au cul-de-sac du vagin
exclusivement ; un très-petit espace séparait l'utérus
du rectum : le doigt pouvait pénétrer jusque dans la
cavité utérine à travers des ulcères et des fongosités.

Le 28 janvier 1822, à deux heures après midi, on
place la malade horizontalement en travers du lit,
on tient les genoux écartés, et l'on vide la vessie et
le rectum. « Je tentai, dit M. Sauter, d'abaisser l'u-
« térus avec mon doigt, agissant comme un crochet ;
« mais les fongosités se déchirèrent et saignèrent

(1) C'était probablement une métrite granulée. *Voy.* pag. 85 de ce
Mémoire.

« sans que la matrice s'abaissât. Il fallut y renoncer.

« J'introduisis alors l'index et le médius gauches sous
« le pubis jusqu'au cul-de-sac du vagin ; je glissai en-
« tre les deux doigts un couteau convexe, arrondi
« par le bout, à manche long et fixe, avec lequel je
« coupai le vagin sur l'utérus, faisant immédiatement
« pénétrer mon doigt dans l'ouverture, que j'ache-
« vai tout autour du vagin, ce que je fis sans inter-
« ruption et sans accidens. Pour détruire les attaches
« latérales, j'introduisis un doigt dans la matrice et
« la tirai en bas, tandis qu'avec le manche du cou-
« teau ou avec l'index droit je déchirai le tissu cellu-
« laire; mais l'adhérence était si forte que le moyen
« ne réussit pas. Une masse de fongosités se détacha
« en partie et vint faire saillie à la vulve. J'employai
« alors une pince avec laquelle je saisis la paroi anté-
« rieure du col et la tirai, tandis qu'avec le manche
« du couteau et une spatule en baleine je cherchai
« à détacher l'utérus de la vessie. Mais plusieurs
« tentatives douloureuses furent vaines, la pince
« échappa emportant avec elle une portion de la
« tumeur.

« L'opération durait depuis une demi-heure.......
« Je renonçai à toute espèce d'abaissement et de sépa-
« ration, et je me décidai à couper net au-dessus du
« fond de la matrice. Pour cela, j'introduisis deux
« doigts de la main gauche dans le vagin, entre la
« vessie et la matrice; je conduisis entre eux le scal-
« pel; je saisis, avec l'index recourbé, une portion du

« tissu cellulaire que je coupai près de l'utérus, jus-
« qu'à ce que mes doigts parvinssent dans l'abdo-
« men; ensuite peu à peu je coupai le péritoine en
« avant, en haut, et jusqu'aux attaches latérales les
« plus élevées. J'introduisis alors toute la main gau-
« che dans le vagin, et je pénétrai ainsi dans l'ou-
« verture du péritoine, où je détruisis de chaque
« côté les attaches latérales et détachai les ovaires,
« les ligamens, etc. ; je saisis ensuite la matrice au-
« dessous de son fond, et je cherchai à la renverser.
« Pendant cette tentative, la malade, irritée par ma
« main et par les douleurs, poussa très-fort. Je sentis
« alors les intestins se presser sur ma main et se pré-
« cipiter dans le vagin ; je fus obligé de les repousser
« dans l'abdomen ; je ressaisis la matrice, la malade se
« raidit de nouveau, et la même chute des intestins
« s'opéra. Je revins à la charge une troisième fois,
« tandis qu'un aide refoulait en haut les intestins et
« comprimait l'abdomen au-dessus des pubis; je
« réussis alors à renverser la matrice, et à amener
« son fond jusqu'au bord des grandes lèvres; les in-
« testins la suivirent et remplirent le bassin; un aide
« les retint, au moyen de trois doigts introduits par
« la vulve. Pendant ce temps, je détachai avec l'ins-
« trument tranchant la paroi postérieure et les at-
« taches latérales, ce qui se fit aisément et sûrement.
« Je replaçai les intestins dans leur situation natu-
« relle, et les y maintins avec un gâteau de charpie
« sèche, destiné à les garantir de l'air et des styp-

« tiques (alun). La femme fut mise dans une position
« horizontale qu'elle garda ; la malade ne perdit
« qu'environ une livre et demie de sang. »

Après l'opération, sueur froide, douleurs d'estomac (vin, éther, teinture d'opium), sensation brûlante dans le vagin.

29. — Faiblesse, pouls petit, écoulement d'un liquide séreux par la vulve, trois vomissemens, sommeil, soif ardente, transpiration, chaud.

30. — Vagin en contact avec l'alun, sec et rude au
toucher, vomissemens, abdomen douloureux, tym-
panisé, urines involontaires. (Potion composée de
teinture d'opium, liqueur d'Hoffmann, liqueur de
corne de cerf succinée, eau de menthe et mucilage
de gomme arabique.)

31. — Nourriture, décoction de quinquina avec
éther acétique, injection avec une décoction de saule
et la teinture de galbanum.

6 Novembre. — La malade s'assied sur son lit,
sans se plaindre de la moindre sensation ; le péritoine
paraissait consolidé en forme d'entonnoir, urines
volontaires.

10. — La malade se lève, la peau et les lèvres se
colorent.

13. — OEdème qui des pieds gagne tout le corps,
des escharres se détachent des différens points du
vagin, l'œdème disparaît pendant une sueur abondante le 21.

Le 16. — La plaie était parfaitement guérie.

Le 22 mars, vomissemens, diarrhée traitée par le quinquina, l'éther et l'opium.

Le 26 mai, violente indigestion occasionée par de la choucroûte; mort le 1er juin.

Cette observation a de remarquable, 1° l'origine de l'altération, qui me paraît avoir consisté en une inflammation granulée du col de l'utérus, susceptible de résolution. Cette heureuse terminaison fut en partie obtenue. N'aurait-on pas pu espérer l'obtenir plus complète, si l'on eût mis en usage des moyens thérapeutiques plus convenables que ceux qui furent employés?

2° La longueur et les difficultés de l'opération.

3° L'absence d'hémorrhagie notable, bien qu'aucune ligature n'ait été appliquée.

4° La guérison complète, la mort ayant été le résultat d'un accident indépendant de l'opération. La nature de l'altération qui appartenait plus aux phlegmasies avec ramollissemens et végétations qu'aux véritables cancers, ne devait-elle pas ôter toute crainte de récidive?

QUATRE-VINGT-SIXIÈME OBSERVATION.

Extirpation de l'utérus, par M. Blundell, professeur d'accouchemens à l'hôpital de Guy (Angleterre).

M. Blundell a pratiqué quatre fois cette opération; elle a été mortelle dans trois cas : nous rapporterons seulement celui qui a été suivi de succès.

Une femme de cinquante ans, disposée à l'obésité, fut prise d'un écoulement âcre et d'une métrorrhagie tellement abondante, qu'elle perdait par
jour deux pintes (probablement anglaises) de sang.
OEdème, pâleur, faiblesse et défaillances fréquentes...
Quoique la femme parût cachectique, et présentât
toute l'apparence des femmes qui succombent aux
progrès d'une ulcération utérine, on ne pouvait
cependant la regarder comme dans un état au-dessus
des ressources de la chirurgie.

A l'examen, M. Blundell reconnut que l'utérus
était mobile, et avait environ le volume d'un œuf
d'oie. Col ouvert et gonflé, et d'une dureté comme
cartilagineuse : sur cette masse s'était formée une
ulcération du diamètre d'un schelling environ. Les
tissus environnans paraissaient sains, ainsi que la
vessie et le rectum..... M. Blundell jugea qu'il y
avait un cancer ulcéré de l'utérus, et que l'extirpation de cet organe était la seule ressource que l'art
pût offrir.

Opération le 19 janvier, huit à neuf mois après le
commencement présumé de la maladie.

La malade étant couchée sur le côté, sur le bord
d'un lit, le corps fléchi, M. Blundell porta les doigts
index et médius de la main gauche dans le vagin, qui
servirent à conduire une sorte de scalpel à disséquer,
à lame tranchante, et montée à angle de 15 à 20 degrés, sur une tige longue et terminée par un large

manche. Il incise d'abord le cul-de-sac vaginal en arrière, de manière à pénétrer dans la cavité péritonéale, entre la matrice et le rectum. Cette division fut faite lentement et fréquemment interrompue, pour laisser aux doigts conducteurs la facilité de s'assurer des rapports du rectum, et de l'éviter. L'ouverture faite de manière à permettre l'introduction de la première phalange de l'indicateur, celui-ci servit de guide à l'instrument pour agrandir l'ouverture dans la direction de l'insertion du ligament large gauche. Avec un instrument analogue au précédent, mais monté en sens opposé, l'incision fut prolongée de la même manière du côté droit. M. Blundell sentit alors les intestins, mais il sut les éviter par la précaution qu'il prit de tenir la pointe de l'instrument appliquée contre la palpe de l'indicateur.

L'opérateur introduisit ensuite la main gauche dans le vagin, et deux doigts de cette main à travers la division postérieure jusqu'au fond de l'utérus. Ils servirent à y conduire et y fixer un double crochet monté sur une tige de 11 pouces de long. Cette partie de l'opération fut peu douloureuse. Par ce moyen on put attirer l'utérus en en-bas, renverser son fond vers la pointe du coccyx, et amener l'organe dans la paume de la main placée dans le vagin. Cette manœuvre fut très-douloureuse. M. Blundell coupa alors les ligamens larges auprès de l'utérus; il sépara cet organe de la vessie en prenant des précautions pour ne pas en blesser le col ni les uretères, et la matrice fut ainsi entièrement isolée. L'opérateur laissa quelques points indurés du vagin, se proposant de les enlever plus tard, s'il y avait indication. L'opération dura une heure.

Lorsque ce fait a été publié, cinq mois après l'opération, la malade était parfaitement rétablie.

QUATRE-VINGT-SEPTIÈME OBSERVATION.

Ablation de l'utérus cancéreux, par M. le professeur Récamier (1).

Madame B***, âgée de cinquante ans, à tempérament éminemment nerveux, a été réglée à douze ans et demi, devint mère à vingt-et-un, vingt-huit et trente-cinq ans. A quarante-cinq, ictère de six semaines, et dysménorrhée pendant quatre mois. A quarante-neuf ans, diminution et irrégularité des menstrues avec douleurs obtuses dans le siége, sentiment de lassitude dans les régions lombaires, écoulement successivement séreux, sanieux et fétide. Huit mois après l'invasion de ces accidens, M. Récamier trouva la lèvre antérieure du museau de tanche rongée postérieurement par un ulcère sordide et fongueux, qui avait détruit la lèvre postérieure, et s'étendait sur la paroi recto-vaginale. Le toucher fit reconnaître deux tumeurs séparées par un sillon, et qui paraissaient être formées par l'utérus surmonté d'une bosselure, ou par le col tuméfié et le corps de l'organe.

(1) *Recherches sur le Traitement du Cancer,* tome Ier, page 519.

Le 26 juillet 1829, l'opération est pratiquée de la manière suivante :

Position de la malade comme pour l'opération de la taille. On fixe la lèvre antérieure du museau de tanche avec une forte pince airigne placée d'avant en arrière. On abaisse l'utérus, et pour assurer le déplacement on fixe une seconde pince airigne placée transversalement. Incision transversale du vagin seulement, et de droite à gauche, sur la partie antérieure et inférieure de la tumeur, au moyen d'un bistouri convexe boutonné, dirigé par l'index de la main gauche. Dissection du tissu cellulaire qui unit le vagin et la vessie à la face antérieure de l'utérus. Ouverture du repli du péritoine le plus près possible de la surface de la tumeur; introduction de l'index dans l'ouverture péritonéale, et agrandissement de cette ouverture à droite et à gauche avec un bistouri boutonné herniaire, droit et peu tranchant.

Le même bistouri sert à couper de haut en bas les deux tiers supérieurs du ligament large gauche, en rasant le bord correspondant de l'utérus, jusque vers le sillon qui le sépare du col; immédiatement après, même dissection du ligament droit.

L'index de la main gauche est aussitôt porté derrière le reste du ligament large droit, et le pouce en même temps placé en avant et en dehors. Ces doigts fixent le ligament et servent de conducteurs à une aiguille courbe montée sur un manche, percée à la pointe et armée d'un fil fort destiné à embrasser ce qui reste du ligament large où se trouve l'artère utérine. On serre ce fil à l'aide du serre-nœud. La ligature du coté gauche est appliquée de la même manière; on achève ensuite la section des ligamens avec le bistouri herniaire, et l'on parvient au vagin que l'on divise. L'utérus sort alors de la vulve, et il ne reste plus qu'à diviser le repli péritonéal qui est entre la matrice et le rectum; enfin on coupe le vagin postérieurement.

Cette opération a duré vingt minutes. La partie la plus douloureuse fut l'abaissement de la matrice; il n'y a pas eu trente onces de sang perdu par la division des tissus. L'épiploon s'était montré, on le réduisit. Les fils des ligatures furent relevés sur les aines. La malade fut placée horizontalement, et il n'y eut pas d'autre pansement.

Deuxième jour de l'opération. —Pouls, quatre-vingt-dix pulsations; ventre un peu élevé, sans douleur; cathétérisme répété. *Saignée de six onces; cataplasmes; tisane de lin.* Sommeil.

Troisième jour. — Pouls fréquent, ventre plus élevé et plus sonore, douloureux dans la région iliaque droite; constipation. *Saignée le matin; trois grains de calomel en trois doses; quarante sangsues sur le côté droit du ventre.*

Cinquième jour. —Fièvre modérée, ventre ballonné; constipation. *Sangsues; pilules de calomel et d'extrait de belladone* de chaque un grain, de deux heures en deux heures. Augmentation du ballonnement du ventre, agitation. *Bain d'une demi-heure.* Pour la première fois, la malade rend des vents par bas.

Sixième jour. — Un peu de sensibilité aux régions iliaques. *Sangsues, bain.* La malade a une selle.

Septième jour. — La partie postérieure de la vessie adhère au rectum, on la divise avec le doigt, et il s'écoule une once d'un fluide brunâtre et fétide. *Lavemens; vingt sangsues sur les flancs; bouillons; injection d'eau tiède* dans le vagin, pour entraîner une sorte de bouillie fétide qui s'en échappait par la pression.

On retire les ligatures le dixième jour. A dater du quatorzième, l'amélioration fait des progrès, et le vingt-septième l'on reconnaît que le fond du vagin forme un anneau souple pouvant à peine admettre le doigt, et communiquant avec un cul-de-sac de la profondeur des deux tiers de la première phalange de l'index, et formé par la réunion de la vessie et du rectum.

M. le professeur Roux a pratiqué deux fois l'extirpation de l'utérus, et dans les deux cas, les malades ont succombé, l'une, neuf jours, l'autre, vingt-quatre heures après l'opération. Chez la première, on ne put éviter d'emporter une partie de la face postérieure de la vessie, qui était adhérente à un énorme mamelon qui s'élevait de l'utérus, et avait pu être pris pour le corps de l'organe lui-même. La division de ce réservoir n'a pu non plus être évitée par le docteur Blundell, dans l'une des quatre opérations qu'il a eu l'occasion de pratiquer. La femme succomba quelques heures après l'extirpation, de même que les deux autres opérées.

M. Langenbeck perdit, en vingt-quatre heures, la malade qu'il avait opérée d'après la méthode de Gubertat. En ayant opéré deux autres par le procédé de Sauter, l'une périt le second jour, et l'autre le quatorzième. Paletta et Mateggia extirpent la matrice qu'ils prennent pour un polype ; les sujets meurent en moins de deux jours. Enfin, deux malades, opérées par MM. Siebold et Holocher, périrent en moins de neuf heures ; ce qui fait, sur quatorze cas d'extirpation, deux réussites complètes et une autre incomplète : la premiere opérée de M. Sauter étant morte accidentellement à la suite d'une indigestion, quatre mois après l'opération.

L'hémorrhagie est le moindre accident qu'on ait à redouter par suite de l'extirpation de l'utérus ; les docteurs Blundell et Sauter ont négligé d'appliquer des ligatures, et cependant la perte de sang fut très-modérée. Par le procédé de M. Récamier l'on prévient toute inquiétude de ce côté.

Mais l'ébranlement porté dans l'innervation par les manœuvres et la durée d'une opération qui, pour être bien faite, a souvent demandé plus d'une demi-heure, et quelquefois une heure ; mais l'inflammation, résultat presque inévitable des incisions, des tiraillemens, des froissemens, de la pénétration de l'air dans la cavité péritonéale, inflammation qu'il n'est pas toujours possible de maîtriser, rendent les suites de cette opération promptement funestes.

Et ici je ne parle que des cas dans lesquels les organes voisins de la matrice, le rectum et la vessie, n'ont pas été compromis pendant l'opération.

Que l'on joigne à ces graves inconvéniens ceux qui résultent de l'éminence d'une récidive provoquée, soit parce que quelque point altéré des annexes de l'utérus aura échappé à l'investigation de l'opérateur, soit parce que la modification organique ou vitale qui a présidé au développement du premier cancer, le rappelle dans la cicatrice ou dans des parties plus ou moins éloignées, et l'on sera autorisé à se demander s'il ne serait pas plus avantageux pour l'humanité, et pour la science elle-même, d'abandonner une opération téméraire qui, pour un bien petit nombre de succès, présente tant de chances périlleuses.

Que se propose-t-on dans les opérations majeures? de sauver la vie des malades ou de prolonger leur existence. Trois opérées seulement ont obtenu, de l'extirpation de l'utérus, une guérison telle quelle, et par conséquent une prolongation d'existence. Chez les onze autres opérées, la mort est arrivée bien plus promptement que si elle avait été le résultat de la maladie abandonnée à elle-même. Et d'ailleurs, l'art est-il impuissant pour calmer et rendre supportables les accidens qui font du cancer de la matrice une affection si cruelle ? Si dans quelques cas extrêmes le traitement palliatif est sans effets marqués, dans le plus grand nombre on en obtient des résultats avantageux. Par lui, on prolonge l'existence des malades, et l'on peut encore leur rendre supportable le temps qui leur reste à vivre. Le tout est de savoir bien choisir, combiner, et diriger les moyens hygiéniques et médicaux, selon les circonstances. J'espère avoir suffisamment indiqué quelle est la marche que le praticien doit suivre à cet égard, en parlant du traitement propre à chaque espèce de cancer confirmé.

« Il doit être bien évident que l'extirpation de « l'utérus est une des opérations les plus graves et « les plus douloureuses de la chirurgie, puisqu'elle « est le plus souvent mortelle. Elle ne doit être en- « treprise qu'avec une grande prudence, et elle ne « doit jamais l'être qu'il ne soit très-probable que le « mal n'a pas dépassé les limites de l'utérus, et que « cet organe conserve toute sa mobilité à l'égard des « parties voisines. Les signes de cette limitation du « mal et de cette mobilité s'acquièrent par tous les « moyens d'exploration de l'utérus, et malheureuse- « ment ces moyens sont fort infidèles. Deux hommes « très-habiles (MM. Sauter et Roux) ont méconnu « l'extension du mal aux trompes et aux ovaires qui « sont si souvent atteints quand le corps de l'utérus « est affecté. Il faut en conclure qu'il sera le plus

« souvent très-sage de s'abstenir de toute opéra-
« tion (1). »

∗∗∗

CONCLUSIONS GÉNÉRALES.

1° La plupart des cancers confirmés de la matrice succèdent à des engorgemens et à des ulcérations susceptibles de guérison : on peut donc, jusqu'à un certain point, prévenir ou empêcher le développement de ces maladies, en traitant convenablement et à temps les états pathologiques primitifs dont elles ne sont, le plus souvent, que la conséquence funeste.

2° Une fois développés, les cancers confirmés sont, jusqu'à présent, au-dessus de toutes les ressources de la médecine; les traitemens chirurgicaux, eux-mêmes, qui offrent quelques chances favorables quand le mal est borné au col de l'utérus, deviennent inefficaces quand il affecte tout ou partie de cet organe.

3° Dans tous les cas, un traitement palliatif et symptomatique bien dirigé peut ralentir les progrès du mal, le rendre en quelque sorte stationnaire, éloigner et détruire les symptômes les plus pénibles et les accidens les plus graves, ou au moins les at-

(1) Gendrin, *loco citato.*

ténuer au point de rendre moins douloureuses les approches d'une mort inévitable.

4° Toutes les observations d'extirpation de l'utérus, publiées, l'ont été à une époque trop rapprochée de leur exécution (quatre , cinq, six mois au plus), pour que l'on puisse juger des résultats d'une telle opération. Il est très-probable que, si l'on eût attendu davantage, la confirmation des succès définitifs aurait été plus rare encore.

FIN.

TABLE DES MATIÈRES.

FIN DE LA TABLE.